Hubert Heilemann • Patient Goethe

Hubert Heilemann

Patient Goethe

Basilisken-Presse
1999

Die Deutsche Bibliothek – CIP-Einheitsaufnahme
Heilemann, Hubert Gottfried: Patient Goethe /
Hubert Heilemann. –
Marburg (Lahn) : Basilisken-Presse, 1999
ISBN 3-925347-53-4

Satz und Typographie:
Sibylle Spiegel, Gerolzhofen

Lithographie:
Digitales Astrid Leifheit, Frankfurt am Main

Druck:
Danuvia Druckhaus Neuburg GmbH, Neuburg an der Donau

Bindearbeiten:
Buchbinderei Hendricks & Lützenkirchen GmbH, Kleve

Postfach 561, D – 35017 Marburg/Lahn
Printed in Bundesrepublik Deutschland
ISBN 3-925347-53-4

Inhaltsverzeichnis

»Die Krankheit erst bewähret den Gesunden.«
(WA I.5.2,350)

Einleitung

Goethe ist geradezu ein Idealfall für Pathographen. Das Leben wohl keines anderen Menschen ist derart umfassend schriftlich dokumentiert.[1] Tausende von Briefen, die von ihm überliefert sind, in der Jugend beginnend und bis zum Tod reichend, werden ergänzt durch seine Tagebücher, die er vor allem in seinen letzten Lebensjahrzehnten äußerst gewissenhaft führte, so daß etwa von seinem 55. Lebensjahr bis kurz vor seinem Tod im 83. Lebensjahr buchstäblich jeder Tag dokumentiert ist. Die Tagebücher der früheren Jahre sind lückenhaft, teils weil Goethe sie – wie übrigens auch viele seiner von den Adressaten zurückverlangten Briefe – vernichtet, teils weil er nicht immer eines geführt hat. In diesen Briefen und Tagebüchern thematisiert er nicht selten seinen Gesundheitszustand, so daß sich seine Krankheiten und Befindlichkeitsstörungen über viele Jahrzehnte hinweg nachvollziehen lassen. Einschränkend ist natürlich festzustellen, daß er seinen Tagebüchern nicht alles anvertraut hat. Überhaupt muß man sich darüber im klaren sein, daß sie sich inhaltlich etwa von denjenigen Thomas Manns erheblich unterscheiden. Die Eintragungen vor allem der letzten Jahrzehnte hat Goethe fast ausnahmslos seinen Schreibern diktiert oder im Entwurf skizziert, den diese dann ausführen mußten.[2] Allein schon aufgrund dieser Entstehungsweise können keine allzu großen Intimitäten erwartet werden.

Zu Goethes Briefen und Tagebüchern kommen seine autobiographischen Schriften, allen voran natürlich *Dichtung und Wahrheit*, worin er sein Leben bis zum 26. Lebensjahr beschreibt, ferner die *Tag- und Jahreshefte*, die meist einen eher summarischen, nüchtern referierenden Überblick geben, sowie einige andere Werke, darunter die *Italienische Reise*. Diese Schriften bleiben auch dann eine wertvolle

1 Nur diese Tatsache ermöglicht Steiger (107) den Versuch, *Goethes Leben von Tag zu Tag* zu dokumentieren. Bei wohl jeder anderen historischen Persönlichkeit wäre eine derartige Absicht völlig illusorisch.
2 Dies erklärt die ansonsten befremdliche Beobachtung, daß die erwähnten Personen fast immer mit vollem Titel bezeichnet sind, und zugleich manche für Goethe eher untypischen Eigenheiten der Rechtschreibung.

Quelle, wenn man berücksichtigt, daß hier die Darstellung verständlicherweise noch weniger intim ist, und den teilweise großen Zeitabstand zwischen Erleben und Niederschrift beachtet.

Erinnert sei auch an Goethes naturwissenschaftliche Schriften, in denen er immer wieder bedeutsame autobiographische Aussagen und Interpretationen formuliert,[3] und die ihn auf manchem medizinischen Grundlagengebiet, insbesondere in der Anatomie, als wohlunterrichteten Laien ausweisen.

Der Intention des pathographischen Ansatzes entsprechend ließen es sich viele Pathographen nicht nehmen, auch Goethes dichterische Werke als Quellenmaterial heranzuziehen, beflügelt nicht zuletzt durch sein berühmtes Diktum, es handle sich um »Bruchstücke einer großen Confession« (WA I.27,110). Die Problematik eines solchen Vorgehens liegt auf der Hand; zu groß ist hierbei die Gefahr, sich ins rein Spekulative, Beliebige und prinzipiell nicht Überprüfbare zu verlieren. Der pathographische Ansatz wird gerade aus diesem Grund von vielen Literaturwissenschaftlern skeptisch betrachtet. Da ich diese Skepsis teile, wird nur selten interpretierend und bewertend auf das poetische Schaffen verwiesen und der zweite Teil nicht als Pathographie, sondern neutral als Krankengeschichte bezeichnet, um von vornherein etwaigen Mißverständnissen vorzubeugen und sich von einer vielfach problematischen Tradition abzugrenzen.

Die authentischen Goethe-Texte werden durch eine weitere, schier unüberschaubare Fülle von Dokumenten ergänzt, nämlich Briefe und Tagebuchaufzeichnungen von Goethes Zeitgenossen. Das 18. und 19. Jahrhundert waren eine schreibfreudige Zeit, und so nimmt es nicht wunder, daß unzählige Briefe und sonstige Notizen Dritter existieren, die sich mit Goethe beschäftigen, nicht nur mit seinen Werken, sondern auch und gerade mit seiner Person, seinen Angewohnheiten und Launen. Schon aus Goethes Leipziger Studentenzeit liegen derartige Zeugnisse vor, und als er mit Anfang zwanzig, nach den aufsehenerregenden Erfolgen des *Götz* und des *Werther*, allgemein bekannt und bereits im Bewußtsein der Zeitgenossen zu einer äußerst bedeutenden Person wird – schon in diesen Jahren wird er von manchem als größter deutscher Dichter gerühmt und mit Homer und Shakespeare verglichen, nach damaliger Ansicht also mit den größten Dichtern aller Zeiten! –, schwellen diese Zeugnisse schier endlos an. Man darf nie vergessen: Sein ganzes Erwachsenenleben lang stand Goethe im Blickpunkt einer bewundernden, aber auch beneidenden Öffentlich-

3 Verwiesen sei z. B. auf die »Confession des Verfassers« am Ende der »Farbenlehre«. (WA II.4,283ff.)

keit, die es mit der Unterscheidung von Dichtung und Wahrheit gewiß nicht immer so genau nahm. Dies sollte bei manchem Dokument zur Vorsicht gemahnen bei der Bewertung des Realitätsgehalts. In besonderem Maß gilt dies natürlich für die zahlreich überlieferten Goethe-Anekdoten.[4] Bei der Lektüre dieser Zeugnisse Dritter drängt sich manchmal der Eindruck auf, als ob jeder, der Goethe selbst sah und sprach oder der auch nur etwas von ihm oder über ihn gehört hatte, sich genötigt gesehen hätte, dies schriftlich niederzulegen. Nicht wenigen dieser Brief- und Tagebuchschreiber war schon beim jungen Goethe alles bedeutend: Wie er sich kleidete, was und wieviel er aß und trank, ob er gesund oder krank, heiter oder traurig wirkte, und vieles andere mehr. Je älter Goethe wurde, desto mehr nahm diese Tendenz zu; Aufzeichnungen von Besuchern des alten Goethe lesen sich nicht selten wie Berichte über die Audienz eines Fürsten, wo dann alles wichtig wird: das beiläufige Wort zum Wetter und die Brotkrümel auf dem Tisch.[5]

Daß all diese Zeugnisse[6] kritisch zu beurteilen sind und in ihrer Wertigkeit authentischen Goethe-Texten nicht einfach gleichgesetzt werden können, sollte sich eigentlich von selbst verstehen, haben aber manche Pathographen nicht getan. Dennoch bleiben natürlich auch sie für eine quellenkritische Goethe-Krankengeschichte bedeutsam und ermöglichen insbesondere eine Beleuchtung des zeitgenössischen Kontextes.

Weitere wichtige Quellen sind die Gesprächsaufzeichnungen, die von Goethes engem Bekannten- und Mitarbeiterkreis aus seinen letzten Lebensjahrzehnten stammen. Vor allem sind hier zu nennen Eckermanns *Gespräche* (17), Kanzler von Müllers *Unterhaltungen* (77), Riemers *Mitteilungen* (90) sowie Sorets Aufzeichnungen (106). Natürlich müssen auch diese Quellen kritisch beurteilt werden, Eckermanns *Gespräche* zum Beispiel zweifellos in einem stärkeren Maß als etwa Sorets Tagebuch und seine darauf basierenden Aufzeichnungen, die nicht für die Veröffentlichung bestimmt waren. Was etwa Ecker-

4 Eine umfangreiche Sammlung enthält (15).

5 Grillparzer schreibt in seiner *Selbstbiographie* über ein Mittagessen bei Goethe anläßlich eines Besuches im Jahr 1826: »Von den Tischereignissen ist mir nur noch als charakteristisch erinnerlich, daß ich im Eifer des Gespräches nach löblicher Gewohnheit in dem neben mir liegenden Stücke Brot krümelte und dadurch unschöne Brosamen erzeugte. Da tippte denn Goethe mit dem Finger auf jedes einzelne und legte sie auf ein regelmäßiges Häufchen zusammen. Spät erst bemerkte ich es und unterließ dann meine Handarbeit.« (37,236)

6 Die besten modernen Sammlungen stellen die von Bode (Bo) und Herwig (Gespr) dar.

mann an manchen Stellen zu Goethes Gesundheitszustand sagt, ist schlichtweg falsch, wie sich anhand anderer, nicht zuletzt von Goethe selbst stammender Dokumente zeigen läßt. Gerade bei Eckermann darf man nicht vergessen, daß er mit seinen 1836 und 1848 erschienenen *Gesprächen* – nach Nietzsche »dem besten deutschen Buche, das es giebt«[7] – auch eine propagandistische Absicht verfolgte und den in der Zeit des Vormärz besonders zahlreichen Goethe-Kritikern beweisen wollte, daß sein Abgott sogar im höchsten Alter durchaus nicht gebrechlich und senil, sondern sehr wohl auf der Höhe der Zeit war.

Besonders interessant aus medizinhistorischer Sicht ist der Bericht von Goethes Hausarzt Vogel, der Goethe in den letzten sechs Lebensjahren behandelte und betreute, über *Die letzte Krankheit Goethe's* (115), den er kurz nach Goethes Tod in einer medizinischen Zeitschrift veröffentlichte und dem Hufeland ein Nachwort anschloß.

Die bisherigen Ausführungen dürften die eingangs getroffene Behauptung hinreichend belegen, daß Goethe, gemessen an der Anzahl und der Verfügbarkeit des Quellenmaterials, wirklich ein Idealfall für Pathographen ist. Schließlich wurden Pathographien über Menschen geschrieben, bei denen die Quellenlage bei weitem nicht so günstig ist, etwa über Alexander den Großen oder gar Tut-ench-Amon.[8]

Sieht man sich aber die vorliegenden Pathographien Goethes an, die ausführlicheren und die kürzeren, so ist man erstaunt: Es gibt keine einzige Pathographie, die das verfügbare Material möglichst umfassend, geschweige denn quellenkritisch ausschöpft. Allenfalls Möbius (75) und Oberhoffer (81) haben sich zumindest um Vollständigkeit bemüht, dieses Ziel aber, bedingt auch durch eine – jeweils unterschiedliche – einseitige Ausrichtung, nicht erreicht. Natürlich ist die Forderung nach weitgehender Vollständigkeit angesichts der schier unüberschaubaren Fülle des überlieferten Materials nicht unbescheiden und kann auch von der vorliegenden Arbeit nicht erfüllt werden. Aber es sollte doch um eine möglichst umfassende, vorurteilsfreie Sichtung der verfügbaren Quellen gehen. Auch Pathographien, die sich nur mit Teilaspekten, etwa einer bestimmten Krankheit Goethes, beschäftigen, sind bei der Zusammenstellung des Quellenmaterials oft oberflächlich und nur zu sehr geneigt, das auszuwählen und zu zitieren, was einer vorgefaßten und zu beweisenden Meinung entspricht oder zumindest zu entsprechen scheint. Gerade

7 *Menschliches, Allzumenschliches II*, Aphorismus 109.

8 Siehe dazu unter den entsprechenden Stichworten die Literaturangaben in (66;67; 68), wo man noch weitere überraschende Entdeckungen machen kann.

an der seinerzeit vehement geführten Diskussion über Goethes »Leipziger Jugenderkrankung« läßt sich dieser Vorwurf belegen. Nicht weniger berechtigt ist eine derartige Kritik an einigen »Psychopathographien«, für die die Quellenfrage ohnehin ein besonderes Problem darstellt; nicht zuletzt gilt dies für Kretschmer trotz seiner Behauptung, daß er »die einschlägige Goethe-Literatur vollkommen beherrscht.« (63,137) Kritisiert werden muß auch die verbreitete schlechte Angewohnheit, bei Zitaten nicht den Fundort anzugeben; dies gilt selbst für vielfach gerühmte Arbeiten wie die von Veil (114) und Kühn (65).

Kaum reflektiert wird in der Literatur die Frage, warum es überhaupt zu einer zeitweise sogar ziemlich intensiven pathographischen Beschäftigung mit Goethe kam. Natürlich waren Gedenktage wie der 150. und 200. Geburtstag oder der 100. Todestag äußere Anlässe, was dann freilich nicht selten zu nichtssagenden Artikeln führte; aber zumindest die um 1900 relativ plötzlich einsetzende pathographische Goethe-Forschung dürfte noch eine andere, tieferliegende Wurzel haben: Der ideengeschichtlich orientierten, idealistischen, heroisierenden Goethe-Betrachtung und Goethe-Verehrung – Fontane spricht in jenen Jahren ironisch geradezu von einem »Goethegötzenkultus«[9] – wird mit Nachdruck die – aus heutiger Sicht muß man sagen: ihrerseits historisch bedingte und beschränkte – medizinisch-naturwissenschaftliche Auffassung gegenübergestellt, daß sich auch kulturelle Schöpfungen wie die Werke eines Dichters auf positivistisch-materialistische Weise erklären lassen, sogar ein kausaler Zusammenhang zwischen Kunstwerk und pathologischen Merkmalen der Künstlerpersönlichkeit besteht. Natürlich war manchmal auch ein Stück Schadenfreude im – vielleicht sogar als solchem empfundenen – Spiel, so etwa wenn versucht wurde, dem in idealistischer Überhöhung als Inbild von Gesundheit und Reinheit verehrten Goethe eine so anrüchige Krankheit wie Syphilis nachzuweisen oder ihn der Homosexualität zu verdächtigen. Charakteristischerweise wurden solche Vermutungen in feuilletonistischen und damit einem größeren Publikum zugänglichen Artikeln über Goethes Beziehungen zur Medizin (3;10; 39) stets verschwiegen.

Wer heute über Goethe schreibt, muß sich mit der Frage auseinandersetzen, ob es denn hierzu noch etwas Neues zu sagen gebe. Dieser Vorbehalt gilt in besonderer Weise für eine medizinhistorische Arbeit über Goethes Krankengeschichte, zumal es außer den genann-

9 In einem Brief vom 13.9.1888 (Th. Fontane: Briefe. Bd. 3. München: Hanser, 1980, 639).

ten Werken auch mehrere ältere medizinische und zahnmedizinische Dissertationen zu Teilfragen (14;22;64;98) oder als Versuch einer Gesamtdarstellung (70) gibt. Wer diese Arbeiten aber zur Hand nimmt, wird feststellen müssen, daß sie nicht nur im wörtlichen Sinn dünn sind. Zudem sind sie in ihren medizinischen Aussagen verständlicherweise in manchen Einzelheiten veraltet, was auch für die drei letzten, inzwischen 50 Jahre alten größeren Gesamtdarstellungen von Veil (114), Kühn (65) und Oberhoffer (81) zutrifft.[10] Das 1990 erschienene Buch von Nager (80) enthält zwar einige die Literatur summarisch referierende medizinhistorische Aspekte, verliert sich aber nur allzugern in interpretatorischen Spekulationen sowie weitausholenden anthropologischen Deutungen und ist ansonsten bestrebt, Goethes Leben und Werk für eine »ganzheitliche Medizin« zu reklamieren. Das kleine von Wenzel 1992 herausgegebene Taschenbuch (117) dagegen ist eine knappe, dennoch informative kommentierte Materialsammlung, intendiert aber keine umfassende Beschreibung von Goethes Krankheiten.

10 Aus kritischer Sicht völlig ungenügend sind auch die Kapitel »Gesundheit« und »Krankheit« in dem 1916 – 1919 von teilweise namhaften Goethe-Forschern bearbeiteten dreibändigen *Goethe-Handbuch* (121). Es sei daran erinnert, daß zu diesem Zeitpunkt die »Weimarer Ausgabe« bis auf einige Registerbände bereits abgeschlossen vorlag, also alle bis dahin bekanntgewordenen Briefe Goethes frei zugänglich und auch seine Tagebücher ungekürzt abgedruckt waren, der Verfasser der beiden Artikel, ein Schulrat Karl Muthesius, der sich als »Seminardirektor in Weimar« ausweist, folglich auf umfangreiches authentisches Material sich hätte stützen können. Im übrigen scheint es bemerkenswert, daß mit der Abfassung dieser Artikel kein Arzt betraut wurde, sondern ein Germanist, der offensichtlich die zu jener Zeit bereits reichlich vorhandene pathographische Literatur nicht kannte oder verschwieg. Die Ausführungen verweisen zudem überdeutlich auf das wilhelminische Deutschland zur Zeit des Ersten Weltkriegs. Im Band 1 des Handbuchs wird zu den Stichwörtern »Gesundheit, Gesundheitspflege« ausgeführt: »Der alten Wahrheit entsprechend, daß nur in einem gesunden Körper eine gesunde Seele wohne, hat Goethe während seines ganzen Lebens auf die Gesunderhaltung seines von Natur nicht allzukräftigen Körpers den höchsten Wert gelegt. Dabei kam es ihm vor allem darauf an, zu einer bewußten Herrschaft des Geistes über den Körper zu gelangen. Da er gegen Lärm sehr empfindlich war, ging er in Straßburg abends beim Zapfenstreich »neben der Menge der Trommeln her, deren gewaltsame Wirbel und Schläge das Herz im Busen hätten zersprengen mögen.« Um seine Angst gegen Schwindel zu bekämpfen, erstieg er wiederholt »ganz allein den höchsten Gipfel des Münsterturms und trat auf eine schmale Platte hinaus, die keine Gelegenheit bot, sich anzuhalten.« Gegen »die ahnungs- und schaudervollen Eindrücke der Finsternis« machte er sich unempfindlich, indem er »Kirchhöfe, einsame Örter, nächtliche Kirchen und Kapellen« aufsuchte. Weiter stählte er seinen Körper durch Abhärtung und Übung. Das Rousseausche Natur-Evangelium betätigte er für sich und im Verein mit dem gleichgesinnten fürstlichen Freund, namentlich im ersten Jahrzehnt des weimarischen Aufenthalts. Er lebte so viel als möglich im Freien; auf dem Altan, den er sich an die Südseite seines Gartenhauses anbauen ließ, verbrachte er im Som-

Die vorliegende Arbeit gliedert sich in zwei Teile. Der erste Teil gibt eine Darstellung und kritische Würdigung der pathographischen Goethe-Literatur, wobei weitgehende Vollständigkeit angestrebt wurde, aber nicht zuletzt auch deshalb nicht erreicht werden konnte, weil manche Publikationen, insbesondere in Zeitungen und Zeitschriften der Jahrhundertwende, sich nicht beschaffen ließen, manch andere aber der Erwähnung einfach nicht wert sind. Die Kritik fällt aus Raumgründen vielfach etwas kurz und summarisch aus, so etwa beim Psychoanalytiker Eissler, dessen umfangreiches, erst nach seiner Übersetzung ins Deutsche vielbeachtetes Werk (18;19) einer eingehenderen kritischen Prüfung wert wäre, bei der dann auch stärker auf die psychoanalytischen Vorannahmen eingegangen werden müßte, die für einen nicht von deren Richtigkeit überzeugten Leser die Lektüre zwar immer noch spannend machen, den Erkenntnisgewinn aber begrenzen.

mer viele Nächte. Je nach der Jahreszeit betrieb er fleißig nicht nur Gartenarbeit, sondern auch Reiten, Wandern, Fischen, Jagen, Baden und Schwimmen, Tanzen, Fechten und Kegeln. Das Schlittschuhlaufen führte er in Weimar ein. In all diesen Übungen brachte er es zu großer Gewandtheit und Fertigkeit. Auch seine Winterreisen im Gebirge dienten der Abhärtung und Kraftübung, und er erreichte durch alles das die Fähigkeit, körperliche Strapazen jeder Art zu ertragen. Die sitzende Lebensweise war ihm zuwider. Freuden der Tafel und andern leiblichen Genüssen durchaus nicht abgeneigt, befleißigte er sich doch stets der Mäßigkeit. Früh aufzustehen war ihm eine unabänderliche Lebensgewohnheit.

Tag vor dem Tage! Göttlich werde Du verehrt,
Denn aller Fleiß, der männlich schätzenswerteste,
Ist morgendlich.

Durch Regelmäßigkeit der Lebensführung, durch strenge Einteilung der Zeit nach Arbeit, Erholung und Schlaf steigerte er Kraft und Leistungsfähigkeit. Gerade Körperhaltung war auch noch im Alter für ihn kennzeichnend, und aller verweichlichenden Bequemlichkeit blieb er, wie die Einrichtung seines Arbeitszimmers erkennen läßt, bis in seine letzten Tage fern. Gegen etwa auftretende Krankheitserscheinungen wendete er mit Erfolg Badekuren an. Seit 1785 besuchte er regelmäßig zur Erholung und Kräftigung die Bäder in Karlsbad, Marienbad, Teplitz, Eger, Wiesbaden, Pyrmont, Tennstädt, Lauchstädt und Berka; oft setzte er auch daheim die Brunnenkur fort. Durch bewußte und regelmäßige Pflege und Übung des Körpers bewahrte er sich trotz mancher schweren Erkrankung bis ins höchste Greisenalter einen hohen Grad von körperlicher Frische. Als Sechsundsiebzigjähriger übte er mit Eckermann im Garten das Bogenschießen; »er stand da wie der Apoll, mit unverwüstlicher innerer Jugend, doch alt an Körper« (Eckermann, 1. Mai 1825).« – Die anderen Zitate werden nicht belegt; sie stammen aus *Dichtung und Wahrheit*, die drei Verse aus *Pandora*. (121.1,712f.)

Im Band 2 heißt es zu dem Stichwort »Krankheiten Goethes«: »Übel des Leibes haben Goethe vielfach geplagt. Eine gewisse krankhafte Empfindlichkeit war ihm eigen gegen tiefen Barometerstand wie gegen den Mangel an Licht und Wärme. Deshalb waren ihm November und Dezember mit ihren kurzen Tagen und naßkaltem Wetter sehr unerquicklich. In der frühesten Jugend hat er nicht nur die gewöhnlichen Kinderkrankhei-

Das Ziel des zweiten Teils ist es, eine umfassende, die Quellen kritisch ausschöpfende Krankengeschichte Goethes zu liefern, die weder um Verherrlichung bemüht ist noch auf Verurteilung abzielt und zudem nicht die Absicht verfolgt, irgendeine vorgefaßte Meinung, etwa die Diagnose einer somatischen oder psychischen Krankheit, zu beweisen. Nach Morawe (76,697) kann man drei Richtungen der Goethe-Forschung unterscheiden: den biographischen Positivismus, die ideengeschichtliche Herangehensweise und die ästhetische Werkinterpretation. Es sollte sich für eine medizinhistorische Arbeit von selbst verstehen, daß sie sich der erstgenannten Richtung verpflichtet fühlt. Wäre dieser Grundsatz von den Goethe-Pathographen stets beachtet worden, gäbe es hier an manchen Stellen weniger Anlaß zu Kritik; allerdings wäre dann manche Veröffentlichung wohl von vornherein unterblieben.

Die angestrebte weitgehende Vollständigkeit soll nun nicht bedeuten, daß alle relevanten Zeugnisse auch wiedergegeben würden. Fand sich etwa eine für Goethes Gesundheitszustand bedeutsame Aussage in mehreren am gleichen Tag oder binnen weniger Tage verfaßten Briefen, so wurde meist nur eine Stelle zitiert; ähnliches gilt für die

ten durchmachen müssen, sondern auch die Pocken, die häßliche Narben in seinem Gesicht zurückließen. Die unangenehmen Verwicklungen, in die er durch die Liebe zu Gretchen geriet, bewirkten »eine körperliche Krankheit von ziemlicher Heftigkeit«. In Leipzig bekam er im Herbst 1767 [korrekt müßte es heißen: 1768] einen heftigen Blutsturz und war mehrere Tage lang dem Tode nahe. Als Halbgenesener kehrte er ins Vaterhaus zurück, verfiel aber im Dezember 1768 von neuem in lebensgefährliche Krankheit. In der ersten Weimarer Zeit ist er oft durch Erkältungen und Verdauungsstörungen heimgesucht worden und in späteren Jahren wiederholt so schwer erkrankt, daß man um sein Leben bangte, ja ihn bereits tot sagte, so 1801, mehrmals 1805 und dann 1823. Es waren Nierenkrankheiten und Hämorrhoidalanfälle, die ihn peinigten. Die letzte Krankheit, der er am 22. März 1832 erlag, war jedenfalls eine schleichende Lungenentzündung.
Goethes Erkrankungen in den Jugendjahren hingen vielfach mit seelischen Erschütterungen zusammen. »Die Tollheit, mit der ich meinen Fehler an mir selbst rächte, indem ich auf mancherlei unsinnige Weise in meine physische Natur stürzte, um der sittlichen etwas zuleide zu tun, hat sehr viel zu den körperlichen Übeln beigetragen, unter denen ich einige der besten Jahre meines Lebens verlor.« Wie in ihrem Ursprung, so sind auch in ihren Folgen diese körperlichen Krisen vielfach als Durchbruch von geistigen aufzufassen.« – Die Zitate stammen wieder aus Dichtung und Wahrheit. (121. 2,391f.)
In den fünfziger Jahren wurde eine zweite, vollkommen neubearbeitete Auflage des Handbuchs vorbereitet, von der aber 1961 nur ein Band (120) erschien, der bis zum Stichwort »Farbenlehre« reicht und keinen Artikel enthält, der für den hier interessierenden Zusammenhang relevant wäre. So steht bis heute in einem wissenschaftlich fundierten Sammelwerk über Goethe eine kurze, aber dennoch präzise und inhaltlich korrekte Darstellung von Goethes Krankheiten und der entsprechenden Sekundärliteratur aus.

Zeugnisse Dritter. Leitlinie bei der Auswahl war zudem, Goethe selbst zu Wort kommen zu lassen und bei den Aussagen Dritter deren persönliche Nähe zu ihm zu berücksichtigen. Als relevant für Goethes Gesundheitszustand werden hier wesentlich mehr Aspekte betrachtet als etwa bei Veil, Kühn oder auch Oberhoffer. Es geht nicht nur darum, die Dokumente aufzuzählen, die über Goethes körperlichen Zustand Auskunft geben, sondern auch darum, durch Verweis auf charakteristische Aussagen möglichst umfassende Erkenntnisse über den Menschen Goethe zu erhalten, um auf ihrer Grundlage mit hinreichender Wahrscheinlichkeit und Plausibilität eine somatische oder psychiatrische Diagnose stellen oder ausschließen zu können. Dabei werden zugleich zeitgenössische medizinische Ansichten und Behandlungsmethoden deutlich, die für sich allein schon ein historisches Interesse beanspruchen können.

Der in der Medizin vertraute Gang der Untersuchung eines Patienten wird gewissermaßen auf Goethe übertragen – soweit dies möglich ist, denn ein solcher Versuch stößt natürlich rasch an Grenzen: Es läßt sich zwar zu vielen Lebensabschnitten Goethes eine relativ ausführliche, nämlich auf den genannten Dokumenten basierende Eigen- und Fremdanamnese erheben, auf die zweite Stütze jeder medizinischen Diagnose, den körperlichen, neurologischen und psychischen Befund, muß aber verzichtet werden, von apparativen und labortechnischen Untersuchungen ganz zu schweigen. Die gelegentlich von Goethes behandelnden Ärzten überlieferten Befunde können diesen Mangel nicht ausgleichen. Es sei auch darauf hingewiesen, daß Goethes Leichnam nicht seziert wurde, anders als bei Schiller aus einem Obduktionsbericht also keine Rückschlüsse gezogen werden können. Da dies so ist, sollte jeder, der sich als Medizinhistoriker mit Goethe als Patient beschäftigt, selbstkritisch genug sein einzugestehen, daß bei fast allen – auf welcher Grundlage auch immer vermuteten oder erschlossenen – Krankheiten und psychischen Störungen Goethes eine definitive Diagnosestellung nicht möglich ist. Letztlich kann es immer nur um mehr oder weniger plausible Vermutungen gehen, die durch rational nachvollziehbare Argumentation hinreichend wahrscheinlich gemacht werden müssen. Apodiktische Feststellungen wie etwa die Kretschmers, »daß Goethe Zykliker war, unterliegt ... nicht dem geringsten Zweifel« (63,136), sind wissenschaftlich unredlich und nur geeignet, medizinisch und vor allem psychiatrisch unerfahrene Wissenschaftler und Laien in die Irre zu führen. Öfters kann manch fragwürdige Behauptung von Pathographen allein schon durch ein schlichtes Zitat eines zeitgenössischen Dokuments als falsch erwiesen werden, ohne daß dies noch eigens betont werden müßte. Die im zweiten Teil manchem Leser vielleicht zu weitgehende Ausführlichkeit soll nicht zuletzt auch dieser Absicht dienen und sich somit rechtfertigen.

Dieser zweite Teil ersetzt natürlich keine Biographie, weshalb zu seinem Verständnis eine gewisse Kenntnis von Goethes Leben und Werk vorausgesetzt wird, die aus einer der zahlreichen Kurzbiographien gewonnen bzw. wiederaufgefrischt werden kann; wer sich umfassender informieren will, dem sei die hervorragende Biographie von Conrady (12) empfohlen, die zugleich ein Beweis dafür ist, daß es nach vielen Dutzenden von Goethe-Biographien auch für Germanisten immer noch reizvoll zu sein scheint, eine neue zu schreiben.

Die Arbeit verzichtet auf eine medizinische und psychologische »Gesamtschau« der Person Goethes – aus gutem Grund, wie mir scheint: Es soll der oft begangene Fehler vermieden werden, Goethe in eine bereits vorhandene oder in eine neu konstruierte klassifikatorische Schublade zu stecken. Kein psychiatrisches oder psychologisches Klassifikationsschema ist umfassend genug, jeden beliebigen Menschen darin unterzubringen, ohne daß ein mehr oder weniger großer Rest bliebe; dies gilt erst recht bei Goethe angesichts seiner Universalität und sowohl künstlerischen als auch wissenschaftlichen Produktivität. Was wäre auch mit einer solchen Kategorisierung gewonnen? Das Ziel der vorliegenden Arbeit ist weniger ehrgeizig, dafür aber meiner Überzeugung nach der Sache angemessener: Es geht um eine möglichst nüchterne, auf überprüfbare Behauptungen gestützte Rekonstruktion der Krankengeschichte Goethes, um so aus medizinhistorischer Sicht einen Beitrag zu seiner Biographie und zugleich zu seiner Rezeptionsgeschichte zu leisten.

1. Darstellung und Kritik der pathographischen Goethe-Literatur

Die Syphilis-Kontroverse

Über einhundert Jahre nach Goethes letztem Aufenthalt in seiner alten Universitätsstadt wird Straßburg zum Ausgangspunkt einer folgenreichen pathographischen Kontroverse. Zunächst nur gesprächsweise, dann mit großem zeitlichen Abstand auch in einem Artikel in einer medizinischen Fachzeitschrift äußert der Gynäkologie-Professor Wilhelm Alexander Freund die Auffassung, bei Goethes Erkrankung in Leipzig im Jahr 1768 habe es sich um Syphilis gehandelt. Der erste schriftliche Niederschlag, seinerzeit wohl kaum bemerkt, zumindest in seiner Tragweite in der Fachwelt nicht erkannt, stammt aus dem Jahr 1880 und findet sich im ersten *Goethe-Jahrbuch*; Verfasser der kurzen Notiz ist der ebenfalls an der Straßburger Universität tätige renommierte Germanist Erich Schmidt, noch heute berühmt durch die Entdeckung einer Abschrift des *Urfaust*, der über seinen Kollegen von der medizinischen Fakultät, den er allerdings nicht namentlich nennt, folgendes mitteilt: »Ein sehr belesener medicinischer College spottete neulich über die Naivetät interpretierender Philologen, die nicht wüßten, daß der Sassafras ein bis in unser Jahrhundert hinein übliches probates Heilmittel[11] sei ... Ich meinestheils halte die medicinische Deutung für richtig.« (100,377) Zweifellos mußte es für Nicht-Mediziner schwierig gewesen sein, diese Andeutung zu verstehen. Erst 1898 wird sie deutlicher, als Freund im Feuilleton der *Münchener Medicinischen Wochenschrift* nach dem Erscheinen der ersten Auflage von Möbius' Goethe-Pathographie (73) einen längeren Artikel (28) veröffentlicht, in dem er zu belegen sucht, daß Goethe 1768 Symptome einer Syphilis gezeigt habe. Er stützt sich insbesondere auf zwei Briefe und ein Gedicht Goethes; die wesentlichen Stellen seien im folgenden zitiert.

11 In der Brockhaus-Enzyklopädie wird der Sassafrasbaum als nach Fenchel duftendes nordamerikanisches Lorbeergewächs erläutert, dessen Wurzelrinde von den Ureinwohnern als Kaumittel, Tabakzusatz, Gewürz für Getränke und Heilmittel bei unterschiedlichen Krankheiten, darunter auch Syphilis, verwendet wurde. Die ersten Exemplare des Baumes seien in Deutschland um 1770 angepflanzt worden.

Nach Frankfurt zurückgekehrt schreibt Goethe am 1.11.1768 an seine ehemalige Leipziger Freundin Käthchen Schönkopf einen launigen Brief, in dem es u. a. heißt: »Was macht denn unser Principal, unser Direckteur, unser Hofmeister, unser Freund Schoenkopf? – Gedenckt er noch manchmal an seinen ersten Ackteur, der doch diese Zeit her, in allen Lust und Trauerspielen, die schweeren und beschweerlichen Rollen, eines Verliebten und Betrübten, so gut, und so natürlich als möglich, vorgestellt hat. Hat sich noch niemand gefunden, der meine Stelle wieder begleiten mögte, ganz mögte sie wohl nicht wieder besetzt werden; zum Herzog Michel finden Sie eher zehn Ackteurs, als zum Don Sassafras einen einzigen. Verstehen Sie mich?« (WA IV.1,167f.) Den Schluß des Briefes, der bei der Interpretation dieser Stelle[12] unbedingt berücksichtigt werden muß, teilt Freund in seinem Artikel bemerkenswerterweise nicht mit: »Zeigen Sie diesen Brief, und wenn ich bitten darf alle meine Briefe, Ihren Eltern, und wenn Sie wollen, Ihren *besten Freunden*, aber niemand weiter; Ich schreibe, wie ich geredet habe, aufrichtig, und dabey wünschte ich, dass es niemand, wer es falsch auslegen könnte zu sehen kriegte.« (WA IV.1,169)

In einem weiteren Brief an Käthchen Schönkopf vom 31.1.1769 schildert Goethe eine Begegnung mit einem sächsischen Offizier in Naumburg während der Rückreise von Leipzig nach Frankfurt: »Sie sind so lustig, sagte ein sächsischer Officier zu mir, mit dem ich den 28. Aug. in Naumburg zu Nacht ass, so lustig und haben heute Leipzig verlassen. Ich sagte ihm, unser Herz wisse offt nichts von der Munterkeit unsers Bluts. Sie scheinen unpässlich, fing er nach einer Weile an. Ich binn's würklich, versetzt ich ihm, und sehr, ich habe Blut gespien. Blut gespien, rief er, ia, da ist mir alles deutlich, da haben sie schon einen grosen Schritt aus der Welt getahn, und Leipzig musste ihnen gleichgültig werden, weil sie es nicht mehr geniessen konnten. Getroffen, sagt ich, die Furcht vor dem Verlust des

12 In der *Hamburger Ausgabe der Briefe* finden sich folgende Erläuterungen: »Herzog Michel: Goethe hatte bei einer Leipziger Liebhaberaufführung die Titelrolle in dem Alexandrinerlustspiel »Herzog Michel« (1751) … gespielt. Auch Käthchen hatte bei dieser Aufführung mitgewirkt. – Don Sassafras: Bezeichnung für eine komische Figur, als solche in Wielands *Neuem Amadis* (1771). Hier entweder Hinweis auf eine von Goethe gespielte Rolle in einem bisher noch nicht ermittelten Stück oder Anspielung auf sein Verhalten gegenüber Käthchen. – Zusammenhänge mit einer zunächst angenommenen Krankheit sind von der medizinischen Forschung zurückgewiesen worden.« (HaBr 1,553) Die Formulierung dieses letzten Satzes, mit dem der weiteren Darstellung bereits vorgegriffen wird, ist bezeichnend für eine noch 1962 – in diesem Jahr erschien der Band erstmals – gehandhabte Praxis in der Goethe-Philologie; um welche Krankheit es sich gehandelt haben soll, wird schamhaft verschwiegen.

Lebens, hat allen andern Schmerz erstickt. Ganz natürlich, fiel er mir ein, denn das Leben bleibt immer das erste, ohne Leben ist kein genuss. Aber fuhr er fort, hat man ihnen nicht auch den Ausgang leicht gemacht. Gemacht? fragt' ich, wie so. Das ist ja deutlich, sagte er, von Seiten der Frauenzimmer; Sie haben die Mine, nicht unbekanndt unter dem schönen Geschlecht zu seyn. – Ich bückte mich für's Compliment – Ich rede wie ich's meyne, fuhr er fort, sie scheinen mir ein Mann von Verdiensten, aber sie sind kranck, und da wette ich zehen gegen nichts, kein Mädgen hat sie beym Ermel gehalten. Ich schwieg, und er lachte. Nun sagte er und reichte mir die Hand übern Tisch, ich habe zehen Thaler an sie verlohren, wenn sie auf ihr Gewissen sagen: Es hat mich eine gehalten! Top sagt ich Hr. Captain und schlug ihm in die Hand, Sie behalten ihre Zehen Thaler. Sie sind ein Kenner, und werfen ihr Geld nicht weg. Bravo, sagt er, dann seh ich dass sie auch Kenner sind. Gott bewahre sie darinn, und wenn sie wieder gesund werden, so werden sie Nutzen von dieser Erfahrung haben. Ich – und nun ging die Erzählung, seiner Geschichte los die ich verschweige, ich sass und hörte mit Betrübniss zu, und sagte am Ende, ich sey confundirt, und meine Geschichte und die Geschichte meines Freunds Don Sassafras, hat mich immer mehr von der Philosophie des Hauptmans überzeugt.« (WA IV.1,186f.)

Aus dieser Zeit stammt ein Gedicht »Zueignung«,[13] das Goethe später in seinen Werkausgaben nicht mehr veröffentlichte, aber in eine

13 Wegen der Bedeutung, die Freund diesem kleinen Gedicht beilegt und die es in der folgenden Diskussion spielt, sei es hier ganz wiedergegeben:

»Da sind sie nun! da habt ihr sie!
Die Lieder, ohne Kunst und Müh
Am Rand des Bachs entsprungen.
Verliebt und jung und voll Gefühl
Trieb ich der Jugend altes Spiel
Und hab' sie so gesungen.

Sie singe, wer sie singen mag!
An einem hübschen Frühlingstag
Kann sie der Jüngling brauchen.
Der Dichter blinzt von ferne zu,
Jetzt drückt ihm diätet'sche Ruh
Den Daumen auf die Augen.

Halb scheel, halb weise sieht sein Blick
Ein bißchen naß auf euer Glück
Und jammert in Sentenzen.
Hört seine letzten Lehren an,
Er hat's so gut wie ihr gethan
Und kennt des Glückes Gränzen.

Ihr seufzt und singt und schmelzt und küßt
Und jauchzet, ohne daß ihr's wißt,
Dem Abgrund in der Nähe.
Flieht Wiese, Bach und Sonnenschein,
Schleicht, soll's euch wohl im Winter sein,
Bald zu dem Herd der Ehe.

Ihr lacht mich aus und ruft: der Thor!
Der Fuchs, der seinen Schwanz verlor,
Verschnitt' jetzt gern uns alle.
Doch hier paßt nicht die Fabel ganz,
Das treue Füchslein ohne Schwanz
Das warnt euch für der Falle.«

(WA I.4,87f. » Zwei Textstellen sind korrigiert nach WA I.5.2,67)

handschriftliche Gedichtsammlung aufnahm, die er der Tochter seines Leipziger Zeichenlehrers Oeser widmete. Es wird darin auf eine Fabel Äsops angespielt, wonach ein Fuchs, der in einer Falle seinen Schwanz verlor, die anderen Füchse überreden will, sich diesen Körperteil abschneiden zu lassen, da er überflüssig sei.

In einem langen, mit erotischen Anspielungen durchsetzten Briefgedicht vom 6.11.1768, das Goethe aus Frankfurt an Friederike Oeser schickt, wird schließlich das »langweilige Tisane« (WA IV.1,171) erwähnt, dem Freund eine besondere Bedeutung zuweist.[14]

Bei kritischer Würdigung dieser und anderer, teilweise auch im zweiten Teil der vorliegenden Arbeit zitierter Dokumente könne, so führt Freund aus, eigentlich kein Zweifel daran bestehen, daß Goethe damals an Syphilis erkrankt sei. Er weist darauf hin, daß Lignum Sassafras (Fenchelholz) ebenso wie Tisane dem Decoctum Sarsaparillae zugesetzt worden sei, das im 18. Jahrhundert bei der Behandlung der Syphilis eine große Rolle gespielt habe. Eine derartige Kur sei auch bei Goethe durchgeführt worden, er habe in seinen Briefen darauf angespielt, und mit dem im Gedicht genannten »Füchslein ohne Schwanz« habe er, verklausuliert, aber deutlich genug, sich selbst gemeint. Die bei Goethes Sohn und Enkeln beobachtbaren pathologischen Auffälligkeiten ließen sich zwanglos durch eine vererbte Syphilis erklären. Die Degeneration der Goethe-Nachkommen sei also nicht, wie meist behauptet, durch Christiane Vulpius verursacht, sondern durch Goethe selbst. Freund gesteht, daß ihm der von Goethe mehrmals berichtete »Blutsturz« Schwierigkeiten bereitet, da dieser nicht recht zu einer Syphilis passe. Er versucht das Problem durch den Hinweis zu umgehen, Goethe habe sich vielleicht, als er viereinhalb Jahrzehnte später in *Dichtung und Wahrheit* über seine Leipziger Erkrankung berichtete, nicht mehr genau erinnern können. Dabei übersieht Freund jedoch, daß Goethe dieses Ereignis bereits in den Briefen eindeutig beschreibt.

Freund war sich bewußt, wie skandalös seine Meinung, Goethe habe an Syphilis gelitten und diese Krankheit an seine Nachkommen weitervererbt, in der Öffentlichkeit wirken mußte. Er schließt deshalb seinen Artikel mit einer ausführlichen Rechtfertigung: »Ich habe mir diese Publication reiflich überlegt und die naheliegende Gefahr des Vorwurfs der Scandalsucht gegen Goethe wohl erwogen. Wer kennt nicht den Makel, mit welchem der Pöbel aller Stände den von einer gewissen Krankheit Befallenen beschimpft? Werden, so überlegte ich,

14 In der *Hamburger Ausgabe der Briefe* wird »Tisane« als »Gerstentrank« erläutert. (HaBr 1,556)

nicht gewisse Goetheaner meine Publication als Verunglimpfung Goethes hinstellen? Hier aber nehme ich den Schutz, den mir mein ärztlicher Beruf gewährt, in Anspruch. Ein schlechter Kerl von Arzt, welcher sein Besserwissen von solchen Dingen frivol und gleissnerisch benutzt. Ich handle in gutem Glauben und setze Wahrheit und Klarheit gegen Unrichtigkeit und Dunkelheit. Und dann – wer hat denn angefangen? Wird aller Orten von Blutsturz, Halsgeschwulst, Verdauungsstörung geschrieben, veröffentlicht man Briefe über Arzneiwirkungen, beschreibt man Goethe's Art zu leben, zu essen, zu trinken, zu schlafen, seine verschiedenen späteren Krankheitszufälle, seine Curen, so findet der Arzt keine Ursache, auf halbem Wege stehen zu bleiben, zumal wenn es gilt, offenbare Unrichtigkeiten zu berichtigen. – Aber ich wage weiter zu gehen. Ich behaupte, dass der Nachweis der Natur der Krankheit Goethe's nicht unwichtige Aufschlüsse über seine Gemüthsbeschaffenheit und über die Wahl und Bearbeitung seiner poetischen Stoffe in und nach der Zeit seiner Krankheit gibt. Ich rufe Goethe zum Zeugen an, wenn er schreibt: ›Ein junger Mann, der durch eine verdriessliche Krankheit von irdischen Dingen abgesondert ist, finde es höchst erwünscht, die Lebhaftigkeit seines Geistes gegen die himmlischen zu wenden.‹ Er kennt des Glückes Grenzen; er liebt in Sentenzen zu sprechen, warnt vor liederlichem Leben, räth schnell zu heiraten. Durch seine Curmaassnahmen wird er auf das Studium mystischer, chemischer, medicinischer: endlich auch philosophischer und theologischer Schriften, endlich gar zu geheimnissvollen chemischen Manipulationen geführt ... Man wird zugeben, dass derartige Situationen, Stimmungen und Beschäftigungen von grossem Einflusse auf die Schöpfungen eines Genies sein müssen. – Dass das Liebesleben, wie es sich seit ca. 2000 Jahren allgemach gestaltet hat, sich als treibende Kraft nicht nur für die lieblichsten, sondern auch für die trübseligsten Blüten der Poesie erwiesen hat, ist bekannt. Seitdem dasselbe in seiner Bethätigung als blosser Naturtrieb zur Sünde gestempelt und demgemäss in jeder Hinsicht deteriorirt, in die dunklen schmutzigen Höhlen ›anderer Laster‹ gedrängt worden ist, hat sich die Natur an der Menschheit, die sich an ihr versündigt, auf fürchterliche Weise gerächt. Das ist der irdisch-verzerrte Theil der himmlischen Mächte, die uns in's Leben stossen, den Armen schuldig werden lassen und dann der Pein überlassen. Unter dieser Pein seufzt ein ungeahnt grosser Theil der Menschheit und in diesem oft die Allerbesten.« (28,1537)

In der Tat hat Freund mit seinem Artikel – in dem er übrigens die Krankheit kein einziges Mal beim Namen nennt! – eine jahrzehntelang währende Diskussion in Gang gesetzt. Im Vorwort einer erstmals zu Anfang dieses Jahrhunderts erschienenen und häufig aufgelegten

Goethe-Volksausgabe spricht Erich Schmidt dunkel andeutend vom jungen Goethe als »krank nicht ohne eigene Schuld« (101,VII) und mag so zur Verbreitung von Freunds Meinung beigetragen haben; allerdings soll Schmidt später mitgeteilt haben (41,1068), daß er mit dieser Formulierung gar nicht Goethes angebliche Syphilis gemeint, sondern nur auf den lockeren Lebenswandel des jungen Studenten habe hinweisen wollen. Der von Freund attackierte Möbius widerspricht noch im gleichen Jahr in der *Münchener Medicinischen Wochenschrift* (74); Freund fügt Möbius' Artikel eine kurze Bemerkung (29) an, in der er seinen Standpunkt noch einmal bekräftigt. Möbius weist zweifellos zu Recht auf die psychologisch nur schwer nachvollziehbare Tatsache hin, daß Goethe in Briefen an eine junge Frau, in die er noch vor wenigen Monaten zutiefst verliebt war und in den ersten Monaten nach der Rückkehr ins Elternhaus wohl noch immer ist, von seiner Syphilis gesprochen haben sollte; dabei hatte er noch ausdrücklich darum gebeten, seine Briefe sollten auch ihren Eltern und besten Freunden gezeigt werden. Genauso schwer vorstellbar sei es, daß das »Füchslein ohne Schwanz« in einem Gedicht, das sich in einer Gedichtsammlung für eine andere junge Frau befindet, keine harmlose Anspielung auf eine Äsopsche Fabel, sondern eine derbe Zote sei. Möbius schließt seinen Artikel selbstkritisch und bescheiden: »Wenn mich Jemand fragen würde: hat sich Goethe in Leipzig inficirt oder nicht?, so würde ich sagen: ich weiss es nicht. Möglich ist es natürlich, und dass er sich der Gefahr ausgesetzt habe, ist wahrscheinlich. Als ich mein Buch schrieb, da habe ich begreiflicher Weise auch an diese Dinge gedacht, aber über blosse Vermuthungen und Möglichkeiten ist nicht hinauszukommen. Es fehlt nach meiner Überzeugung jede positive Thatsache. Ich habe es desshalb vorgezogen, zu schweigen, und ich glaube, dass ich damit Recht gethan habe.« (74, 1645)

Ebenfalls noch 1898 weist Kirstein in der *Allgemeinen Medicinischen Centralzeitung* Freunds Ansicht, »rein vom medicinischen Standpunkte aus, als verfehlt« (61,1209) zurück; es könne allerdings nicht ausgeschlossen werden, daß sich Goethe zu einem anderen Zeitpunkt mit Syphilis infiziert habe. Der Medizinprofessor Gerber lehnt in einem 1900 als Buch erschienenen Vortrag über *Goethes Beziehungen zur Medizin* (32) ebenfalls die Annahme einer Syphilis beim jungen Goethe ab. 1910 bekräftigt er seine Ablehnung in einem kurzen Aufsatz in der Berliner Klinischen Wochenschrift (33), kritisiert bei dieser Gelegenheit das prüde Verhalten der Literaturhistoriker und betont, in deutlichem Gegensatz zu den Psychoanalytikern, Goethes gesunde Sexualität: »Die Literaturblätter verhielten sich – wenn ich mich recht erinnere – der ganzen Frage gegenüber ziemlich ablehnend. Kein Wunder, da man das Wort Syphilis in nicht medizinischen Kreisen immer noch nicht aussprechen darf und es Literaturprofessoren und Goetheforscher gibt, die es für ein Sakrileg halten, die beiden Worte »Goethe« und »Syphilis« in ein und demselben Satze nebeneinander zu setzen. Pfui! der Olympier und solcher – Schmutz! Diese Weisen wären bereit, wenn sie etwa das Leben Karl V., Papst Julius II., Ulrich von Hutten's u. a. zu beschreiben hätten, alle Dokumente, jeden Speise- und jeden Waschzettel zu benutzen, aber die luetische Infektion dieser Männer zu unterschlagen. Auch das Organ der Goethe-Gesellschaft verschliesst derartigen Betrachtungen seine Spalten. Und doch ist anzunehmen, dass ein solches Ereignis nicht nur das physische, sondern auch das psychische Sein eines Menschen hochgradig zu beeinflussen vermag. Sagt doch Goethe selbst im Hinblick auf Herder: ›– man beachtet nicht genug die moralische Wirkung krankhafter Zustände und beurteilt daher manche Charaktere sehr ungerecht, weil man alle Menschen für gesund nimmt und von ihnen verlangt, dass sie sich auch in solchem Masse betragen sollen.‹ Ein wie grosses Hindernis ist diese Vogelstrauspolitik nur für die Bekämpfung der Syphilis! Lehrer scheuen sich vor ihren erwachsenen Zöglingen, Väter vor ihren Söhnen hiervon zu sprechen. ›Wer darf das Kind beim rechten Namen nennen?‹ Was nun Goethe betrifft, so ist er uns immer als das Urbild eines körperlich und geistig im ersten und letzten Sinne gesunden Menschen erschienen, wenn er auch allerlei Krankheiten und üble Zustände durchzumachen hatte und keineswegs die robuste Natur war, als die ihn viele ansehen. Das pflegt überhaupt nicht das Gefäss zu sein, in dem Ingenien wie das seine enthalten sind. Der höchsten Produktivität liegt höchste Empfänglichkeit zugrunde. Höchste Empfänglichkeit ist aber wiederum ohne höchste Empfindlichkeit nicht denkbar. Er, der von jedem Barometerwechsel abhängig war – ›ein Spiel von jedem Druck der Luft‹ –, dem selbst die Gebirgsformation, in der er sich gerade aufhielt, sympathisch oder unsympathisch sein konnte, er besass keine ›backenrote‹ robuste Bauerngesundheit. – Durchaus gesund aber ist er mir immer in seinen sexuellen Empfindungen erschienen …«. (33,1482)

Im selben Jahr veröffentlicht der Berliner Medizinprofessor Fränkel in der *Zeitschrift für Tuberkulose* eine umfangreiche Arbeit über »Des jungen Goethe schwere Krankheit. Tuberkulose, keine Syphilis«. (24) Die Überschrift gibt bereits die Argumentationsrichtung des Artikels wieder. Die von Goethe gezeigten Symptome ließen keinen Zweifel an der Diagnose einer Tuberkulose. Goethes immer wieder überlieferte »Abhärtungsmethode« wie das Wohnen im Gartenhaus und das Arbeiten und Schlafen im Freien sei in den Grundzügen der modernen Phthisiotherapie enthalten: »Vielleicht haben wir es ihnen zu verdanken, daß uns die Tuberkulose nicht, wie dies von Schiller bekannt ist, auch das kostbare Leben Goethes verkürzte. Jedenfalls erkannte und betätigte das gleichzeitig beobachtende und intuitive Ingenium Goethes die Prinzipien, mit denen jetzt die Empirie der Ärzte die Tuberkulose zu heilen sucht.« (24,336; im Original heißt es versehentlich »der Tuberkulose«) Nach Fränkels Überzeugung spricht gegen Freunds Annahme auch, daß die Anwendung der sogenannten Zittmannschen Kur, wie von Freund unterstellt, nicht belegt sei. Zu diesem »Zittmannschen Dekokt« bemerkt übrigens Schultze (105), daß es erst 1795 veröffentlicht worden sei, worauf schon Hansen hingewiesen habe. Hansen, ein Botaniker, wendet sich in seinem Buch über *Goethe's Krankheit und Don Sassafras* aus dem Jahr 1911 (40) ebenfalls gegen Freunds These. Schelenz, ein Apotheker, facht die Diskussion 1919 mit einem längeren Aufsatz in der *Berliner Klinischen Wochenschrift* (97) erneut an und spricht sich für die Annahme einer Syphilis aus, wobei auch bei ihm der Name Sassafras in der vermeintlichen Beweisführung eine wichtige Rolle spielt. Ganz sicher ist er sich aber seiner Sache doch nicht, denn auf die selbstgestellte Frage, ob nun Goethe Syphilis gehabt oder doch an Tuberkulose gelitten habe, antwortet er: »Ich überlasse das Urteil den sachverständigen, den sich für zuständig haltenden Lesern. Sie dürften zugeben, dass Goethe an jeder von den beiden Krankheiten, ja an beiden gelitten haben kann, aber nicht gelitten zu haben braucht. Bündig dürfte die Frage kaum je beantwortet werden.« (97,263) Der von Schelenz kritisierte Hansen erwidert noch im gleichen Jahr (41) scharf auf die erhobenen Vorwürfe, spricht Schelenz jegliche Kompetenz ab und berichtet schließlich: »Was nun seine nochmalige Auffrischung von Freund's abgetaner Meinung über Goethe's Krankheit betrifft, so kann ich folgendes mitteilen: Freund schrieb mir nach Veröffentlichung meiner Schrift, er werde sich, auch auf Aufforderung, nicht weiter über diese Frage auslassen. Erich Schmidt bedauerte, dass er als Eideshelfer Freund's aufgetreten sei, da er nicht überzeugt gewesen sei. Seine Bemerkung in der Vorrede der Volksausgabe von Goethe's Werken habe gar nicht auf Freund's Meinung hindeuten, sondern nur besagen sollen, Goethe habe in Leipzig seine Gesundheit nicht geschont. Beide Briefe habe ich dem Goethe-Archiv in Weimar übergeben, und es ist daher bedauerlich, eine von ihren Autoren ausdrücklich zurückgezogene Meinung nochmals in der vorliegenden kläglichen Begründung wieder aufleben zu lassen.« (41,1068) In einem anläßlich des 100. Todestages Goethes erschienenen Artikel gibt Fleckseder (23), ein Internist an der Wiener Universität, einen knappen Überblick über Goethes Krankheiten und weist darin Freuds Annahme einer luetischen Infektion zurück. Im gleichen Jahr referiert Pörzgen (83), ähnlich wie anderer Stelle Posner (84), kurz und feuilletonistisch die bisherige Diskussion, die nunmehr für längere Zeit verstummt, ehe sie 1956 wieder auflebt. Hoffmann, der Mitentdecker des Erregers der Syphilis, greift in einem Vortrag über seine »Mehr als fünfzigjährige Syphilisforschung« (53) die These Freunds auf und erweitert sie durch die Annahme einer Superinfektion Goethes kurz vor seiner Abreise nach Italien, ohne allerdings diese überraschende Behauptung belegen zu können. 1961 widerspricht ihm Hecht in einem im *Hautarzt* erschienenen Artikel über »Die Fabel von Goethes Syphilis« (43), der darüber hinaus eine knappe, allerdings sehr lückenhafte und wenig überzeugende Pathographie Goethes enthält. Die Kontroverse wird schließlich noch kurz in der Einleitung zu Schlees Artikel über »Goethes Jugenderkrankung« aus dem Jahr 1967 (99) erwähnt. Schlee, der 1944 über dieses Thema promovierte (98), bemüht sich darin um eine psychosomatische Deutung von Goethes Erkrankung; seine Ausführungen bleiben aber meist dunkel und sind gelegentlich schwer verständlich.[15]

Schlees Arbeit stellt den bisherigen Endpunkt der Einzelbeschäftigung mit Goethes »Leipziger Jugenderkrankung« dar. Auch er zweifelt nicht daran, daß es sich dabei nosologisch um eine Tuberkulose gehandelt hat. Diese Meinung wird heute weitgehend akzeptiert und schlägt sich z. B. auch in den Anmerkungen zu den neuesten Ausgaben von *Dichtung und Wahrheit* nieder; nur Nager (80) gibt zu bedenken, daß als Ursache des Blutsturzes auch ein Magen- oder Zwölffingerdarmgeschwür angesehen werden könne. Jedenfalls ist die Syphilis-Kontroverse nach fast einhundertjähriger Diskussion zum Abschluß gekommen.

15 Ein Beispiel, dem viele ähnliche aus anderen pathographischen Schriften zugesellt werden könnten: »Wir sahen: der Heranwachsende erfuhr ganz offensichtlich von den Wurzeln des Seins her – nicht von dessen späten, sich unter dem Druck des Lebens ausbiegenden Verzweigungen – jenen unüberhörbaren Anruf, der nicht auf ihn selbst hin zentriert war. Jenen Anruf, der so geartet war, daß der Angerufene mit sich selbst und seinen ichhaften Strebungen in Widerstreit geraten, daß er flüchten mußte bis dorthin, wo allein die Krankheit ihn barg und enthob. Es drängte ihn zu einem Daseinsentwurf, der seinen sogenannten Lebensinteressen offensichtlich zuwiderlief, ihm jedoch das Gleiche bedeutete wie diese. Dieses Drängen mußte demnach ebenso vom Urgrund des Seins her gespeist werden wie alles ichhafte Wollen.« (99,167)

Psychiatrische Darstellungen

Ansichten über den Zusammenhang zwischen »Genie« und »Irrsinn« reichen bis in die Antike[16] zurück, lebhafte Beachtung in der wissenschaftlichen Diskussion fanden sie in besonderem Maß erst Ende des 19. Jahrhunderts im Anschluß an das so betitelte Buch des italienischen Medizinprofessors Cesare Lombroso, das 1864 erstmals erschien (69). Der deutsche Psychiater Lange-Eichbaum veröffentlichte 1927 das Buch *Genie, Irrsinn und Ruhm*, das noch zu seinen Lebzeiten drei Auflagen erlebte (66), dann später von Kurth überarbeitet und erweitert wurde (67) und zuletzt in einer völlig neubearbeiteten Form in mehreren Bänden (68), herausgegeben von Ritter, erschien. Lange-Eichbaum wollte sein Werk als Gegenentwurf zu Lombroso verstanden wissen: »Irrsinn« oder »Wahnsinn« sei nicht eine Voraussetzung für Genialität, sondern es verhalte sich eher so, daß psychische Auffälligkeiten allgemein, also auch Neurosen und Psychopathien, häufig bei »genialen« Menschen nachweisbar seien und gelegentlich die in diesem erweiterten Sinn verstandene psychische Abnormität geradezu eine Bedingung des schöpferischen Schaffens sei; zweifellos gebe es aber auch viele gesunde »Genies«. Lange-Eichbaum hat seine Auffassung, die hier nur schlagwortartig wiedergegeben wird – eines seiner wesentlichen Anliegen war übrigens der Versuch, den Genie-Begriff als soziologische Kategorie zu begründen –, durch eine umfassende Sichtung pathographischer Belege, in jeder Auflage um neue Befunde vermehrt, zu stützen versucht. Seine späteren Herausgeber sind ihm in diesem Anliegen gefolgt. In der 1969 erschienenen, von Kurth bearbeiteten sechsten Auflage wird ein kurzer Überblick über die pathographische Goethe-Literatur gegeben, der mit folgender Zusammenfassung schließt: »Goethe gemischt aus zykloiden und schizoiden Elementen. Extrem affektiv und sehr labil, von großer nervöser Reizbarkeit und Empfindlichkeit [im Sinne des Schizopathen, wie Bleuler[17] es ausdrückte]. Längere Perioden endogener Verstimmung weisen in Richtung einer ganz leichten Zyklothymie. Leichter Alkoholismus entspringt aus bio-

16 Die markantesten Beispiele sind wohl Platons *Phaidros*, wo Sokrates den von den Musen eingegebenen Wahnsinn als Ursprung der Dichtung preist, und Demokrits Ausspruch, kein Dichter sei ohne einen Anhauch von Wahnsinn.

17 Damit ist nicht gemeint, daß der große Schweizer Psychiater Bleuler, der die Krankheitsbezeichnung »Schizophrenie« einführte, Goethe als Schizopathen bezeichnet hätte; gemeint ist vielmehr die Bedeutung dieser Bezeichnung: Persönlichkeit mit schizoiden Charakterzügen wie Autismus, Ungeselligkeit, Rückzug von der Realität, Kälte im zwischenmenschlichen Kontakt, übermäßige Empfindsamkeit.

negativem Unbehagen. Erstaunlich und ehrfurchtgebietend aber die erfolgreichen Versuche der Kompensation. Goethe stellte gleichsam die Gesundheit und das harmonische Gleichgewicht dar, das in ihm als dem ›Olympier‹ und idealen Dichterfürsten von Generationen verehrt wird.« (67,371) Von der seit 1986 erschienenen Neuauflage muß festgestellt werden, daß es sich dabei eigentlich um ein neues Werk handelt, das in vielen Punkten Lange-Eichbaums ursprüngliche Ansichten verläßt. Im ersten Band (68a,187) wird Goethe summarisch unter die »Psychopathen« eingeordnet, wobei aber zurückhaltend angemerkt wird, daß »nicht sicher ist, ob diese Klassifizierung nach heutigen Erkenntnissen noch zutrifft« – was allein schon insofern seine Berechtigung hat, als der Psychopathie-Begriff heute in der Fachliteratur kaum noch verwendet und er zunehmend durch den allerdings nicht unbedingt wesentlich besseren Begriff der »Persönlichkeitsstörung« ersetzt wird. Der 1987 erschienene vierte Band enthält erneut einen summarischen Überblick der pathographischen Aussagen zu Goethe und bringt zum Abschluß folgende »psychopathographische Wertung«, die ungekürzt wiedergegeben sei: »Mittelgroß (1,74 m); schlank bis kräftig, zeitweise korpulent; zyklothym mit schizoiden Zügen bei depressiven und hypochondrischen Persönlichkeitszügen. – Charakter- bzw. Wesenszüge: leidenschaftlich, sinnlich, Ruhe, Heiterkeit, Mäßigung, sachlich, Lebensbewährung, Ehrerbietung, Lebensweisheit, Bildungstrieb, Harmoniebedürfnis, Genügsamkeit, Erotik, Liebe, wandelbar, Einfachheit, unbeirrbar, Zwang, erregbar, Zorn, verstimmbar, reizbar, launenhaft, Nervosität, Angst, Treue, Gutherzigkeit, Mißmut, praktischer Lebenssinn, kosmopolitisch, naturverbunden, ichbezogen, Sammeleifer. – Psychodynamisch dominant: Melancholie, Nervosität und Liebe. – Funktionstypologisch: extravertierter Denk- bis Intuitionstypus. – Dominante Temperamentsfaktoren: Wachsamkeit, Stimmungslabilität, Toleranz und Oszillation. – Intelligenz: überdurchschnittlich. – Begabungstyp: produktiv literarisches Talent (Frühbegabung) und wissenschaftliche Begabung (aber keine Doppelbegabung). – Produktionsprozeß: flüssig. – Grundstimmung: dramatisch(-lyrisch). – Goethe litt unter endogen depressiven Phasen und einer hereditären Neuropathie; während seiner Jugendzeit kamen soziopathische Persönlichkeitszüge hinzu. Doch erkannte er, nicht zuletzt aufgrund der wissenschaftlich-medizinischen Auseinandersetzung, daß er sich Mäßigung auferlegen mußte. Dadurch wurden die psychopathischen Züge auch weitgehend nivelliert [er nahm sich selbst in die Zucht], zumal er alle Symptome rasch zu deuten wußte. Jedoch lassen sich nicht einfach alle Symptome durch Selbstzucht kurieren. Goethe kannte seine Schwächen und versuchte sie zu zügeln, was ihm nicht immer gelang (mit zunehmendem Alter aber starke Selbstbeherrschung). Dies wurde auch von dem schon zu seinen Lebzeiten groß angesehenen und gefeierten Genie gesellschaftlich gefordert, wobei auch die Jugendangst (Ächtung des Blutsturzes) immer unbewußt oder bewußt im Spiel war. Längere Perioden endogener Verstimmung weisen in Richtung einer leicht latenten Cyclothymie. Erstaunlich und bewundernswert sind in der Tat die erfolgreichen Versuche der Kompensation. Bedenkt man diese Fakten, so kommt man dem charakterlichen »Rätsel« Goethe entscheidend näher. Insoweit war Goethe auch biogravitiv (sic!) belastet.« (68b,137f.) Mancher Leser wird zweifeln, ob mit einer derartigen Aufzählung tatsächlich irgendein Rätsel auch nur ansatzweise gelöst wird, und hier wie bei vielen anderen pathographischen Ergüssen an Beckmessers Ausruf in Richard Wagners *Meistersinger* denken: »Entnahmt ihr was der Worte Schwall?«

Über die Genie-Problematik am Beispiel Goethes haben sich um die Jahrhundertwende auch Saitschick (94) und Türck (112) geäußert, beide in glorifizierend unkritischer Weise. Darauf sei hier nicht näher eingegangen, da eine ausführlichere Darstellung ihrer Ansichten nicht lohnend erscheint. Kurz hingewiesen sei nur auf Saitschicks Meinung, daß Goethes Beziehung zu Charlotte von Stein »jedenfalls zu Anfang des Jahres 1781 den Charakter einer intimen Liebe angenommen« (94,21) habe; einen Beleg für diese Behauptung kann er aber genausowenig liefern wie die vielen Schlüssellochgucker vor und nach ihm, die ohnehin eine wesentliche, an späterer Stelle zitierte Aussage Goethes aus dem Jahr 1789 übersehen.

Die von Lombroso ausgehende Diskussion hat in Verbindung mit sozialdarwinistischen Ideen zu einem zeitweise intensiv betriebenen Zweig der biographischen Forschung über »große Persönlichkeiten« geführt, die der Leipziger Nervenarzt Paul Julius Möbius mit dem Ausdruck »Pathographie« belegte. Er verstand darunter die Darstellung und Erforschung von körperlichen Krankheiten und vor allem seelischen Abnormitäten bedeutender Persönlichkeiten und deren Einfluß auf ihr Schaffen. Der Psychologe Stern definierte später etwas umfassender, Pathographie sei »diejenige Art der Biographie, welche körperliche Konstitution, somatische und psychische Krankheiten, erbliche Belastung, Degenerationszeichen, hysterische und epileptische Zustände, sexuelle Perversitäten,[18] Alkoholneigung und andere pathologische Merkmale in ihrer ursächlichen Bedeutung für Wesen und Werk des Helden aufzudecken bestrebt ist.« (110,325) Von Stern

18 Bemerkenswert ist übrigens, daß in allen Auflagen des Buchs von Lange-Eichbaum bei der Wiedergabe des Zitats diese beiden Wörter fehlen!

(109) stammt ein beachtenswerter Entwurf eines formalen Rahmens zu einer der Pathographie entgegengesetzten »Psychographie«, der aber bei den meist psychiatrisch oder psychoanalytisch orientierten Pathographen keine nähere Berücksichtigung fand. Möbius ist nicht der Begründer dieses Forschungszweiges, es gab schon vor ihm in Frankreich und in Italien eine entsprechende Literatur; er machte aber die Pathographie durch eigene Arbeiten über Rousseau, Schopenhauer, Nietzsche und vor allem Goethe in Deutschland bekannt. Seine Grundüberzeugung war, daß das »Genie« bereits aufgrund der Einseitigkeit seines Talents pathologisch sei. Hervorragende Tüchtigkeit sei nicht ohne Einseitigkeit möglich, Einseitigkeit sei aber abnorm, und Abnormität nichts anderes als Entartung. Möbius schuf in diesem Zusammenhang den Begriff der »Entartung von oben«. Abnorm bedeute gleichviel wie krankhaft, und »Höherstehen« und »Pathologischsein« gehörten zusammen.

Als ein Musterbeispiel für seine Ansichten sah Möbius Leben und Werk Goethes an, dem er 1898 eine bereits ziemlich umfangreiche Arbeit (73) widmete, die 1903 in wesentlich erweiterter Form (75) erschien. In dieser zweiten Auflage sucht er seine Thesen durch eine umfassende Materialsammlung aus Goethes Briefen, Tagebüchern und Gesprächen sowie Mitteilungen Dritter zu erhärten.[19] Nach allgemeinen Aussagen zu seinen Grundansichten schildert Möbius im ersten Teil der Pathographie einige der in Goethes Werken vorkommenden pathologischen Figuren. Darauf aufbauend stellt er Überlegungen an, wie Goethes Vorstellung und Wissen von Krankheiten, insbesondere Geisteskrankheiten, gewesen sei, und kommt zu dem Schluß, daß nur bei wenigen Goetheschen Gestalten eine naturgetreue Schilderung krankhafter Geisteszustände gegeben sei, nämlich bei der Figur des Werther, dem jungen Wahnsinnigen im *Werther*-Roman, dem närrischen Grafen in *Wilhelm Meisters Lehrjahren* und schließlich, wenn auch wider Willen des Dichters, bei Tasso im gleichnamigen Drama. Hinsichtlich der Frage nach dem Zusammenhang zwischen Genie und Krankheit habe Goethe die Meinung vertreten, alle körperlichen Schwächen und Mängel seien zugleich auch geistige Defekte, harmonische Vollendung des Geistes fordere auch Schönheit und Stärke des Körpers.

Im umfangreichen zweiten Teil ist dann Goethes Person selbst Gegenstand der Untersuchung. Goethe sei frühreif gewesen, was allge-

19 Goethes Briefe waren Möbius zum größten Teil nur bis 1816 zugänglich, da die anderen Bände der *Weimarer Ausgabe* erst später erschienen; eine Ausnahme stellen einige Briefwechsel wie der mit Zelter dar, die schon früher vollständig veröffentlicht worden waren.

mein ein wichtiger Zug im Bild der meisten genialen Menschen sei. Zumindest beim jungen Goethe sei die wenigstens formale Ähnlichkeit zwischen dem Aufblühen des genialen Geistes und der maniakalischen Erregung oder Hypomanie unverkennbar. Das »ergreifendste Geschenk« (75,186) von Goethes Muse, der *Werther*-Roman, sei aus einer krankhaften Verstimmung heraus entstanden. Ein charakteristischer Zug Goethes sei die schon von seinen Zeitgenossen oft bemerkte Tatsache gewesen, daß er nie »mit ganzer Seele« (75,189) bei einer Sache gewesen sei, was nicht normal sei; hierin zeige sich eine »Hypertrophie des Denkens« (75,189), die aus der Nervosität entspringe. In Goethes Mannesalter sei das Pathologische gering ausgeprägt gewesen; im Alter hätten sich dann viele Züge des Vaters, von dem klar sei, daß das Pathologische in ihm stark gewesen sei, bei ihm gezeigt.

Bei der Beschreibung von Goethes Vorfahren werden in besonderem Maß zeittypische Ansichten von Möbius deutlich. Er bekennt sich zur Vererblichkeit bestimmter psychischer Eigenschaften und zeigt sich beeinflußt durch Schopenhauers Gedanken zu dieser Thematik. Das Individuum entstehe auch geistig durch die Mischung des Väterlichen und des Mütterlichen. Goethe sei einer der wichtigsten Belege für Schopenhauers Meinung, daß der Wille vom Vater, der Intellekt von der Mutter ererbt werde. Möbius weiß aber um die Fragwürdigkeit dieses einfachen Erklärungsansatzes und weist darauf hin, daß bei der Mangelhaftigkeit unserer Einsicht von einer befriedigenden Erklärung des »Wunders Goethe« (75,230) aus den Eigenschaften seiner Eltern nicht die Rede sein könne. Trotzdem sind in seinem Buch mehrmals Textstellen zu finden, in denen ähnliche Ansichten wie bei der folgenden geäußert werden: »Wenn der Sohn in erster Linie der Mutter und diese ihrem Vater gleicht, so muss der mütterliche Grossvater eine wichtige Person sein, und Goethe muss seine eigenartige Befähigung zunächst dem Grossvater Textor verdanken. Das ist nun schwer einzusehen, da das Bild des tüchtigen ehrenfesten Schultheissen uns als Vorbild eines Dichters nicht recht taugen will. Indessen hat dieser Mann doch wahrscheinlich latente Eigenschaften gehabt, seine Ahnungen und Träume deuten auf eine phantasievolle Natur. Im Grunde wissen wir recht wenig davon, wie es in dem alten Herrn ausgesehen hat. Auch von seiner Frau wissen wir recht wenig, aber ihr Bild mit den grossen bedeutenden Augen, dem strengen Herrscherblicke und der sehr hohen, mächtigen Stirn, bei dem man unwillkürlich an das Bild des Enkels denkt, beweist, dass sie ein ungewöhnliches Weib war.« (75,234f.) In Goethes Mutter sei das Pathologische »auf jeden Fall ... verhältnissmässig gering« (75,235), seine Schwester Cornelia dagegen eine »durchaus pathologische Natur« (75, 239) gewesen: »Eigentlich war sie eine Geisteskranke, und es scheint, dass ihr Bruder das ganz gut gewusst habe. Der Psychiater würde ihren Zustand als manisch-depressives Irresein bezeichnen.« (75,239) Auf Goethe habe also insgesamt ein schweres Erbe gelastet, und es habe auch an ihm seine Spuren hinterlassen. Er habe nicht nur schwere körperliche Krankheiten – diese werden von Möbius nur relativ kurz umrissen – durchgemacht, sondern auch schwere seelische Krisen zu bewältigen gehabt, wie vor allem die tiefe Depression im Herbst 1823 zeige.

In einem »Periodicität« überschriebenen Kapitel kommt Möbius auf Goethes Stimmungsschwankungen zu sprechen. Stetigkeit sei geradezu ein Kennzeichen des gesunden Menschen, und im Geistigen sei besonders der unmotivierte Wechsel der Stimmung das eigentliche Merkmal des Pathologischen. Derartige Stimmungsschwankungen sucht nun Möbius bei Goethe nachzuweisen. Er stellt zunächst folgende Überlegungen an: »Finden wir bei einem geistig hochstehenden Menschen Perioden der Erregung, so müssen wir fragen, inwieweit ähneln diese Perioden denen, die wir sonst beobachten, die wir schon aus der ärztlichen Erfahrung kennen. Da ist zuerst die regelmässige Wiederkehr. Kommt die Erregung nach gleichen Zeiten wieder, sagen wir jedesmal nach 7–8 Jahren, so zeigt doch schon diese Art von Periodicität, dass ein psychologisches Verständnis nicht zu erwarten ist. Dauert sie jedesmal ungefähr gleich lang an, so kehrt dieselbe Erwägung wieder. Aus der ärztlichen Erfahrung wissen wir, dass Depression und Erregung zusammengehören, dass wenigstens die eine in die andere ausklingt, oder von ihr eingeleitet wird. Gehen also den productiven Zeiten solche der Unlust und Unfruchtbarkeit voraus, oder folgt Verdüsterung, Unthätigkeit nach, so haben wir wieder den Zwang der Analogie. Endlich ist uns bekannt, dass die pathologische Erregung allgemein ist, d. h. dass die meisten Triebe erregt zu sein scheinen, nicht nur, dass die Leute mehr reden, sondern auch, dass es ihnen besser schmeckt, dass sie geschlechtlich erregt sind. Finden wir bei den Schaffenden ähnliche Zustände, sehen wir, dass nicht etwa ein Gedanke oder ein Erlebniss den Menschen in Feuer setzt, dass vielmehr von unten her ein Feuer sein ganzes Wesen wärmt, derart, dass es sich in allen Provinzen regt, so kann man schliessen: quod erat demonstrandum.« (75,208f.) Solche Periodizitäten seien nun tatsächlich bei Goethe aufzeigbar. Die Zustände dichterischer Erregung erinnerten an solche krankhafter Erregung. Ein Erregungszustand dauere bei Goethe in der Regel zwei Jahre, und die einzelnen Erregungsphasen folgten im Abstand von sieben Jahren aufeinander. Eindeutig nachweisbar seien solche Erregungszustände für die Jahre 1773/75, 1787/88, 1807/08, 1814/15, 1821/23 und 1830/31;

auch für die Jahre 1780/81 und 1800/01 seien »Andeutungen« (75,222) vorhanden, und nur der Zeitraum um 1794 »scheint ganz auszufallen (wenn wir alles wissen).« (75,223) Möbius versucht nachzuweisen, daß Goethe in den genannten Jahren besonders große dichterische Leistungen vollbracht habe. Natürlich fließen hierbei unvermeidlich Werturteile über einzelne Werke ein, die diese Zahlenrechnerei allein schon fragwürdig erscheinen lassen; und gewissermaßen im Umkehrschluß müssen dann Werke, die außerhalb dieser Erregungsphasen entstanden sind, als weniger bedeutend angesehen werden. Als Beispiel sei etwa *Wilhelm Meisters Wanderjahre* genannt, ein Werk, das heute von nicht wenigen renommierten Germanisten als eines von Goethes bedeutendsten eingeschätzt wird, zu Möbius' Zeit aber allgemein eher als geringwertig betrachtet wurde. Darüber hinaus ist natürlich auch die Zuordnung der Entstehung einiger Werke zu bestimmten Jahren problematisch. Gerade Goethe gehörte zu jenen Künstlern, die einen Stoff oft jahrelang im stillen mit sich herumtragen, ehe sie ihm Gestalt geben können oder wollen. Nur nebenbei sei erwähnt, daß der Zyklothymie-Begriff so, wie Möbius ihn versteht, heute nicht mehr verwendet wird.[20] Möbius versucht derartigen Einwänden zu begegnen, indem er betont, daß er nicht sagen wolle, Goethe habe nur in Zeiten der Erregung Großes geschaffen: »... aber das Elementarische, das Hinreissende, das kommt nur den Erzeugnissen der dichterischen Entzündung zu: das Pathologische ist Bedingung des Höchsten. Die Inspiration setzt einen veränderten Geisteszustand voraus, der nach Goethes eigener Aussage dem Schlafwandeln verwandt ist. Die Willkür kann zu bewunderungswürdiger Schönheit führen, aber das dämonisch Schöne entsteht unbewusst.« (75,214) Eine Abschwächung seiner These über Goethes Erregungsphasen läßt Möbius zudem dadurch erkennen, daß er es bei den siebenjährigen Zyklen nicht bewenden läßt, sondern zwischen den großen Erregungen noch Stimmungsschwankungen verschiedener Art behauptet. Schließlich erwähnt er noch die jahreszeitlichen Schwankungen Goethes, die er auch als pathologisch gewertet wissen will; andere Leute blieben schließlich im Winter trotz des schlechten Wetters munter und fühlten sich sogar mehr zur Arbeit aufgelegt als im Sommer. Diese Gedanken führen Möbius dann zu Spekulationen über

20 Heute spricht man meist von phasischen unipolaren (nur manische oder depressive Phasen) oder bipolaren (im Verlauf beide Phasen auftretend) affektiven Psychosen, wobei die Dauer der einzelnen Phasen meist mehrere Monate beträgt, aber zwischen wenigen Stunden bis zu vielen Jahren variieren und der Zeitabstand zwischen zwei Phasen genauso unterschiedlich sein kann.

die »Stimmung des Normalmenschen«: »Der Einwurf, es handle sich dabei nur um »Stimmungen«, will gar nichts besagen. Ein solcher Wechsel der Stimmung ist eben pathologisch. Die Stimmung des Normalmenschen muss eine dem Lebensalter folgende sanfte Curve darstellen, zeigt die Curve schroffe Schwankungen, so deutet sie auf das Pathologische.« (75,225f.) Im Anschluß daran kommt Möbius zu einer bemerkenswerten Abschwächung des Begriffs »pathologisch«: »Wenn übrigens die Leute statt »pathologisch« lieber sagen wollen »besonders zart« oder »von verfeinerter Organisation«, so mögen sie es thun, denn die Sache bleibt dieselbe.« (75,226)

Schon an früherer Stelle hat er sein Menschenbild umrissen: »Man kann geradezu die Stetigkeit als Kennzeichen des gesunden Menschen ansehen: Der Mensch verändert sich mit dem Alter, die Lebhaftigkeit und die Beeinflussbarkeit der Jugend weichen mit den Jahren grösserer Festigkeit und Stille, aber immer herrscht eine ruhig-heitere Stimmung, sofern nicht gerade äussere Einwirkungen Zorn, Trauer oder Ähnliches hervorrufen.« (75,205f.)

Den Abschnitt über die angebliche Periodizität bei Goethe schließt Möbius mit einer zögernd vorgetragenen, aber doch wohl ernsthaft vertretenen Meinung: »Endlich scheint es noch eine merkwürdige Periodicität zu geben, auf die hier nur hingedeutet werden kann. Der Mensch entwickelt sich im Mutterleibe in zehnmal 28 Tagen, und man glaubt, dass nicht nur das Leben des Weibes, sondern auch das des Mannes aus 28tägigen Perioden bestehe, eine Wellenbewegung, die sich, wenigstens bei manchen Männern, durch leichtere körperliche und geistige Veränderungen kundgebe. Sei der Mensch rechtzeitig geboren, so sterbe er, wenn nicht zu schroffe Einwirkungen von aussen statthaben, an einem 28. Tage. Bei Goethe stimmt die Rechnung, das Weitere aber sei dahingestellt.« (75,227)

Zuletzt kommt Möbius auf Goethes Nachkommenschaft zu sprechen, bei der das Pathologische »eine furchtbare Höhe« (75,240) erreicht habe. Der Sohn August sei von »pathologischer Beschaffenheit« (75,251) gewesen, und dies nicht nur wegen des bei ihm vorliegenden Alkoholismus. Die anderen Kinder Goethes seien lebensschwach gewesen und deshalb früh gestorben. Goethes Schwiegertochter Ottilie, die Mutter seiner Enkel, sei »durchaus eine dégénerée« (75,259) gewe-

21 Über die 1844 im Alter von 17 Jahren vermutlich an Typhus verstorbene Alma sagt Möbius hart: »Sie wird wohl auch lebensschwach gewesen sein, da sonst junge Menschen den Typhus gut überstehen.« (75,262) Über den ältesten Enkel, den 1818 geborenen Walther, weiß er wenig mitzuteilen; über den 1820 geborenen Wolfgang heißt es abwertend: »Gesund scheint er fast nie gewesen zu sein, wir hören von Rheumatismus

sen. So hätten diese Enkel ein bedauernswertes Erbe übernommen.[21] Möbius schließt seine Pathographie mit pathetisch-herben Worten: »Überblicken wir die Familie Goethes im Ganzen, so sehen wir in ihr ein Beispiel der bis zu der Vernichtung des Geschlechtes fortschreitenden Entartung, und mitten in all dem Jammer steht der Genius. – Die Gesundheit eines Geschlechtes ist zu messen an der Beschaffenheit der Kinder. Je mehr Gesundheit, um so mehr Kinder und um so gesündere Kinder. In der Familie Goethes nimmt mit jeder Generation die Zahl der Kinder ab, und wächst die Kindersterblichkeit in grauenhafter Weise. – Der Urgrossvater hatte 11 Kinder, der Grossvater 8, der Vater 6, Wolfgang selbst 5, sein Sohn 3. Der Thüringer Hufschmied hat elf gesunde Kinder, sein Sohn wandert in das Rheinland aus, und von seinen vielen Kindern erreichen nur zwei Söhne das reife Alter. Der Enkel hat einen genialen Sohn und eine kümmerliche Tochter. Der Urenkel hat nur einen lebensfähigen, aber kümmerlichen Sohn, und dessen Söhne verkümmern kinderlos. – Unser Wissen ist Stückwerk, und niemand vermag zu sagen, dass er in dem schlimmen Erbgange alles durchschaue. Aber Eine Ursache des Verderbens ist fassbar: die edle Gottesgabe, der Wein. Wir wissen, was der Alkoholteufel thut, wir wissen, dass er die Keime noch mehr als den Trinker schädigt. Der Alkohol verderbt zuerst die Blutgefässe, die Nieren und das Gehirn. Arterienerkrankung, Nierenerkrankung, Gehirnerkrankung sind die Hauptkrankheiten der Goethischen Familie. Frühsterbende kränkliche Kinder kennzeichnen die Familien der mittelstarken Trinker. Das stimmt wieder. Wenn das Verderben aufgehalten wird, und die Familie trotz des regelmässigen Trinkens des Vaters erhalten bleibt, so liegt das an der Nüchternheit der Mutter. Die Gesundheit des Weibes ist die letzte Rettung. Trinkt aber die Frau auch, dann geht es zu Ende. Die Verbindung des Dichters mit Christiane besiegelte den Untergang des Geschlechtes. Bei alledem ist nicht von Trunksucht im gewöhnlichen Sinne des Wortes die Rede, sondern von dem täglichen Trinken der in Weinländern noch für ›mässig‹ geltenden Mengen, d. h. etwa von dem Goethischen Masse: ein bis zwei Flaschen täglich. Ahnungslos und heiter treiben in der Mitte des unglücklichen Geschlechtes die Frau Rath und ihr grosser Sohn ihr Wesen. Wie im Leben überhaupt Schlimmes und Gutes unaufhörlich vermischt ist, so sehen wir diese hellen Gestalten aus Dunkelheit hervortreten, und Finsterniss ihnen folgen. Der Genius ist hier

und Kopfschmerzen, allgemeiner Schwäche und Abspannung, Augenleiden, »gichtisch-nervösen« Leiden. Später erkrankte er an asthmatischen Anfällen und starb in einem solchen am 20. Januar 1883.« (75,261)

so recht die Perle in der Muschel: das Krankhafte sprengte das normale Gefüge, und so entstand der Schmuck des menschlichen Geschlechtes. Man kann so sagen, man kann sich aber auch, wie früher, in's Pflanzenreich wenden: Der Stamm Goethes ist verdorrt, seine Familie trieb durch unnatürliche Wärme in ihm eine köstliche Blüthe und strömte damit ihre Kraft aus, nach ihm aber folgten nur noch lebensschwache Triebe. Der Genius erscheint auf der Erde nicht, um die Zahl der Menschen zu vermehren, seine Werke sind seine unsterblichen Kinder.« (75,262ff.)

Möbius' Goethe-Pathographie, erstmals erschienen ein Jahr vor dem mit vielfältigen Feiern begangenen 150. Geburtstag Goethes, leitete eine lebhafte Diskussion ein, die aber kaum über den ärztlichen Bereich hinausreichte und von den Fachphilologen weitgehend ignoriert wurde. Auch in der interessierten Öffentlichkeit stieß die Verknüpfung von »Goethe« und »pathologisch« auf Kritik; beispielhaft dafür ist Hirth (48). Das nach Weltgeltung strebende Wilhelminische Reich bedurfte als einer ideologischen Rechtfertigung für die behauptete Überlegenheit des »deutschen Geistes« eines Goethe-Bildes, das frei war von psychiatrischen Verdächtigungen und Verunglimpfungen. Typisch dafür scheint die Äußerung eines Professors Bruinier in der damals verbreiteten Zeitschrift *Die Umschau*: »... dürfen wir jetzt Goethe feiern: Goethe als den Propheten des deutschen Denkens, Empfindens und Strebens unserer Tage.« (8,682f.) Angesichts solcher Ansichten darf man durchaus annehmen, daß die Goethe-Pathographen ideologiekritische Funktion ausübten: Der ideengeschichtlich orientierten, idealistischen und heroisierenden Goethe-Betrachtung und Goethe-Verehrung wird vehement die medizinisch-naturwissenschaftliche Auffassung gegenübergestellt, daß sich auch kuluturelle Schöpfungen wie die Werke eines Dichters auf positivistisch-materialistische Weise erklären lassen. Zweifellos spielt bei manchen Pathographen darüber hinaus eine manchmal kaum verhüllte Schadenfreude eine Rolle, dem als Inbild geistiger und körperlicher Gesundheit verehrten Goethe nachweisen glauben zu können, daß er eine durch und durch »pathologische Erscheinung« – so der Titel einer 1899 erschienenen Arbeit von Sadger (91) –, vielleicht gar ein »Syphilitiker« war, und dies noch durch die Behauptung zu krönen, daß Goethe nicht trotz, sondern gerade wegen seiner pathologischen Eigenschaften seine, von allen Pathographen stets unbestritten als solche betrachteten, großen dichterischen Leistungen vollbrachte. Man muß an dieser Stelle auch daran erinnern, daß die seit 1887 erscheinenden Tagebuch- und Brief-Bände der *Weimarer Ausgabe* bis dahin weitgehend unbekanntes umfangreiches biographisches Material erschlossen und viele, auch intime, Einzelheiten aus Goethes

Leben nun plötzlich vor aller Welt ausbreiteten, so daß hier geradezu eine Fundgrube für Pathographen sich eröffnete.[22]

1921 äußert sich wieder ein Psychiater mit einem längeren Artikel über Goethe. Der damalige Assistenzarzt an der Jenaer Klinik Jacobi veröffentlicht im angesehenen *Archiv für Psychiatrie und Nervenkrankheiten* eine überarbeitete Fassung (56) seiner Dissertation (55) aus dem Jahr 1913. Er untersucht die »Beziehung des dichterischen Schaffens zu hysterischen Dämmerzuständen, erläutert an der Art Goethescher Produktivität«, weist darin die von anderen mehrmals geäußerte Ansicht zurück, in Goethes angeblich »zwanghafter Schaffensart« zeige sich ein pathologisches Merkmal, und erklärt im Hinblick auf vor allem von psychoanalytischer Seite behauptete Zusammenhänge: »Diese »ohne Bewußtsein« zustande gekommenen Poesien Goethes, die für den oberflächlichen Betrachter mit dem Stigma der Halluzination behaftet zu sein scheinen, erklären sich also sehr einfach, wenn wir uns entschließen können, an eine Kontinuität aller psychischen Prozesse zu glauben, die freilich auch im Unbewußten verlaufen können. Und man muß Georg Hirth recht geben, wenn er in seinem »Beitrag zur Feier von Goethes 150. Geburtstag: ›Er – pathologisch?‹« schreibt: »Wer in der unbewußten Denkarbeit etwas Krankhaftes erblicken kann, dem ist selber noch nichts Gescheites eingefallen, oder er ist ein sehr schlechter Beobachter.« (56,72f.) Jacobi möchte nicht bestreiten, daß es Berührungspunkte zwischen dem unbewußten, zwangsmäßigen Schaffen Goethes und gewissen somnambulen Anfällen gebe, betont dann aber noch einmal vehement den Unterschied zu pathologischen Erscheinungsformen: »Und wie sich noktambule und somnambule Anfälle[23] bei einem und demselben hysterischen Individuum feststellen lassen, so befällt Goethe der Zwang zu schaffen sowohl, wenn die Sonne regiert, als auch, wenn die Sterne

22 Bei aller historisch-kritischen Redlichkeit der Herausgeber der »Weimarer Ausgabe« war aber die gelegentlich drastische Offenheit Goethes in sexuellen Dingen doch ein Ärgernis, und so wurden diese Stellen entweder durch Auslassungszeichen schamhaft verborgen oder gar nicht erst aufgenommen. Gelegentlich wird sogar behauptet, manche Manuskripte Goethes seien von seinen Nachlaßverwaltern absichtlich verstümmelt worden.

23 Diese Bezeichnungen sind heute kaum noch gebräuchlich. Jacobi sieht im Somnambulismus und Noktambulismus offensichtlich hysterische, nicht organisch bedingte Anfälle und wehrt sich gegen die Annahme, die Zeiten schöpferischer Tätigkeit entsprächen solchen Zuständen. Die Phänomene geben auch der heutigen Schlafmedizin noch Rätsel auf. Es handelt sich um eine Parasomnie, eine Schlafstörung mit einem schlafähnlichen Zustand, in dem komplexe Handlungen ausgeführt werden können, für die beim Erwachen eine retrograde Amnesie besteht. Sofern es sich um organisch bedingte Anfallsäquivalente handelte, spräche man heute eher von geordneten

am Himmel glänzen. Aber – und das sei immer und immer betont – welche unendliche Kluft liegt zwischen den beiden Gliedern unseres Vergleiches: hier ein Mensch, der uns Deutschen immer als Sinnbild innerer Kraft und Stärke, als unbezwingbar durch die tiefsten Erlebnisse persönlicher Art erscheint, der sie besiegt durch die Selbstbeherrschung seiner Natur, und dort Menschen, die an ihren Erlebnissen kranken, Psychopathen, die sich nicht selbst befreien können, die krank sind. Gewiß, es gibt kranke Dichter, wie es eben psychisch kranke Menschen überhaupt gibt. Aber der Dichter als solcher ist nicht krank. Er ist wohl anders als der Durchschnittsmensch, feiner organisiert, zarter, innerlicher, gemütvoller, aber er ist deshalb noch längst nicht krank, auch nicht seelenkrank, wie manche behaupten; er gehört in die Reihen der besten unserer Nation und ganz besonders unser Goethe.« (56,78)

Zeigt sich also bei Jacobi geradezu eine Entpathologisierung Goethes aus psychiatrischer Sicht, so schlägt wenige Jahre später das Pendel wieder in die andere Richtung aus. Einer der bedeutendsten deutschen Psychiater, der Marburger und spätere Tübinger Professor Ernst Kretschmer beschäftigt sich über Jahrzehnte hinweg in Vorlesungen für Hörer aller Fakultäten mit dem Genie-Problem, die er 1929 erstmals unter dem Titel *Geniale Menschen* veröffentlicht; 1958 erscheint das Buch, erweitert, in fünfter Auflage. (63) In enger Anlehnung an Möbius versucht Kretschmer nachzuweisen, daß Goethe manisch-depressiver oder zirkulärer Anlage[24] war. Er geht von der »seelischen Periodik der Lebenskünstler« aus, wie das entsprechende Kapitel überschrieben ist,[25] sieht in Goethe das klassische Beispiel für

Dämmerzuständen im Rahmen eines epileptischen Geschehens; ansonsten würde man von psychogenen Anfällen ausgehen, die früher häufig als hysterische Anfälle bezeichnet wurden. Ein künstlicher Somnambulismus kann durch Hypnose hervorgerufen werden.

24 In Kretschmers Verständnis ist damit nur das So-Sein einer Person beschrieben, gewissermaßen eine abnorme charakterliche Eigenart, noch keine Krankheit; die Bezeichnung »Zykliker« ist ebenso zu verstehen. Möbius' Annahme einer Zyklothymie dagegen bedeutet die Zuschreibung einer Erkrankung.

25 Zur Verdeutlichung von Kretschmers Gedankengängen sei ein längerer Abschnitt zitiert: »Keine Art von geistiger und besonders von genialer Produktivität verläuft ebenmäßig und beständig durchs ganze Leben hin. Vielmehr ist im Geistesleben bedeutender Menschen manchmal eine eigentümliche Wellenbewegung, ein Kommen und Gehen, ein Emporschlagen leidenschaftlicher Erregung und ein ermattendes Wiederabsinken: wenn etwa ein genialer Mensch, von plötzlicher Begeisterung erfaßt, sich als Künstler durch eine Fülle von Bildern und Tönen, als Forscher durch die überraschendsten Erkenntnisse und Intuitionen überfallen und überwältigt sieht, wenn er Tage und Nächte, Wochen und Monate fieberhaft durcharbeitet, bis er ihnen Form gegeben hat, um dann wieder vielleicht für lange Zeiten sich vollkommen müßig,

diese »eigentümliche Wellenbewegung« (63,133) und behauptet: »Goethe hat bei sich selbst mit Genauigkeit und naturwissenschaftlicher Objektivität die Periodik seines seelischen und allgemein vitalen Befindens beobachtet. Er hat die leichten cycloiden Wellenschläge sorgfältig geschildert und auch die ernsten, ins Pathologische hineinreichenden Schwankungen ausdrücklich als solche bezeichnet. Seine Freunde und intimen Mitarbeiter geben wertvolle Ergänzungen hier-

gedankenarm, unfruchtbar zu fühlen. Dieser periodische Wellengang ist eine ganz bezeichnende Eigentümlichkeit vielen genialen Schaffens, der produktiven Geistesarbeit gegenüber der reproduktiven Berufstätigkeit des normalen Menschen, die, aus den Quellen der Überlieferung und Gewöhnung gespeist, sich mehr ebenmäßig von einem Tag zum andern abwickelt. – Und doch ist diese Periodik des genialen Schaffens kein metaphysisches Wunder, was nur in den höchsten Sphären des reinen Geistes sich abspielte, es ist vielmehr gerade umgekehrt ein Zeichen dafür, wie eng auch der höchste Geistesflug an das kosmische Geschehen, an die Zusammenhänge des Geistes mit seinem eigenen Körper und mit den Gesetzen des umgebenden Naturablaufs gebunden ist. Durch die Bewegung der Erde und der Gestirne ist alles Leben periodisch. Jahreszeiten, Mondwechsel, Tag und Nacht gliedern alles pflanzliche und tierische Leben in wechselnde Abschnitte von Arbeit und Ruhe. Die Periodik des Liebeslebens bildet beim Menschen den wichtigsten biologischen Hintergrund für die periodische Gliederung seines geistigen Lebensablaufes. Der Sturm und der Drang der Pubertät, die tiefen gemütlichen Schwankungen der Wechseljahre, der Rückbildung zum Greisenalter und die leichte, ständig wiederkehrende Wellenbewegung der Seele, die durch die Einflüsse der Jahreszeit auf das triebhafte Empfinden bedingt wird, alles dies sind Wirkungen, die für das Verständnis menschlichen Fühlens und Handelns, besonders aber des genialen Schaffens von einschneidender Bedeutung sind. Über diese allgemeinen Gesetzmäßigkeiten hinaus sind es bestimmte, körperlich gebundene Temperamentsformen, die den periodischen Phänomenen stark unterliegen, während andere davon wenig berührt werden. In wenigen extremen Fällen steigern sich diese normalen Temperaments- und Rhythmusphänomene zu einer Art von Geistesstörung, die geradezu den Namen der periodischen oder zirkulären Gemütskrankheit trägt und die auf einer erblichen Anlage beruht, die wir als die manisch-depressive bezeichnen. Manisch-depressive Menschen reagieren nicht nur häufig besonders tief auf die geschilderten biologischen Einflüsse, sondern auch abgesehen von diesen Normalschwankungen verläuft in den ausgeprägten Fällen ihr ganzer Lebensgang in regelmäßig wechselnden Perioden von Traurigkeit und geistiger Hemmung in der einen, depressiven, und heiterem Schaffensdrang in der anderen, manischen Phase. Diese manisch-depressive oder zirkuläre Anlage kommt in allen Stufengraden, von der leichtesten, eben noch erkennbaren periodischen Wellenbewegung bei gesunden Gefühlsmenschen bis zur schweren Melancholie und Erregung vor. Sie findet sich auch bei genialen Menschen, ja sie bildet gelegentlich die durch Generationen hindurch immer wieder aufflackernde Hauspsychose begabter Künstlerfamilien. Dies werden wir um so leichter begreifen, wenn wir beachten, wie nahe der manische Symptomkomplex mit seiner übersprudelnden Lebensfreude, seiner jagenden Gedankenfülle und Schaffenslust zu den genialen Produktionsperioden gewisser Künstler und Forscher und wie nahe andererseits die melancholische Phase der zirkulären Zustände zu der geistigen Leere und Unfruchtbarkeit, den Verzagtheits- und Verzweiflungsgefühlen in Parallele steht, die so manche Genies in den Zwischenpausen zwischen ihren Schaffensperioden erfüllt.« (63,133ff.)

zu.« (63,135) Kretschmer führt einige Belegstellen an, vor allem die auch im zweiten Teil der vorliegenden Arbeit zitierte Tagebuchnotiz Goethes vom 26.3.1780, und kommt dann zu seiner Diagnose: »Daß Goethe Zykliker war, unterliegt demnach nicht dem geringsten Zweifel; auch daß seine zyklischen Schwankungen zuweilen pathologische Grade annahmen, ist von ihm selbst ausdrücklich bestätigt. Bestreiten kann man dies nur, wenn man, wie Veil, weder die feinere Psychopathologie, noch die einschlägige Goetheliteratur vollkommen beherrscht.« (63,136f.) Entscheidend sei, in diesen Rhythmen »die großen Lebensgesetze« (63,137) zu erkennen; es gehe weniger um die Frage: normal oder pathologisch. Lobend erwähnt wird Möbius' Bemühen, eine siebenjährige Periodik bei Goethe nachzuweisen. Wie vor ihm schon Möbius versucht Kretschmer zu belegen, daß die »Erregungsperioden« ungefähr zwei Jahre, die »ruhigen, trockenen Zwischenpausen« (63,141) etwa sieben Jahre betragen würden. Die beim alten Goethe auftretenden Erregungsperioden ließen sich klar angeben: 1807/08, 1814/15, 1822/23 und 1830/31. Schwieriger sei der Nachweis der »periodischen Wellenbewegung« in den früheren Jahren, aber er sei trotzdem möglich. Kretschmer kommt zu folgenden Jahren: 1767/68, 1773, 1780/81, 1786/88, 1794 und schließlich 1800/01. Um diese angebliche Periodik einigermaßen plausibel machen zu können, ist Kretschmer einerseits natürlich ebenso wie schon Möbius darauf angewiesen, dichterische Werke zu werten, andererseits aber bemüht, den Verlauf vieler Jahre von Goethes Leben in besonders dramatischer Weise zusammenzufassen: »Da ist einmal die große Genialitätsperiode, die gegen Ende der Straßburger Studentenzeit beginnend, mit dem Roman Werther im Jahr 1773 ihren Höhepunkt erreicht und von da über die Liebe zu Lili Schönemann sich allmählich in die vornehme Ruhe des Weimarischen Goethe, des Iphigenie- und Tassodichters verliert. In diesen Jahren ist Goethes Seelenleben in stürmischer Bewegung, von tollster Lebensfreude bis zum Spiel mit dem Selbstmord auf- und abgewirbelt, leidenschaftliche Verliebtheit und fieberhafter dichterischer Produktionseifer halten ihn beständig in Atem, von Friederike in Sesenheim zu Lotte in Wetzlar bis zu Lili Schönemann löst eine Jugendliebe die andere ab; Götz, Faust und Werther sind nur wenige von den großen Bildern, die seine Phantasie damals unerschöpflich hervorsprudelte. Es ist die Zeit, wo Goethe am feurigsten gelebt, am schönsten geliebt und am unsterblichsten gedichtet hat.« (63,144f.) Nur nebenbei sei angemerkt, daß der *Werther*-Roman 1774 entstand und die genannten »Jugendlieben« jeweils nur wenige Monate in den Jahren 1771, 1772 bzw. 1775 währten, sich also über einen längeren Zeitraum mit Unterbrechungen verteilten und überhaupt nicht einander ablösten.

Eine zentrale Stelle in Kretschmers Argumentation nimmt Goethes Reise nach Italien im Jahr 1786 ein. Auch hier versucht er bereits durch seine Formulierungen die beabsichtigte Schlußfolgerung nahezulegen: »Plötzlich im September 1786 verschwindet der Staatsbeamte und Geheime Ministerialrat Goethe von Karlsbad spurlos wie ein Dieb in der Nacht nach Italien, amüsiert sich dort fast zwei Jahre, lebt heiter und ungebunden, verliebt sich, reist, macht die schönsten Gedichte, kehrt nach Weimar zurück, verliebt sich gleich noch einmal in ein Blumenmädchen, das er zuletzt heiratet, und ist zum Schluß wieder der würdevolle, pflichttreue Mann, der er sein späteres Leben die längste Zeit geblieben ist. – Versuchen wir einmal, diese Episode, entkleidet von den Phrasen des konventionellen Heroenkults, mit nüchternen bürgerlichen Augen, so wie sie ist, zu betrachten. Denken Sie sich, irgendein Geheimrat X. wäre aus seinem Ministerium plötzlich unter Hinterlassung aller Akten ohne Urlaub durchgebrannt, hätte zwei Jahre in Italien ein vergnügtes Leben geführt und zuletzt ein sehr einfaches Mädchen aus einer ihm geistig und sozial nicht ebenbürtigen Familie geheiratet, während er vorher und nachher der solideste, vernünftigste und fleißigste Mensch war – was würden wir darüber sagen?« (63,145f.) Wiederum nimmt es der selbsternannte Goethe-Kenner Kretschmer nicht so genau mit der historischen Überlieferung. Goethe hat z. B. sehr wohl vom Herzog Urlaub erbeten und gewährt bekommen, und welche »schönen Gedichte« gemeint sind, bleibt Kretschmers Geheimnis, denn Goethe hat in Italien nur sehr wenig Gedichte geschaffen, die üblicherweise nicht gerade zu seinen schönsten gerechnet werden; auf weitere Punkte, die Kretschmers zwar beeindruckend formulierte, aber sachlich nicht stichhaltige Passage widerlegen, wird im zweiten Teil noch einzugehen sein. Nach solcherart geschickter Vorbereitung kommt Kretschmer zu seiner nun nicht mehr überraschenden Diagnose: »... erst durch Jahre hindurch eine zunehmende geistige Trockenheit, dichterische Sterilität, Vereinsamung und eine Verstimmung, die zuletzt etwas Überspanntes annimmt, dann plötzlicher Durchbruch in impulsiven, gewagten Handlungen zu ruheloser Tätigkeit, flottem Lebensdrang, erotischer Erregung und genialer Produktivität, endlich Wiederabsinken zum stillen, geregelten Ebenmaß. Das ist die Lebenskurve Goethes, zugleich die typische Kurve einer zykloiden Persönlichkeit.« (63,146)

Ehe Kretschmer sich dem »schweren erblichen Verhängnis« (63,147) von Goethes Familie zuwendet, wobei er – übrigens ebenso wie Jellinek (58) – wiederum weitgehend den bereits von Möbius geäußerten Gedankengängen folgt, betont er noch einmal, man möge sich von Goethes äußerer Maske über diese Tatsache, daß Goethe nämlich Zykliker war, nicht täuschen lassen: »Der ältere Goethe trägt die

Maske des Lebenskünstlers, des gelassenen Dichterfürsten – eine »Überkompensation«, eine große stilvolle Geste, hinter die sich all der Schmerz und Lust gesammelt und mühsam gedämpft zurückzieht. Nur wer zum Leben Kunst braucht – wird Lebenskünstler. Man kann dahinter die leise, aber unerbittlich ziehende Strömung seiner seelischen Periodik, den dunkel aufgewühlten Untergrund seines Wesens verkennen.« (63,147)

Kretschmer übernimmt schließlich Möbius' Auffassung, daß es sich bei Goethe um ein Genie aus einem entarteten Geschlecht gehandelt habe, und grenzt sein Goethe-Bild von dem geläufigen anderen, der Harmonie und Gesundheit verpflichteten ab: »Man stellt Goethe gerne als das Urbild kräftiger geistiger Gesundheit und ausgeglichener Seelenharmonie dar. Goethes Geschwisterkreis lehrt uns etwas ganz anderes. Wenn wir sehen, wie seine Brüder und Schwestern in zarter Jugend hinwelken, wie die einzig überlebende Schwester nur aufgespart ist, um in Bitterkeit, Schwäche und Umnachtung zu vergehen, während der Dichter selbst nahe gestreift ist von demselben Los, das seine Schwester verderbt, dann spüren wir etwas von wirklichem Menschenschicksal. Demselben Familienschicksal, wie es auch die Lebenstage Beethovens oder Michelangelos vergiftete. Wir sehen dann das Genie wie die Gestalt der Iphigenie als ein letztes helles Aufblühen mitten unter den verzerrten Figuren eines entartenden Geschlechts. Neben Goethe, wie neben Iphigenie, steht ein dunkles, melancholisches Geschwister. Und wir verstehen das Lied der Parzen, das Symbol: den glänzenden goldenen Götterliebling, auf Klippen und Wolken tafelnd, an Schlünden der Tiefe, die sein Titanengeschlecht morgen verschlingen.« (63,150)

Wegen des Zusammenhangs sei im folgenden kurz auf die Reaktion zweier Nicht-Psychiater auf einige Ansichten von Möbius und Kretschmer eingegangen. Die von beiden behauptete Periodik wird auch von Hellpach (45;46) und Wellek (116) als im Prinzip zutreffend anerkannt. Der Mediziner Hellpach sieht Goethe als zur »zyklothymen Gattung gehörig, mit gelegentlich ins Schizoide[26] streifenden Abwandlungen« (46,16) und geht also über die Diagnosen seiner Vorgänger noch hinaus. Obwohl er selbst zu den Pathographen zu rechnen ist, kritisiert er die Pathographik anläßlich der Erwähnung von Veils wenige Jahre zuvor erschienener Goethe-Pathographie in heftiger Weise: »Es scheint eine Art Erbfluch des Forschungszweiges Pathographie zu bleiben, daß seine Betreuer immer wieder philoso-

26 Auch nur einigermaßen überzeugende Belege für diese diagnostische Etikettierung werden nicht angeführt.

phasterische, semitheologische, vulgärethische und schließlich bloß subjektive Wertungen in die Tatsachen und deren Zusammenhänge hineinmischen und damit deren nüchterne Erkenntnis trüben.« (46,13) Allerdings ließe sich diese Kritik durchaus auch auf Hellpach selbst anwenden, denn sein 1952 publiziertes Buch *Universelle Psychologie eines Genius* ist geradezu ein Musterbeispiel an spekulativer Beliebigkeit und steckt voller subjektiver Ansichten, oft fernab jeglicher rational nachvollziehbaren Argumentation. Hellpach übertrifft sich allenfalls selbst in seinem bereits 1941 erschienenen Buch über *Das Wellengesetz unseres Lebens*, worin er behauptet, daß die für Goethe gültige »Sieben-Jahres-Welle« nicht mit seiner Geburt, sondern der Geburt seiner Eltern begonnen habe, deren Daten zufälligerweise – natürlich aber nicht für Hellpach – 3 x 7 = 21 Jahre auseinander liegen. Er ist auf diesen Taschenspielertrick – wie sollte man es sonst bezeichnen? – angewiesen, da sich Goethes Alter zur Zeit seines ersten großen »Wellenberges«, nämlich der besonders produktiven *Werther*-Zeit, nicht durch 7 teilen läßt, wohl aber die Zahlenspielerei wieder zu stimmen scheint, wenn das Geburtsjahr seines Vaters als Beginn der Welle gewählt wird.

Ausgehend von der Eidetik-Lehre des Psychologen Jaensch (57) versucht der Psychologe Wellek in einem Artikel zu Goethes 200. Geburtstag über »Goethe und die Psychologie« (116) eine Zuordnung Goethes im Rahmen der Jaenschschen Typologie. Goethe gehöre dem »basowid« B-Typus, also Hyperthyreotiker-Typus, an, der gekennzeichnet sei durch »ganzheitlichen Schwung«, »Lebhaftigkeit«, »Frische«, »Bewegtheit«, »sinnliche Plastizität«, »blühende und leuchtkräftige Phantasie«. Diese These werde gestützt durch das auf vielen Goethe-Porträts erkennbare Hervortreten der Augäpfel.[27] Goethe sei aber nicht nur Eidetiker, sondern auch Synästhetiker gewesen, wofür es viele Belege gebe. Wellek kommt schließlich auf die Jungsche Typeneinteilung von Extravertierten und Introvertierten zu sprechen und äußert sich zurückhaltend zu Goethes Einordnung in den Typus des Extravertierten, da jede Typologie »die strukturelle Vielgestaltigkeit des Genialen« (116,23) nicht adäquat erfassen könne. Man wundert sich, daß dieser Einwand nicht auch gegenüber der Jaenschschen Typologie vorgebracht wird! Zustimmend referiert Wellek die von Möbius und Kretschmer behauptete Periodik in Goethes Leben und betont, daß eine Übereinstimmung von Goethes Lebens- und

27 Diese ohnehin zweifelhafte Behauptung reicht natürlich nicht aus für die Annahme einer Überfunktion der Schilddrüse, deren vielfältige, aber doch ziemlich typische Symptome sich ansonsten bei Goethe überhaupt nicht nachweisen lassen.

Schaffenskurve bestehe. Die hierbei bestehende Gefahr eines Zirkelschlusses sieht Wellek ebensowenig wie seine Vorgänger.

In einem 1953 veröffentlichten, wohltuend sachlichen Artikel weist der wegen des Nationalsozialismus aus Deutschland emigrierte Psychiater Grünthal (38) die von Möbius und Kretschmer als Ausdruck einer zyklothymen Veranlagung behauptete Periodizität in Goethes künstlerischem Schaffen zurück. Die von beiden vertretene Auffassung, eine kurze, jeweils nur ein bis zwei Jahre dauernde, aus manischer Erregung entspringende Phase erhöhter Produktivität werde immer von »trockenen«, unproduktiven Jahren gefolgt, lasse sich allein schon durch Hinweis auf Goethes Leben und die Entstehungsdaten seiner Werke widerlegen. Auch der besonders von Kretschmer behauptete »unmotivierte« Aufbruch nach Italien und die »plötzliche« Freundschaft mit Schiller könnten durchaus psychologisch verständlich nachvollzogen werden. Sicherlich habe Goethe zeit seines Lebens zu Stimmungsschwankungen geneigt, die sich aber als Reaktion auf äußere Ereignisse erklären ließen und in Zusammenhang mit Goethes »außerordentlicher Erlebnisbereitschaft, Wachheit und Beeindruckbarkeit durch die Umgebung« (38,450) gesehen werden müßten. Dies und das »höchst gesteigerte Bedürfnis, alles in den geistigen Bereich Gelangte produktiv zu verarbeiten« (38,450), seien im wesentlichen angeborene Merkmale von Goethes Persönlichkeit: »Die scheinbar als etwas Besonderes in die Augen fallenden, als krankhafte Zustände unseres Erachtens nicht richtig gedeuteten, gesteigerten Zeiten sind nichts anderes als weitgehend durch die jeweilige Situation oder sonstige bewegende Erlebnisse bedingte höher schlagende Wellen des nie in ebener Stille fließenden Lebensstromes bei Goethe zu betrachten.« (38,450) Grünthal resümiert, bei Goethe könne allenfalls eine zyklothyme Komponente angenommen werden, sicherlich aber keine Zyklothymie – ein bedeutsamer Unterschied: Letzteres ist eine Krankheit, ersteres beschreibt nur einige Besonderheiten einer Person.[28]

Der bisher letzte großangelegte Versuch über Goethe aus psychiatrischer Sicht stammt von Schmidt, zuletzt Direktor der Psychiatrischen Universitätsklinik in Lübeck, der 1968 eine Monographie über *Die Krankheit zum Tode – Goethes Todesneurose* (102) veröffentlichte. Ausgangspunkt seiner Überlegungen ist Goethes bekannte und im zweiten Teil der vorliegenden Arbeit hinreichend belegte Verdrängung und Vermeidung von Schmerz und Tod. Nicht die Maske, die den Schmerz verstecke, wie es Kretschmer behauptete, sondern die Blickverengung, die am Schmerz vorbeisehe, sei charakteristisch für

28 Insofern steht er der Auffassung Kretschmers durchaus nahe.

Goethe. Er sei schon früh zu »prophylaktischer Selbstbeschränkung« (102,VII) gelangt: »Sein persönliches Abschirmungsbedürfnis beruhigte sich im wohltemperierten Kulturbereich der Klassik, in der »Schönheit menschlicher Ordnung« (Hermann Hesse). Soweit der Olymp ernst-heitere Harmonie symbolisiert, ist Goethe Meister und auch Hüter solcherart Klassik. Daß der Autor sich mit dieser Kunstform identifizierte, war das Resultat neurotischer Furcht vor Chaos, Unform und Tod.« (102,VII) Goethe habe seine Todesneurose nur durch eine zwanghafte Phobie bewältigen können. Hier zeige sich eine Schwäche, die uns den so unnahbar erscheinenden Olympier nahebringe. Bewundernswert sei Goethes Leistung aufgrund von Verdrängung. Auf eine beim alten Goethe beliebte Formel anspielend, mit der er viele seiner Briefe schloß, heißt es bei Schmidt: »Noch im Alter den Tod durch Tätigkeit ignorieren ›und so fortan‹ schaffen als ob es ihn nicht gäbe –, ein Beispiel, das seinesgleichen haben sollte.« (102,VIII)

Der *Werther*-Roman sei der Versuch, die Todesneurose dichterisch zu bewältigen. Hier werde auch bereits Goethes anderer Weg neben der Verdrängung, das Problem des Angst erzeugenden Todes zu lösen, in der Autosuggestion zum Tod deutlich: »Man stirbt, falls kein Ausweg sich abzeichnet, vorsätzlich und mit Plan, doch, so paradox das klingt, ohne Zutun, allein seelischen Tendenzen zufolge. Nicht daß ein unwillkürlicher psychosomatischer Zusammenhang gemeint wäre. An gebrochenem Herzen sind eh und je Heldinnen und Helden den Romantod gestorben. Todesursache ist der autosuggestive Wille bzw. ein bewußt geförderter Trieb, nicht Trieb allein, denn es gehört Entscheidung dazu, auch nicht Wille allein, denn ein Fundament dunklen Sehnens trägt ihn. Es ist die Autosuggestion zum Tode die konsequenteste, auch die bei Goethe am häufigsten dargestellte Form der ›Krankheit zum Tode‹.« (102,52)

Für beide Möglichkeiten versucht Schmidt nicht nur Beispiele aus Goethes Werken, sondern auch aus seinem Leben aufzuzeigen. Die Ignorierung des Todes zeige sich besonders kraß beim Sterben seiner Frau in Goethes »Flucht in die Krankheit«: »Das Verhalten des Ehemanns Goethe, welcher die frauliche Christiane, die ihm gedient und ihm, was er brauchte, gegeben hatte, lieblos sterben und alle natürlichen Regungen des Helfens, Zur-Stelle-Seins, Abschiednehmens vermissen läßt, – ein so abnormes Verhalten muß einen abnormen Grund haben. Das ist der Todesbann mit seinem Angstkreis, den zu durchbrechen die Neurose nicht erlaubt, eine existentielle Überangst, leidlich mit Krankheit, schlecht mit Beschäftigtsein kaschiert.« (102, 77f.) Auch in Goethes Verhaltensweise nach dem Tod des Herzogs 1828 und der Herzogin 1831 trete dieser Verdrängungsmechanismus hervor; die von Goethes Umgebung vermutete senile Gefühlsabstumpfung sei eine falsche Interpretation. Auch im bewußten Schweigen über den Tod des Sohnes 1830 zeige sich dieser »unentwegte Haltungsextremismus« (102,78): »Einem so ausgestanzten Bezirk des Schweigens entspricht Verdrängung, nicht Leere.« (102,78) Schmidt vermutet, daß Goethes Haltung auf kindliche Todesängste zurückgehe, und versucht diese Meinung zu belegen durch Hinweise auf von Goethe verschiedentlich erwähnte frühe Lebenserfahrungen, auf die im folgenden Zitat rekurriert wird: »Menetekel des Sargzimmers, Herablassen des Sarges der mütterlichen Freundin, Gesicht einer Toten, Ausdruck einer Sterbenden, Verheerung durch Kopfschuß, vor allem eigene Lebensbedrohung durch den Blutsturz, das sind Schrecken der Vergänglichkeit – vielleicht nicht die einzigen –, die aus Kindheit und Jugend weithin ihre Schatten warfen.« (102,83)

Diese angstvollen Erinnerungen hätten Goethe auch zu einem Hypochonder werden lassen, allerdings in einem etwas anderen Sinn, als dieser Begriff heute aufgefaßt wird. Goethe habe sich eigentlich weniger vor irgendwelchen körperlichen Krankheiten geängstigt als vielmehr vor neuen Schrecken mit Erinnerungszwang: »Die Gefahr eines Rückfalls einerseits in die Zwangsneurose, andererseits in psychosomatische Verstrickung, letzten Endes in die »Krankheit zum Tode« war also die hypochondrische Sorge, wodurch seine Abwehr fixiert wurde. Daß frühe Todesängste überhaupt sich einnisten konnten, setzt eine »außerordentlich lebhafte Einbildungskraft« (Kestner), »warmen Antheil« (Lotte über Werther) am Schicksal anderer sowie Erschütterung des Existenzbewußtseins voraus. Alles in allem erklärt sich die Phobie im Ursprung aus existentiellen Ängsten, im Verlauf aus Zwangsneurose und psychosomatischer Anfälligkeit und in der Dauerhaltung aus seiner aus Stabilität besorgten Hypochondrie. Hinter Goethes Stabilitätsbedürfnis wieder stand, je älter er wurde, um so haushälterischer die Tendenz des »Olympiers«, das Feld der Klassik ohne Unterlaß und in Reinkultur zu bestellen.« (102,83f.)

Aus der angstvollen Ignorierung des Todes entspringe auch Goethes Arbeitsethos. Je näher er sich seinem eigenen Tod habe fühlen müssen, desto stärker sei er in die Arbeit geflüchtet – »eine ebenso aktive wie positive Flucht« (102,85). Der Unsterblichkeitsglaube des alten Goethe[29] ziele nicht auf ein pietistisches Jenseits, auf eine ewige Seligkeit, auf einen christlichen Himmel, sondern auf eine »Art For-

29 Schmidt zitiert hierzu Eckermann, der unter dem Datum des 4.2.1829 Goethe sagen läßt: »Die Überzeugung unserer Fortdauer entspringt mir aus dem Begriff der Tätigkeit; denn wenn ich bis an mein Ende rastlos wirke, so ist die Natur verpflichtet, mir eine andere Form des Daseins anzuweisen, wenn die jetzige meinem Geist nicht ferner auszuhalten vermag.« (17,265) Unter dem 1.9.1829 verzeichnet Eckermann fol-

schungsstätte im Weltraum« (102,85). Unter Hinweis auf Berichte über Goethes Todesstunde, wonach Goethe in seinen letzten Lebensminuten mit der Hand gewissermaßen in die Luft geschrieben habe, behauptet Schmidt, noch im Sterben habe sich so Goethes Ignorierung des Todes gezeigt: »Dieses Schreiben des Dichters quasi über den Tod hinweg wirkt wie eine Gloriole des Dichterfürsten inmitten des »Mehr-Licht«-Mythos. Daran darf man wohl festhalten, daß Goethe, halb wach, halb schon entrückt, versucht hat, die gewohnte Tätigkeit fortzuführen, als ob es ein Ende nicht gäbe. Bis zuletzt animierte die Neurose, die ihn so oft in peinliche Abwehr gezwängt hatte, seine Lebensgeister, ließ ihn nach Abklingen der Schmerzkrise die Todesnähe ignorieren und, soweit man das sagen kann, unter Zensur sterben. Kein Einssein mit dem Unabänderlichen. Eine Haltung des Als-Ob. Sterben, als ob das Leben weiterliefe.« (102,89)

Auf Möbius und Kretschmer geht Schmidt in seiner Arbeit nur kurz ein. Ohne »endogene Stimmungsverschiebungen« (102,71) bei Goethe gänzlich ausschließen zu wollen, kritisiert er doch heftig den von beiden behaupteten Sieben-Jahres-Zyklus als »literarhistorische Astrologie«: »Im Prinzip setzen beide Psychiater submanische Erregungen mit »genialen Produktionsperioden«, die Wellenschläge der Verzweiflung dagegen mit Zeiten der Unfruchtbarkeit gleich – diese Gleichungen könnte man ebensogut umtauschen.« (102,70)

Eine pauschale Kritik des pathographischen Ansatzes aus neuester Zeit stammt vom Mainzer Psychiater Glatzel (34); sie zielt nicht nur auf die psychiatrischen, sondern auch auf die psychoanalytischen Pathographien. Hinter derartigen Arbeiten stehe eine nicht gerade anerkennenswerte Haltung: »Es ist die Attitüde des Spießers, die besserwisserische Haltung des Schulmeisters, der angesichts eines Kunstwerks erst dann Ruhe gibt, wenn er es dergestalt vermessen und kartographiert hat, daß es seinem begrenzten Verständnis scheinbar zugänglich geworden ist.« (34,44)

genden Ausspruch: »Ich zweifle nicht an unserer Fortdauer, denn die Natur kann die Entelechie nicht entbehren. Aber wir sind nicht auf gleiche Weise unsterblich, und um sich künftig als große Entelechie zu manifestieren, muß man auch eine sein.« (17,320)

Psychoanalytische Deutungen

Schon bald nach Veröffentlichung der ersten grundlegenden Arbeiten zur Psychoanalyse Ende des 19. Jahrhunderts durch Freud wurde versucht, diese ideengeschichtlich vom wissenschaftlichen Positivismus des 19. Jahrhunderts, aber auch von Schopenhauer und Nietzsche beeinflußte Sichtweise des Menschen auf die Biographik auszudehnen. Zu den frühesten Gegenständen der psychoanalytischen Pathographik gehörte Goethe. Freud selbst, der offensichtlich ein guter Goethe-Kenner war und ihn in seinen Werken häufig zitiert, überließ diese Beschäftigung aber überwiegend seinen Schülern und Epigonen. Er schrieb nur eine umfangreichere Pathographie, und zwar 1910 über Leonardo da Vinci (25), in der er sich auch über die Problematik einer derartigen Arbeit äußert: »Es wäre vergeblich, sich darüber zu täuschen, daß die Leser heute alle Pathographie unschmackhaft finden. Die Ablehnung bekleidet sich mit dem Vorwurf, bei einer pathographischen Bearbeitung eines großen Mannes gelange man nie zum Verständnis seiner Bedeutung und seiner Leistung; es sei daher unnützer Mutwillen, an ihm Dinge zu studieren, die man ebensowohl beim erstbesten anderen finden könne. Allein diese Kritik ist so offenbar ungerecht, daß sie nur als Vorwand und Verhüllung verständlich wird. Die Pathographie setzt sich überhaupt nicht das Ziel, die Leistung des großen Mannes verständlich zu machen; man darf doch niemand zum Vorwand machen, daß er etwas nicht gehalten hat, was er niemals versprochen hatte. Die wirklichen Motive des Widerstrebens sind andere. Man findet sie auf, wenn man in Erwägung zieht, daß Biographen in ganz eigentümlicher Weise an ihren Helden fixiert sind. Sie haben ihn häufig zum Objekt ihrer Studien gewählt, weil sie ihm aus Gründen ihres persönlichen Gefühlslebens von vornherein eine besondere Affektion entgegenbrachten. Sie geben sich dann einer Idealisierungsarbeit hin, die bestrebt ist, den großen Mann in die Reihe ihrer infantilen Vorbilder einzutragen, etwa die kindliche Vorstellung des Vaters in ihm neu zu beleben. Sie löschen diesem Wunsche zuliebe die individuellen Züge in seiner Physiognomie aus, glätten die Spuren seines Lebenskampfes mit inneren und äußeren Widerständen, dulden an ihm keinen Rest von menschlicher Schwäche oder Unvollkommenheit und geben uns dann wirklich eine kalte, fremde Idealgestalt anstatt des Menschen, dem wir uns entfernt verwandt fühlen könnten. Es ist zu bedauern, daß sie dies tun, denn sie opfern damit die Wahrheit einer Illusion und verzichten zugunsten ihrer infantilen Phantasien auf die Gelegenheit, in die reizvollsten Geheimnisse der menschlichen Natur einzudringen.« (25,152)

In seiner »Ansprache im Frankfurter Goethe-Haus« zur Verleihung des Goethe-Preises 1930 versucht Freud (27), Goethe für die Psychoanalyse zu reklamieren: »Ich denke, Goethe hätte nicht, wie so viele unserer Zeitgenossen, die Psychoanalyse unfreundlichen Sinnes abgelehnt. Er war ihr selbst in manchen Stücken nahegekommen, hatte in eigener Einsicht vieles erkannt, was wir seither bestätigen konnten, und manche Auffassungen, die uns Kritik und Spott eingetragen haben, werden von ihm wie selbstverständlich vertreten.« (27,292)[30] Freud weist sodann den Vorwurf zurück, psychoanalytische Pathographen hätten die Goethe schuldige Ehrfurcht verletzt, indem sie die Analyse auf ihn selbst anzuwenden versucht und ihn so zum Objekt der analytischen Forschung erniedrigt hätten. Zwar könne auch die Psychoanalyse nicht »das Rätsel der wunderbaren Begabung« (27,294) aufklären und nicht dazu beitragen, Wert und Wirkung der künstlerischen Werke besser zu erfassen; aber es sei ein legitimes Anliegen, einem großen Mann menschlich näherzukommen, und dabei könne die Biographie helfen: »Wenn die Psychoanalyse sich in den Dienst der Biographik begibt, hat sie natürlich das Recht, nicht härter behandelt zu werden als diese selbst. Die Psychoanalyse kann manche Aufschlüsse bringen, die auf anderen Wegen nicht zu erhalten sind, und so neue Zusammenhänge aufzeigen in dem Webermeisterstück, das sich zwischen den Triebanlagen, den Erlebnissen und den Werken eines Künstlers ausbreitet. Da es eine der hauptsächlichsten Funktionen unseres Denkens ist, den Stoff der Außenwelt psychisch zu bewältigen, meine ich, man müßte der Psychoanalyse danken, wenn sie auf den großen Mann angewendet zum Verständnis seiner großen Leistung beiträgt. Aber ich gestehe, im Falle von Goethe haben wir es noch nicht weit gebracht. Das rührt daher, daß Goethe nicht nur als Dichter ein großer Bekenner war, sondern auch trotz der Fülle autobiographischer Aufzeichnungen ein sorgsamer Verhüller.« (27,296)

Zur psychoanalytischen Goethe-Pathographik trug Freud nur eine kurze, 1917 erstmals erschienene Arbeit über »Eine Kindheitserinnerung aus ›Dichtung und Wahrheit‹« (26) bei. Ausgangspunkt seiner Analyse ist ein von Goethe zu Anfang des Buches geschildertes Kindheitserlebnis:

30 Gewissermaßen als Kommentar hierzu sei eine Stelle aus Goethes Brief an Herder vom 27.12.1788 zitiert: »Wenn ich nur deiner Frau, wie auch der Frau von Stein, die verwünschte Aufmerksamkeit auf Träume wegnehmen könnte. Es ist doch immer das Traumreich wie ein falscher Loostopf, wo unzählige Nieten und höchstens kleine Gewinnstchen unter einander gemischt sind. Man wird selbst zum Traum, zur Niete, wenn man sich ernstlich mit diesen Phantomen beschäftigt.« (WA IV.9,69)

»Die Meinigen erzählten gern allerlei Eulenspiegeleien, zu denen mich jene sonst ernsten und einsamen Männer [nämlich die vorher genannten ›drei gegenüber wohnenden Brüder von Ochsenstein‹] angereizt. Ich führe nur einen von diesen Streichen an. Es war eben Topfmarkt gewesen, und man hatte nicht allein die Küche für die nächste Zeit mit solchen Waaren versorgt, sondern auch uns Kindern dergleichen Geschirr im Kleinen zu spielender Beschäftigung eingekauft. An einem schönen Nachmittag, da alles ruhig im Hause war, trieb ich im Geräms mit meinen Schüsseln und Töpfen mein Wesen, und da weiter nichts dabei heraus kommen wollte, warf ich ein Geschirr auf die Straße und freute mich, daß es so lustig zerbrach. Die von Ochsenstein, welche sahen, wie ich mich daran ergetzte, daß ich so gar fröhlich in die Händchen patschte, riefen: Noch mehr! Ich säumte nicht, sogleich einen Topf, und auf immer fortwährendes Rufen: Noch mehr! nach und nach sämmtliche Schüsselchen, Tiegelchen, Kännchen gegen das Pflaster zu schleudern. Meine Nachbarn fuhren fort ihren Beifall zu bezeigen, und ich war höchlich froh ihnen Vergnügen zu machen. Mein Vorrath aber war aufgezehrt, und sie riefen immer: Noch mehr! Ich eilte daher stracks in die Küche und holte die irdenen Teller, welche nun freilich im Zerbrechen noch ein lustigeres Schauspiel gaben; und so lief ich hin und wieder, brachte einen Teller nach dem andern, wie ich sie auf dem Topfbret der Reihe nach erreichen konnte, und weil sich jene gar nicht zufrieden gaben, so stürzte ich alles, was ich von Geschirr erschleppen konnte, in gleiches Verderben. Nur später erschien jemand zu hindern und zu wehren. Das Unglück war geschehen, und man hatte für so viel zerbrochne Töpferwaare wenigstens eine lustige Geschichte, an der sich besonders die schalkischen Urheber bis an ihr Lebensende ergetzten.« (WA I.26,13f.)

Freud interpretiert diese Erzählung aufgrund von Parallelen mit Erkenntnissen aus seiner psychoanalytischen Praxis als eine Deckerinnerung Goethes, in der dessen Aggressivität gegenüber seinem 1752 geborenen Bruder zum Ausdruck komme. Den Tod dieses ungeliebten Bruders im Jahr 1759 habe der zehnjährige Goethe nicht ungern gesehen, wie aus einer von Bettina von Arnim überlieferten Erzählung der Mutter hervorgehe: »Sonderbar fiel es der Mutter auf, daß er bei dem Tod seines jüngern Bruders Jakob, der sein Spielkamerad war, keine Träne vergoß, er schien vielmehr eine Art Ärger über die Klagen der Eltern und Geschwister zu haben; da die Mutter nun später den Trotzigen fragte, ob er den Bruder nicht lieb gehabt habe, lief er in seine Kammer, brachte unter dem Bett hervor eine Menge Papiere, die mit Lektionen und Geschichtchen beschrieben waren; er sagte ihr, daß er dies alles gemacht habe, um es dem Bruder zu lehren.« (2,379) Die Bedeutung von Goethes Kindheitserinnerung sei nur durch die Psychoanalyse zu klären gewesen. Letztlich habe Goethe sagen wollen: »Ich bin ein Glückskind gewesen; das Schicksal hat mich am Leben erhalten, obwohl ich für tot zur Welt gekommen bin. Meinen Bruder aber hat es beseitigt, so daß ich die Liebe der Mutter nicht mit ihm zu teilen brauchte.« (26,266) Diese Interpretation veranlaßt schließlich Freud, auf seine auch in seinem Hauptwerk, der »Traumdeutung«, ausgesprochene Überzeugung hinzuweisen, die für Goethe beispielhaft gelte: »Wenn man der unbestrittene Liebling der Mutter gewesen ist, so behält man fürs Leben jenes Eroberungsgefühl, jene Zuversicht des Erfolges, welche nicht selten wirklich den Erfolg nach sich zieht. Und eine Bemerkung solcher Art wie: Meine Stärke wurzelt in meinem Verhältnis zur Mutter, hätte Goethe seiner Lebensgeschichte mit Recht voranstellen dürfen.« (26,266)

Bereits 1899 diskutiert der Wiener Psychoanalytiker Sadger die Frage: »War Goethe eine pathologische Erscheinung?« (91) und bejaht sie im Hinblick auf eine auch von vielen anderen Pathographen behauptete erbliche und konstitutionelle Belastung. In dem Aufsatz finden sich noch kaum psychoanalytische Gedankengänge, Sadger bleibt hier im Rahmen einer Degenerationslehre, wie sie auch ähnlich von Möbius und später von Kretschmer vertreten wurde.[31] Ein Jahr später beschäftigt sich Sadger mit der damals zweifellos provozierenden Frage: »War Goethe homosexuell?« (92) und kommt zu einer vorsichtig bejahenden Antwort. In späteren Jahren, als die psychoanalytischen Ansichten und Hypothesen differenzierter formuliert waren und sich somit die psychoanalytisch orientierten Pathographen auf bessere Grundlagen stützen konnten, wurde Sadger zu einem der bedeutenderen Vertreter der psychoanalytischen Pathographik, arbeitete u. a über grundsätzliche Probleme eines derartigen Ansatzes (93), beschäftigte sich aber nur noch peripher mit Goethe.

Als einflußreich erwies sich die 1909 erstmals erschienene Monographie des ebenfalls in Wien praktizierenden Psychoanalytikers Stekel über *Dichtung und Neurose. Bausteine zur Psychologie des Künstlers und des Kunstwerks* (108). Auf der Grundlage von Freuds

31 Auf welchem – natürlich zeitbedingt zu sehenden – Niveau hier diskutiert wird, zeigt beispielhaft folgende Passage: »Für Freunde körperlicher Entartungszeichen sei hier erwähnt, daß die rechte Hälfte von Goethes Stirnbein eingedrückt war und das rechte Auge auch tiefer stand. »Die Natur hat ihm einen Nickfang gegeben«, sagte Goethe scherzend, und Rauch verbarg diese Asymmetrie, indem er den Kopf der Büste wandte. Vielleicht, daß die stärkere Entwicklung der linken Stirn- und Schädelhälfte der Hypertrophie des motorischen Sprachzentrums zuzuschreiben ist. Bekanntlich ist letzteres nur an der linken Hemisphäre des Großhirns.« (91,95)

Neurosentheorie geht Stekel von der Annahme aus, jeder Dichter sei ein Neurotiker und jedes Dichterwerk eine Beichte. Künstlerisches Schaffen sei Befreiung von überschüssigen Energien und drückenden Hemmungen. Alle Dichter schöpften aus dem Unbewußten. Die Neurose sei die Göttin, die ihnen die Gabe gebe zu sagen, was sie leiden. Goethe sei ein schwerer Neurotiker gewesen: »Ja – Goethe war ein Neurotiker durch und durch. Schon in seiner Jugend wurde er von hypochondrischen Vorstellungen arg geplagt. Machte allerlei unsinnige Diäten. Beschuldigte bald den Kaffee – bald die sitzende Lebensweise als Ursache seiner Neurose. Schwankte zwischen ausgelassener Lustigkeit und melancholischem Unbehagen. Sein bekannter Blutsturz in Leipzig scheint – was ja auch Möbius in Betracht zieht – ein hysterisches Bluterbrechen gewesen zu sein ... In Straßburg zeigte er typische Symptome einer ausgesprochenen Angsthysterie. Er war außerordentlich reizbar. Diese Reizbarkeit ist ein sehr charakteristisches Symptom der Angstneurose ... – Daß die Ekelgefühle sich zum Taedium vitae steigerten, und ihn Selbstmordgedanken beherrschten, beweist sein ›Werther‹. Seine Affekte überschritten jederzeit leicht die Grenzen des Normalen. Er weinte leicht und bei allen Gelegenheiten ... Er fürchtete alle traurigen Nachrichten und mied ängstlich alle unangenehmen Eindrücke. Es war das Weib in ihm, die nie fehlende homosexuelle Komponente des Neurotikers, die sich auf diese Weise äußerte.« (108,25f.) Goethe zeige also in ausgeprägter Form die typische Neurose aller Dichter, die Hysterie. Stekel legt aber Wert auf die Feststellung, daß »neurotisch« nicht gleichbedeutend sein müsse mit »krank«. Kunst beruhe auf einer Sublimation kulturfeindlicher Triebe, die somit tatsächlich ein Teil jener Kraft seien, die das Böse wolle und das Gute schaffe: »Namentlich ein Trieb ist es, der mir die unerläßliche, wichtigste Grundlage künstlerischer Produkte erscheint. Es ist dies der Exhibitionismus.« (108,76)[32]

Wesentliche Beiträge zur psychoanalytischen Pathographik allgemein und zu Goethe im besonderen stammen von dem Freud-Schüler Hitschmann (49;50;51;52), der in den dreißiger Jahren wie so viele andere Psychoanalytiker vor dem Nationalsozialismus nach Amerika emigrierte. Er versucht nachzuweisen, daß Goethe in den Träumen vieler Deutscher als Vatersymbol erscheine. Goethe selbst habe sich in seinem Leben zunehmend mit seinem Vater identifiziert. Die bei beiden festzustellende Sammelleidenschaft sei eine Reaktionsbildung

32 Diese Passage ist geradezu beispielhaft für ein typisches psychoanalytisches Vorgehen, nämlich der Vermischung unterschiedlicher Bedeutungsbenen: Die Absicht des Künstlers, seine Werke der Öffentlichkeit zu präsentieren, wird mit einem sexualpathologischen Ausdruck belegt und damit in einen bestimmten Bedeutungskontext gestellt.

auf die anale Triebanlage beider, die bei Goethe auch im bekannten *Götz*-Zitat zum Ausdruck komme. Ch. v. Stein sei ein Nachbild seiner Schwester Cornelia gewesen. Zu »ungehemmtem Liebesgenuß« sei Goethe erst nach der Trennung von ihr fähig gewesen. Die problematische Persönlichkeit von Goethes Sohn müsse nicht unbedingt auf erbliche Belastung hinweisen, man dürfe dabei den Narzißmus des Vaters nicht vergessen.[33]

Rank, ein anderer Freud-Schüler, betont in einer umfangreichen Untersuchung über das *Inzestmotiv in Sage und Dichtung* (85) aus dem Jahr 1912 ebenfalls Goethes angebliche libidinöse Fixierung an seine Schwester, wodurch sein ganzes »Liebesleben« beeinflußt worden sei.

Reik widmet 1929 eine lange Abhandlung (89) der Frage, warum der junge Goethe Friederike Brion in Sesenheim verließ, und verweist auf Bindungsängste, die aus Goethes frühester Kindheit stammten. Er spricht auch die – durch keinerlei Dokumente zu belegende oder auch nur wahrscheinlich zu machende – Vermutung aus, Friederike sei von Goethe schwanger gewesen, und spekuliert, die in Goethes Brief an Ch. v. Stein über den Besuch im Jahr 1779[34] erwähnte Krankheit weise womöglich auf eine erfolgte Abtreibung hin.

Theilhaber untersucht 1929 *Sexus und Eros* (111) bei Goethe und betont im Hinblick auf die Beziehung zu Christiane Vulpius die Abspaltung des geistigen Eros vom körperlichen Sexus. Er bringt teilweise heftige Kritik an Goethes Charakter vor. Insgesamt ist sein Buch um eine selbständige Herangehensweise bemüht und kaum der psychoanalytischen Richtung zuzurechnen.

Die bei weitem umfangreichste psychoanalytische Pathographie über Goethe stammt von dem 1908 geborenen, in den dreißiger Jahren in die USA emigrierten Wiener Psychoanalytiker Eissler, der 1963 in englischer Sprache ein zweibändiges Werk *Goethe. A psychoanalytical study* (18) veröffentlichte und darin nur den »voritalienischen« Goethe, vor allem seine Beziehung zu Ch. v. Stein, behandelt. Lange Zeit wurde diese beeindruckende Fleißarbeit kaum beachtet, erst als in den 80er Jahren eine deutsche Übersetzung (19) erschien, fand sie Resonanz bei Fachphilologen, erlebte begeisterte Rezensionen in Zeitungen und Zeitschriften und scheint sogar buchhändlerisch ein Erfolg geworden zu sein. Eine ins einzelne gehende Darstellung und Kritik dieses immer wieder ehrfurchtsvoll als »monumental« bezeichneten Werks würde hier zu weit führen, obwohl sich an ihm Glanz und Elend psychoanalytischer Pathographik beispielhaft aufzeigen

33 Eissler wird viele Ansichten Hitschmanns übernehmen.

34 Die entsprechende Passage aus diesem Brief wird im zweiten Teil zitiert.

ließen, dies aber eine fundierte Kritik der Psychoanalyse voraussetzte, wozu hier nicht der Raum ist. So kann es nur darum gehen, kurz Eisslers Vorgehen zu skizzieren, seine wesentlichen Hypothesen zu referieren und einige Kritikpunkte zu nennen.

Eissler setzt sich die Rekonstruktion der psychischen Prozesse bei Goethe bis 1786 zum Ziel. Zur Basis seiner Argumentation wählt er vor allem Goethes Briefe und Tagebücher, gelegentlich aber auch dessen Werke; diese Quellen breitet er in großer Fülle vor dem Leser aus. Auch er weist darauf hin, daß die bei Goethe gegebene Materialfülle besonders günstige Voraussetzungen für eine Pathographie biete. Er wisse, daß einem solchen Ansatz viel Skepsis entgegengebracht werde, gerade auch bei Goethe-Forschern; er wolle aber den Beweis erbringen, daß ein solcher Ansatz durchaus zu fruchtbaren Ergebnissen gelangen könne, die nur mit den Methoden der Psychoanalyse gewonnen werden könnten.

Zentral für Eisslers Goethe-Bild sind seine den alten abendländischen Topos aufnehmenden Ansichten über den Zusammenhang zwischen Genialität und psychopathologischer Abnormität. Jedes Genie sei ein potentieller Psychotiker; große Kunstwerke seien Abkömmlinge psychotischer Symptome; wo der neurotische oder psychotische Mensch ein Symptom entwickle, da laufe bei einem Genie ein kreativer Prozeß ab. Das Genie würde psychotisch werden, wenn es durch äußere Gewalt an der Erschaffung von Kunst gehindert würde. Der Zusammenhang zwischen Kunst und Psychose sei somit ein struktureller, es bestehe eine partielle Identität. Eissler unterscheidet in seinem »System der klinischen Phänomenologie« zunächst vier Formen: Neurose, Perversion, Psychose und Kriminalität (Delinquenz); hinzu komme noch als fünfte Form das kreative Genie. Diese Formen kämen selten unvermischt vor, möglich seien die verschiedensten Variationen. Bei Goethe seien alle Formen der Psychopathologie zu finden, besonders natürlich die fünfte, zu der er geradezu exemplarisch gehöre; den erstgenannten vier Formen könne er aber nicht ausschließlich zugeordnet werden. Bereits bis 1786 habe er Symptome aller Formen gezeigt; mehr noch, Eissler versteigt sich zu der nicht belegten, weil gar nicht zu belegenden und somit schlicht als unsinnig zu bezeichnenden Behauptung: »Tatsächlich ist es ein hervorstechender Zug seines Lebens, daß fast alle Symptome, die der Psychopathologie bekannt sind, bei ihm vorkommen.« (19,38)

Entgegen der nahezu seit jeher und auch von Freud geäußerten Auffassung ist Eissler der Überzeugung, daß Goethes Beziehung zu seiner Mutter problematisch gewesen sei. Dagegen könne von einer mit den Jahren zunehmenden Vater-Identifizierung gesprochen werden, die sogar bis in die Sexualität hineinreiche. Der entscheidende

Mensch in Goethes Leben aber sei seine Schwester Cornelia gewesen. Ihre Lebensdaten, ihr früher Tod hätten für ihn zeitlebens eine fundamentale Bedeutung gehabt. Die Heirat dieser geliebten Schwester sei für Goethe ein schwerer narzißtischer Schlag gewesen, der ihn sogar zu Selbstmordideen gebracht habe. Die Entstehung des *Werther*-Romans müsse insbesondere vor diesem Hintergrund gesehen werden, die Erlebnisse mit Charlotte Buff seien nur ein vordergründiger Anlaß gewesen. In der rätselhaften Mignon-Gestalt im *Wilhelm Meister* habe er Cornelia dargestellt. Von daher erkläre sich auch, warum Mignon ein derart seltsames Zwitterwesen sei, dessen Geschlechtszugehörigkeit über weite Strecken unklar bleibe, denn sie werde mal als Maskulinum, mal als Femininum, mal als Neutrum bezeichnet. Wenn Mignon die berühmte Frage stelle: »Was hat man dir, du armes Kind, getan?«[35] – so sei dies gezielt auf Cornelias Kastration (verstanden natürlich im übertragenen psychoanalytischen Sinn) ...

Die Beziehung zu Ch. v. Stein sei eine Wiederholung des Verhältnisses zu Cornelia gewesen; Goethe habe dies durchaus gewußt. Diese Beziehung habe Ähnlichkeiten mit einer psychoanalytischen Beziehung zwischen Therapeut (Ch. v. Stein) und Analysand (Goethe) gehabt. Goethe habe sie zum Zweck seiner Heilung benutzt; sie habe ihn in diesen Jahren vor der Psychose bewahrt und zugleich als Schutz vor seiner Liebe zur Herzogin, der Frau Carl Augusts, gedient. Nie habe er mit Ch. v. Stein Geschlechtsverkehr gehabt; Goethes erster Sexualakt habe in Italien, und auch da erst gegen Ende 1787, stattgefunden. Erst jetzt sei er von der Ejaculatio praecox geheilt worden, die übrigens ein wesentlicher Grund dafür gewesen sei, daß er Friederike Brion verlassen habe; er habe seinerzeit Angst vor Impotenz und vor Blamage gehabt. Die Reise nach Italien sei im übrigen keine Flucht gewesen, sondern Erfüllung und Vollendung; Eissler bringt in diesem Zusammenhang durchaus ernsthaft das Wortspiel »gen Italien reisen«.

Bei Ch. v. Stein habe es sich um eine frigide Frau mit einer hysterischen Persönlichkeitsstruktur gehandelt. Auch Goethes eigene Grundstruktur, worunter Eissler die grundlegende Beziehung zwischen Ich und Gefühl versteht, sei hysterischer Art gewesen. Im Lauf des ersten Weimarer Jahrzehnts habe es aber bei ihm eine strukturelle Veränderung der Persönlichkeit gegeben. Sein Beamtenfleiß in dieser Zeit sei als Ergebnis einer Identifizierung mit dem als Rivalen

35 Im zuerst in »Wilhelm Meisters Lehrjahren« veröffentlichten Gedicht »Kennst du das Land, wo die Citronen blühn?« (WA I.21,233) Es findet sich bereits in »Wilhelm Meisters theatralischer Sendung« (WA I.52,3), stammt also aus der Zeit vor der italienischen Reise.

erlebten Schwager Schlosser zu betrachten, einem Juristen und badischen Regierungsbeamten. Im Jahr 1780 ließen sich alle von Freud aufgeführten Perioden des Masochismus (erogen, feminin, moralisch) bei Goethe nachweisen. Diese Phase sei ein wichtiger Schritt zur Gesundung gewesen. »Schweiz« habe für Goethe immer eine homosexuelle Bedeutungskomponente gehabt. Seine Beziehungen zum Herzog, zu Knebel, zu Meyer und auch zu Schiller seien homosexuelle Beziehungen gewesen (dies natürlich auch hier wieder nicht im landläufigen, sondern im übertragenen psychoanalytischen Sinn verstanden). Das Ideal der »schönen Seele«, beispielhaft dargestellt im sechsten Buch von *Wilhelm Meisters Lehrjahren*, sei die unsinnliche, asexuelle Frau, deren Nähe allein Goethe habe angstfrei ertragen können. Im Herbst 1767 habe Goethe im Abstand von etwa vier Wochen zwei psychotische Episoden erlebt. Als Beleg zieht Eissler zwei Briefe an Behrisch heran und datiert die Ereignisse auf die Tage kurz vor dem 13. Oktober und auf den 10. November 1767. Die entsprechenden Briefpassagen seien hier in voller Länge wiedergegeben. Anfang Oktober schreibt Goethe an Behrisch folgenden Brief:

»Ich muß dir etwas schriftlich sagen, weil ich mich für deinen Spott fürchte, wenn ich dir es mündlich sagen wollte. Du mußt es wissen. Ich will kurz seyn. Ich verlange deine Gedancken, deinen Raht, du hast mehr Erfahrung als ich, und bey dieser Sache keine Leidenschaft. Es sind zwey Leute in die Stube gezogen die unten offen war. Du hast sie vielleicht dort gesehen. Doch das tuht nichts zur Sache. Der eine ist ein ältlicher Mensch, der andere jünger, der mich wohl wehrt seyn möchte, du verstehst mich. Doch deßwegen bin ich ganz ruhig gewesen. Sie haben nebst dem Mittagstisch auch den Abendtisch ausgemacht, und werden alle Abende mit Essen. Das ist mir etwas verdrüßlicher, aber noch nicht alles. Wenn du dir mein Mädgen fürstellen kannst; so kannst du dir ihre Bitten dencken mit denen sie mich belagert, diese Veränderung nichts in meinem Betragen und meinem Herzen ändern zu lassen. Sie hat mich unter den heftigsten Liebkosungen gebeten sie nicht mit Eifersucht zu plagen, sie hat mir Geschworen immer mein zu seyn. Und was glaubt man nicht wenn man liebt. Aber was kann sie schwören? Kann sie schwören, nie anders zu sehn als jetzt, kann sie schwören daß ihr Herz nicht mehr schlagen soll. Doch ich wills glauben, daß sie's kann. – Aber nun gesetzt – nichts gesetzt, es klingt als wenn ich nicht mit der Sprache heraus wollte. – Heute – Ein Blick auf einen Liebhaber hebt ihn in Himmel, aber seine Schöne kann ihn bald herunter bringen sie darf nur die Augen auf einen andern wenden. Eine Sentenz. Du mußt sie mit meinem verwirrten Kopfe entschuldigen. Heute stand ich bey ihr, und redete, sie spielte mit den Bändern an ihrer Haube. Gleich kam der jüngste herein, und forderte eine Tarockkarte von der Mutter, die Mutter ging nach dem Pulte, und die Tochter fuhr mit der Hand nach dem Auge, und wischte sichs als wenn ihr etwas hineingekommen wäre. Das ists was mich rasend macht. Ich binn närrisch denckst du. Nun höre weiter. Diese Bewegung kenne ich schon an meinem Mädgen. Wie oft hat sie ihre Röhte ihre Verwirrung vor ihrer Mutter zu verbergen eben das getahn, um die Hand schicklich ins Gesicht bringen zu können. Sollte sie nicht eben das tuhn, ihren Liebhaber zu betrügen was sie getahn hat ihre Mutter zu hintergehn. Es ist ein Argwohn der bei mir einen hohen Grad von Gewißheit hat. Setze es wäre gewiß, und – ich zittre deine Antwort zu hören – wie soll ich sie entschuldigen. Ja, das will ich, sie entschuldigen. Sage mir Gründe vor sie, keine wider sie. Du würdest – Genug – Verliebte Augen sehen schärfer, als die Augen des Herrn; aber oft zu scharf. Rahte mir im ganzen, und tröste mich wegen des letzten. Nur spotte mich nicht, wenn ich's auch verdient hätte.« (WA IV.1,100ff.)

Nicht nur der medizinische Laie, auch der klinisch erfahrene Psychiater wird sich fragen, wo denn hier etwas Psychotisches auszumachen sei. Handelt es sich nicht schlicht und einfach um gewöhnliche Eifersucht bei einem 19jährigen, der seinem Mädchen längst nicht so nah ist, wie er es gern hätte, und in eine im Grund harmlose Bewegung zuviel hineininterpretiert? Doch man höre Eissler: »Der Brief hat einen Unterton von unausgesprochener Spannung, Erregung und Angst. Ich glaube, daß er deshalb so unheimlich wirkt. Der Schreiber scheint zu fühlen, daß etwas in ihm sich zu bewegen angefangen hat, das er nicht unter Kontrolle halten kann, und er wendet sich an eine Kraft, die stärker ist als er selbst, mit dem tief bewegenden Appell – wieder einmal mehr verborgen als ausgesprochen –, dafür zu sorgen, daß er nicht unter dem Druck der drohenden Sintflut zerschmettert wird. Die Frage ist allerdings, was in Bewegung gesetzt wurde, das eine so unheimliche Bedrohung in sich bergen konnte. Es ist ein Detail in diesem Brief, das die Diagnose erlaubt – ja fast erforderlich macht, daß wir es mit einer akuten paranoid psychotischen Episode zu tun haben. Goethe weist auf die Geste seiner Geliebten hin, wie sie mit der Hand nach dem Auge fuhr. Er isoliert diese Geste vom Gesamtinhalt und mißt ihr eine Bedeutung bei, die eindeutig ein Abkömmling seines eigenen Unbewußten ist. Das ist ein typisches Verhaltensmuster, das man im allgemeinen bei Patienten findet, die an schizophrenen Störungen leiden.« (19,101f.)[36]

36 Sicherlich sind konkretistische Abspaltung und abnorme Bedeutungszuerkennung nicht seltene Symptome bei einer schizophrenen Psychose; darauf allein aber die Diagnose zu stützen, ist völlig inakzeptabel.

Zu noch gewagteren Spekulationen führt Eissler ein anderer Brief an Behrisch, den Goethe an mehreren Tagen zwischen dem 10. und 13. November 1967 schreibt und wovon nur der Anfang zitiert sei:

»Abends um 7 Uhr. – Ha Behrisch da ist einer von den Augenblicken! Du bist weg, und das Papier ist nur eine kalte Zuflucht, gegen deine Arme. O Gott, Gott. – Laß mich nur erst wieder zu mir kommen. Behrisch, verflucht sey die Liebe. O sähst du mich, sähst du den elenden wie er raßt, der nicht weiß gegen wen er raßen soll, du würdest jammern. Freund, Freund! Warum hab ich nur Einen? – um 8 Uhr. – Mein Blut läuft stiller, ich werde ruhiger mit dir reden können. Ob vernünftig? das weiß Gott. Nein, nicht vernünftig. Wie könnte ein Toller vernünftig reden. Das bin ich. Ketten an diese Hände, da wüßte ich doch worein ich beissen sollte. Du hast viel mit mir ausgestanden, stehe noch das aus. Das Geschwätze, und wenn dir's Angst wird, dann bete, ich will Amen sagen, selbst kann ich nicht beten. Meine – Ha! Siehst du! Die ist's schon wieder. Könnte ich nur zu einer Ordnung kommen, oder käme Ordnung nur zu mir. Lieber, lieber.« (WA IV.1,134f.)

Auch hier fragt man sich, wo in den ersten Zeilen, die Eissler als Beleg nennt, eine psychotische Symptomatik beschrieben sein soll. Eissler geht noch weiter, stellt die Ereignisse in Zusammenhang mit der Abwehr homosexueller Impulse gegenüber Behrisch und gibt zu überlegen, ob beide behaupteten psychotischen Episoden, da sie im Abstand von 28 Tagen stattfanden, womöglich durch den Menstruationszyklus seiner Geliebten heraufbeschworen wurden. Dabei kann auch dieser sich über vier Tage hinziehende Brief zwanglos als Ausdruck einer quälenden Eifersucht mit allerlei sich daran anschließenden Phantasien gesehen werden.

Die Rettung vor dem Abgleiten in die Psychose habe Goethe damals seiner Schwester zu verdanken gehabt. Später, kurz nach der Geburt seines Sohnes August am 25. Dezember 1789,[37] eines unehelichen Kindes von einer ihm sozial und intellektuell nicht ebenbürtigen, von der Weimarer Gesellschaft nicht akzeptierten Mutter, habe sich die psychotische Gefährdung in seinem Kampf gegen Newton und in den

37 Auch dem Geburtsdatum des Sohnes weist Eissler psychodynamische Valenz bei der Entstehung der »partiellen Psychose« zu, wie dem später folgenden längeren Zitat zu entnehmen ist, worin eine Stelle geradezu schon bei Böttiger 1795 vorgeprägt ist, wenn er schreibt, Goethe »hat gewiß poetische Momente, wo er sich für den heiligen Geist, die Vulpia für die gebenedeite Jungfrau und seinen Jungen für das Christuskind hält.« (6,77) Dabei sollte nicht vergessen werden, daß sich Goethe im Juli 1782 gegenüber dem sich allzusehr schwärmerischer Frömmelei und Intoleranz hingebenden Lavater als »dezidierter Nichtchrist« (WA IV.6,20) bezeichnet hat.

in der *Farbenlehre* ausgesprochenen Überzeugungen gezeigt. Hier liege geradezu eine offene partielle Psychose vor. Sein primäres Wahnerlebnis habe Goethe beim Blick durch Prismen gehabt, wobei er schlagartig von der Falschheit der Newtonischen Lehre überzeugt worden sei.[38] Die lebensgeschichtliche Notwendigkeit dieser partiellen Psychose habe sich aus dem Kampf gegen die drohende Wiederauferstehung einer alten Vater-Identifizierung ergeben; hier sei auch der psychologische Zusammenhang mit Augusts Geburt zu sehen. Goethes lebenslanges Festhalten an seiner *Farbenlehre*, seine Uneinsichtigkeit und Unduldsamkeit gegenüber jeglicher Kritik könne geradezu als sein Wahnsystem bezeichnet werden. Es sei eine große Leistung seiner Persönlichkeit gewesen, die Ausbreitung dieser Psychose auf andere Bereiche seines Ichs zu vermeiden.[39]

38 In der *Farbenlehre* berichtet Goethe, daß er brieflich aufgefordert worden sei, die ausgeliehenen Prismen zurückzugeben, und fährt dann fort: »Da ich mich mit diesen Untersuchungen sobald nicht abzugeben hoffte, entschloß ich mich das gerechte Verlangen sogleich zu erfüllen. Schon hatte ich den Kasten hervorgenommen, um ihn dem Boten zu übergeben, als mir einfiel, ich wolle doch noch geschwind durch ein Prisma sehen, was ich seit meiner frühsten Jugend nicht gethan hatte. Ich erinnerte mich wohl, daß alles bunt erschien, auf welche Weise jedoch, war mir nicht mehr gegenwärtig. Eben befand ich mich in einem völlig geweißten Zimmer; ich erwartete, als ich das Prisma vor die Augen nahm, eingedenk der Newtonischen Theorie, die ganze weiße Wand nach verschiedenen Stufen gefärbt, das von da in's Auge zurückkehrende Licht in soviel farbige Lichter zersplittert zu sehen. – Aber wie verwundert war ich, als die durch's Prisma angeschaute weiße Wand nach wie vor weiß blieb, nur daß da, wo ein Dunkles dran stieß, sich eine mehr oder weniger entschiedene Farbe zeigte, daß zuletzt die Fensterstäbe am allerlebhaftesten farbig erschienen, indessen am lichtgrauen Himmel draußen keine Spur von Färbung zu sehen war. Es bedurfte keiner langen Überlegung, so erkannte ich, daß eine Gränze nothwendig sei, um Farben hervorzubringen, und ich sprach wie durch einen Instinct sogleich vor mich laut aus, daß die Newtonische Lehre falsch sei. Nun war an keine Zurücksendung der Prismen mehr zu denken. Durch mancherlei Überredungen und Gefälligkeiten suchte ich den Eigenthümer zu beruhigen, welches mir auch gelang.« (WA II.4,295f.) Das Ereignis läßt sich mit ziemlicher Sicherheit auf das Frühjahr 1790 datieren. Goethes Ausführungen zeigen, daß er Newtons Theorie der Brechung des Lichts eigentlich gar nicht verstanden hat.

39 Um einen Eindruck von Eisslers Argumentationsweise zu geben, sei hier eine längere Stelle zitiert: »Goethe sah in seiner frühesten Jugend durch ein Prisma. Er hatte eine undeutliche Erinnerung, was er dabei gesehen hatte. Wir wissen, daß diese Erinnerung falsch war, weil in einem Prisma nicht alles Licht vielfarbig erscheint. Als Erwachsener wollte Goethe seit langem wieder durch das Prisma schauen. Selbst nach seinem Umzug in ein neues Haus, wo die notwendigen Bedingungen leicht eingerichtet werden konnten, hatte er es wieder aufgeschoben. In einem Augenblick der Hast, als er das Prisma seinem Besitzer zurückgeben mußte, erinnerte er sich des vagen Eindrucks aus seiner frühesten Jugend. Deshalb schaute er durch das Prisma. Die folgende Wahrnehmung bestätigte den Inhalt der Kindheitserinnerung nicht. In diesem Augenblick ergriff ihn das primäre Wahnerlebnis. – Aus dieser Sequenz schließe ich, daß Goe-

Natürlich kann man einem anderthalbtausend Seiten umfassenden Werk nicht mit dieser kurzen Zusammenfassung gerecht werden. Aber es sollte hier nur darum gehen, die wesentlichen Linien in Eisslers Werk aufzuzeigen, die zumindest auch dann bedenkenswert sind, wenn seine psychoanalytischen Annahmen nicht geteilt werden. Denn hier liegt der wunde Punkt bei vielen seiner Ausführungen und Ableitungen: Diese sind letztlich nur verständlich und nachvollziehbar im Rahmen der psychoanalytischen Terminologie und Hypo-

thes Aufschub, durch die Prismen zu sehen, das Ergebnis einer inneren Hemmung war. Er hatte Angst vor dem, was er sehen würde. Von seiner späteren Erinnerung aus ist es um so bemerkenswerter, daß er eine falsche Erinnerung aus der Kindheit besaß, was man sieht, wenn man durch ein Prisma schaut. Zu seinem Erstaunen nahm er nichts Ärgerliches wahr, wie er es in Übereinstimmung mit der Behauptung einer Vaterfigur (Newton) gedacht hatte. In diesem Augenblick wurde er zu der Vorstellung gedrängt, daß eine Vaterfigur gänzlich unrecht habe und bösartig sei, und weiterhin kam ihm blitzartig die Grundlage einer neuen Theorie in den Sinn, die die Existenz einer ärgerlichen, von einer Vaterfigur behaupteten Erscheinung widerlegen würde. Das ganze Rätsel kann eine rasche Lösung finden, wenn man berücksichtigt, daß Goethes erstes Kind, ein Sohn, am 25. Dezember 1789 geboren wurde, vermutlich in dem Haus, in dem Goethe dem primären Wahnerlebnis ausgesetzt war. Ein paar Schlußfolgerungen schließen sich an. Der Gegenstand von Goethes voyeuristischem Drang als Kind war vermutlich die Schwangerschaft seiner Mutter. Hatte er den Wunsch, von der Schwangerschaft keine Notiz zu nehmen, die Existenz des hervortretenden Bauches zu verleugnen? Goethe sprach von Newtons Wunsch, das Licht zu »zerspalten«. Hatte er als Kind Angst davor, seine Mutter würde platzen? Wie dem auch sei, wahrscheinlich wurde er von dem Problem verwirrt, ob seine Mutter ohne Unreinheit schwanger geworden sein könnte. Der Vater schien es zu behaupten oder zu verleugnen, daß er der Mutter etwas angetan hatte, oder andere behaupteten, daß der Vater die Ursache sei. War das aber wahr? Kann ein Baby nicht geboren werden, ohne daß die Mutter befleckt wird? Jetzt war Goethes Sohn geboren, am fünfundzwanzigsten Dezember wie das Christkind, und keine zwei Monate vor der Geburt des Kindes war Goethe aus seinem Haus am Frauenplan in das entferntere Haus am Rande der Stadt in der Marienstraße umgezogen. Das Kind stammte von Christiane, die von niederem sozialem Stand war und die zu heiraten Goethe nicht über sich bringen konnte. Aller Wahrscheinlichkeit nach ließen die Umstände in seinem Haus am Frauenplan es bequemer erscheinen, aus dem Zentrum der Stadt, wo er in großer Nähe zu Charlotte von Stein lebte, in die Außenbezirke der Stadt wegzuziehen, wo er sich weniger beobachtet fühlte. Wie die Heilige Familie floh seine Familie nach Ägypten. – Meinem Gefühl nach fand das primäre Wahnerlebnis nach der Geburt des Kindes statt. Goethes Gefühlszustand während dieser Monate kann rekonstruiert werden. Christianes leichte Art, die schlichte Wärme ihrer jugendlichen Zuneigung, unbelastet von Konflikten, Problemen oder Vorwürfen, machte sein Heim zu einem reizenden Vergnügen, wie er es niemals zuvor erlebt hatte. Trotzdem hatten sich einige seiner tiefsten Ängste bewahrheitet. Ein Verbrechen war begangen worden. Ein unschuldiges Mädchen, das ihn immer liebte, war öffentlich der Erniedrigung ausgesetzt ... Das Erscheinen des Sohns am Tage der Geburt von Christus muß für Goethe die Situation noch unheimlicher gemacht haben. Christianes unerschütterliche Ergebenheit ihm gegenüber und das absolute Fehlen von Gegenbeschuldigungen muß Goethes Schuldgefühle in kaum erträgliche Höhen

thesen, wobei sich dann nur allzuoft das alte Problem psychoanalytischer Forschung ergibt, daß nämlich genau das gefunden wird, was die Theorie bereits implizit als Voraussetzung enthält. Die zu erklärenden Phänomene werden in einer Sprache beschrieben, die zugleich schon die Erklärung mitliefert: ein Circulus vitiosus, aus dem es kein Entrinnen gibt.

Es wäre nicht schwierig, einen von der Psychoanalyse nicht überzeugten Leser durch Zitate ausgesuchter Stellen zum Lächeln zu bringen; dies würde aber dem Ernst von Eisslers Bemühungen nicht gerecht. Wer jedoch voller Staunen und Bewunderung von diesem Werk spricht, der darf nicht die Augen verschließen vor Passagen wie den folgenden, in denen sich die Fragwürdigkeit von zunächst oft so faszinierend aussehenden psychoanalytischen »Erklärungen« in besonderem Maß zeigt:

1. Eissler weist darauf hin, daß im *Faust* Gretchen von Mephisto Gift unter dem Vorwand überreicht bekommt, es handle sich um ein harmloses Schlafmittel, das sie der Mutter geben solle, damit diese das geplante Stelldichein mit Faust nicht störe, und fährt dann fort, nun von Goethe selbst zur Zeit seiner beiden angeblichen psychotischen Episoden im Jahr 1767 sprechend: »Der mörderische Impuls gegen die störende Mutter kann hier deutlich verfolgt werden. Das paranoide Symptom, insofern es mit Bildern einer Mutter verbunden ist, bezieht seine Triebkraft aus einem Mordimpuls gegen seine eigene Mutter. (Dieser Impuls stammt – wenn man die tiefsten Schichten in

getrieben haben. Die allgemeine Ansicht ist, daß Goethe seine Geliebte damals nicht heiraten konnte, weil ihre Einführung bei Hofe unmöglich gewesen wäre. Goethes Stellung war aber sicher und fest genug, so daß ihm die Heirat, wenn er sie nicht öffentlich ausposaunt hätte, vergeben worden wäre. Die gesamte Stadt klatschte über sein Zusammenleben mit Christiane, und niemandem war ihr Mangel an Manieren und Bildung unbekannt. Wenn Goethe sie damals nicht heiratete, geschah dies aus innerer Hemmung. Dies vergrößerte sein Schuldgefühl natürlich noch mehr. – Unter solchen, für sein inneres Gleichgewicht wirklich gefährlichen Umständen bildete er bei der ersten sich bietenden Gelegenheit ein primäres Wahnerlebnis aus, dessen unbewußte Bedeutung lautete: Es ist nicht wahr, daß Frauen durch Befruchtung schwanger werden; jungfräuliche Geburt ist möglich; der Vater tat der Mutter böse Dinge an; die Mission meines Lebens besteht darin, die Ehre der Mutter wiederherzustellen und sie von den bösartigen Verleumdungen zu reinigen, die auf sie zusammengehäuft sind! ... – Goethes Autorität und Ruf auf der einen Seite und die relative soziale Unauffälligkeit seines Wahnsystems und dessen Begrenzung auf einen genau definierten Bereich auf der anderen Seite machten es für Goethe möglich, dieses Wahnsystem auszuleben und bis zu seinem letzten Tag ungestört aufrechtzuerhalten. Zu den vielen Privilegien, die er genießen durfte, muß man auch das hinzufügen, daß er eine Psychose integrieren konnte, ohne die Bestrafungen zu erleiden, welche die meisten Sterblichen für einen solch kühnen und gefährlichen Schritt auf sich nehmen müssen.« (19,1266ff.)

Betracht zieht – aus der Rivalität mit seiner Mutter darüber, ob sie oder er Cornelia und die nachfolgenden Babys bemuttern wird.)« (19, 102f.)

2. Im Zentrum von Ch. v. Steins »unbewußtem Konflikt« standen nach Eissler »die wohlbekannten Elemente des Penisneides, des weiblichen Masochismus und des weiblichen Kastrationskomplexes.« (19, 187)

3. Im Zusammenhang mit dem schier unendlichen Thema »Goethe und die Frauen« schreibt Eissler in Anspielung auf eine Briefstelle aus dem Jahr 1776:[40] »Die Tatsache, daß Goethe das Bewußtsein der Unabänderlichkeit des Ich als tröstliche Kompensation für den Mangel an Glück rühmt, dürfte ein Licht auf seine frühere Psychopathie in seinen Beziehungen zu Frauen werfen. Tatsächlich verändert sich das Ich im Zustand leidenschaftlicher Liebe, welche im Orgasmus kulminiert, und löst sich sogar vorübergehend auf. Goethe schreckte offensichtlich vor der Erfahrung des vorübergehenden Ichverlustes zurück, der mit dem Orgasmus einhergeht. Der postkoitale Zustand könnte eine Veränderung der Identität bedeuten, was, wie man sich leicht vorstellen kann, bei einem Mann wie Goethe das Gefühl des Entsetzens hervorgerufen haben muß, dessen hauptsächliche Anstrengung sich auf Erweiterung und Intensivierung einer Individualität richtete.« (19,228)

4. Eissler verdankt die Goethe-Forschung die Entschlüsselung des Romantitels *Wilhelm Meisters theatralische Sendung*: »In die Sprache des Unbewußten übersetzt, spielt der Romantitel auf die wichtigste biologische Sendung im Leben des Menschen an: sich zu begatten und Kinder zu bekommen. Möglicherweise erscheint diese Aufgabe seinem [Goethes] Unbewußten ebenso schwierig, mühsam und gefährlich wie die, ein deutsches Nationaltheater zu gründen, ein Unternehmen, bei dem er – trotz all seiner Anstrengungen – ebensowenig erfolgreich war wie bei dem, der Ahnherr einer glorreichen Nachkommenschaft zu werden.« (19,311)

5. Der frühe Tod seiner Schwester Cornelia habe Goethe die Lösung eines Problems ermöglicht, an dem er sonst gescheitert wäre, es sei denn, er hätte bereits einhundert Jahre vor Freud die Psychoanalyse erfunden. Dies ist keine bösartige Entstellung der entsprechenden Passage; Eissler schreibt wirklich so: »Auch das Schicksal

40 Goethe schreibt im April 1776 (genaue Datierung unsicher) an Wieland im Hinblick auf Ch. v. Stein: »Ich kann mir die Bedeutsamkeit – die Macht, die diese Frau über mich hat, anders nicht erklären als durch die Seelenwanderung. – Ja, wir waren einst Mann und Weib! – Nun wissen wir von uns – verhüllt, in Geisterdust. – Ich habe keine Namen für uns – die Vergangenheit – die Zukunft – das All.« (WA IV.3,51f.)

mag Goethe geholfen haben, ein Problem zu lösen, über das er sonst gestolpert wäre. So ist Cornelias vorzeitiger Tod eine Schwierigkeit für den forschenden Psychologen, denn er vereitelte in gewisser Hinsicht das, was ein wunderbares Experiment der Geschichte hätte werden können, nämlich zu beobachten, inwieweit in voranalytischen Zeiten eine ungewöhnliche Kombination von Umständen jene Entdeckungen ermöglicht hätte, die Freud ein Jahrhundert später machte.« (19,334f.)

6. Im Frühjahr 1781 wird in einem Brief Goethes an Ch. v. Stein eine Schreibfeder erwähnt, die sie ihm zu Weihnachten 1780 geschenkt hatte.[41] Daran knüpft Eissler folgende Überlegung: »In dem Brief, in dem er den Empfang des Geschenkes bestätigt und ihr dafür dankt, macht er die Bemerkung, Charlotte von Stein habe ihm etwas wieder zurückgegeben, was sie ihm zuvor genommen, nämlich Mut. Dieses Geschenk war eine Feder. Man ist zu der Annahme berechtigt, daß die zugrunde liegende unbewußte Phantasie darin bestand, von einer Frau kastriert worden zu sein und dann ein kräftiges, gesundes männliches Organ wieder zurückbekommen zu haben.« (19,547)

Damit habe es sein Bewenden; es könnten aber weitere, teilweise noch amüsantere Stellen genannt werden. So sei abschließend nur noch eine Passage zitiert, in der Eissler das bekannte psychoanalytische Credo ausspricht, daß die Erforschung der psychischen Vorgänge beim Gesunden das Studium psychopathologischer Erscheinungen voraussetze, und dabei die »Herrschaft des Kastrationskomplexes« über Goethe behauptet: »Die Idee, daß die innersten Gesetze der Seele durch das Studium der Psychopathologie aufgedeckt werden können, war zu Goethes Zeit noch nicht reif. Erfüllt vom klassischen Ideal der Schönheit war Goethe zugleich besessen von der Furcht vor Krankheit, vor Gebrechen und vor allem vor Geisteskrankheit. Wahnsinn wurde, wie in der Tragödie »Iphigenie« gezeigt, als Zustand im Prozeß der Reinigung aufgefaßt, als Schritt auf dem Weg zur Gesundheit, oder, wie in der letzten Fassung des »Wilhelm Meister«, als Ergebnis eines Verrats, verbunden mit Inzest und deshalb tödliche Bestrafung erheischend. Goethe stand hier unter der Herrschaft des Kastrationskomplexes, der die Anerkennung von etwas Fehlerhaftem als etwas Liebenswertes verhinderte. Doch beginnt der Weg zur Entwicklung

41 Am 24.2.1780 schreibt Goethe an Ch. v. Stein: »Was man thut ist doch immer besser als was man sagt, Sie geben mir mit Ihrem Geschenck den Muth wieder den Sie mir gestern genommen haben. Ich dancke recht sehr und weihe hiermit Ihre Feder ein. Adieu beste.« (WA IV.5,20) Am 3.3.1781 schreibt er ihr: »Aus Zerstreuung tauch ich eben die Feder in den brennenden Wachsstock der auf dem Tische bey mir steht, sie scheint nach dem hefftigsten und reinsten Element zu verlangen, da ich im Begriff war Ihnen zu sagen daß ich Sie unendlich liebe.« (WA IV.5,65)

einer gültigen Psychologie mit dem Studium der Psychopathologie.« (19,1119)

Die Problematik der im letzten Satz genannten Vorannahme, die im übrigen nicht nur für die psychoanalytische, sondern auch für manche psychiatrische Pathographik gilt, ist offensichtlich. Wer biographische Forschung nur aus dem Blickwinkel des körperlich oder seelisch Pathologischen betreibt, muß notwendigerweise zu beschränkten Ergebnissen gelangen. Dies müßte nicht schlechthin ein Nachteil sein und wäre auch kein prinzipieller Einwand gegen einen solchen Ansatz, solange nicht vergessen wird, daß es eben eine beschränkte Sichtweise ist. Wird jedoch der pathographische Standpunkt verabsolutiert, kann das Ergebnis letztlich nicht überzeugen. Psychologie hat eben gerade nicht Psychopathologie zur Voraussetzung, eher schon ist das Gegenteil richtig; erst das »Normale«, »Gesunde« schafft die Grundlage zur Bestimmung des »Abnormen«, »Pathologischen«, wobei zudem bald die Erkenntnis relativierend hinzutritt, daß in vielen Fällen keine qualitative Abgrenzung, sondern nur eine graduelle Abstufung möglich ist.

Goethe in der nationalsozialistischen Rassenideologie

Schon der Dresdener Arzt und Naturforscher Carus, der Goethe noch persönlich kannte, war der Meinung, Goethes Genie erkläre sich nur durch herausragende erbliche Voraussetzungen.[42] Goethes Vorfahren wurden eingehend erforscht, die Befunde lagen bereits vor dem Aufkommen des Nationalsozialismus in Deutschland vor. Von den NS-Ideologen beschäftigte sich vor allem Rauschenberger mit *Goethes Abstammung und Rassenmerkmale* (87), wie der Titel seines Buches aus dem Jahr 1934 lautete, das dann unverändert als erstes Kapitel in den 1942 erschienenen Sammelband *Erb- und Rassenpsychologie schöpferischer Persönlichkeiten* übernommen wurde. Die darin ausgeführten Vorstellungen über »Talent« und »Genie« hatte er bereits 1923 in einer kurzen Abhandlung (86) veröffentlicht.

Rauschenberger betont den erbbiologischen Gesichtspunkt beim Versuch, große Persönlichkeiten zu verstehen. Das Genie sei ebenso wie jeder andere Mensch durch seine Ahnen bedingt; seine Anlagen und besonderen Gaben seien vererbt. Eine Persönlichkeit verstehe man dann erst voll, wenn man ihre Ahnentafel kenne. Dies gelte auch

42 In seinem zuerst 1843 veröffentlichten Buch (9).

und in besonderem Maß für Goethe. Zeige man nämlich Goethes ererbte Anlagen auf, so sei damit das Wesentlichste und Entscheidendste über ihn ausgesagt. Allerdings müßten auch Umwelteinflüsse, denen Goethe ausgesetzt war, seine persönlichen Lebensverhältnisse, sein Streben, sein Fleiß und seine Selbstbeherrschung berücksichtigt werden, wolle man zu einem zutreffenden Gesamturteil über ihn gelangen. Tatsächlich aber zeigt sich Rauschenberger insofern als extremer Verfechter der Auffassung über die Vererbung psychischer Eigenschaften, als er Goethes Eigenschaften nahezu ausnahmslos auf die Vorfahren zurückführt. Ihre Vereinigung in Goethe als Individuum habe dann das Genie zur Folge gehabt.[43]

Betrachte man Goethes Ahnentafel, so sei zunächst einmal auffällig, daß in den letzten Generationen vor seiner Geburt eine »Blutmischung« stattgefunden habe. Sie stammten aus verschiedenen Ständen und verschiedenen Gegenden Deutschlands. Darin müsse eine wichtige Voraussetzung für Goethes Genie gesehen werden; denn Inzucht, »zu weit getrieben« (87,6), sei der Genie-Entwicklung schädlich. Mit dieser Ansicht sei der Rassegedanke aber nicht aufgehoben, im Gegenteil: Es komme ja auf die »Kreuzung geistig hochstehender Rassen, Völker, Volksstämme, Familien« (87,7) an. Goethes Wesen sei aufgrund seiner Vorfahren in der Hauptsache fränkisch-thüringisch, also mitteldeutsch gewesen. Er sei rein deutscher Abstammung. Die Enttäuschung mancher Ahnenforscher, die betrübt feststellen mußten, daß sich unter Goethes Vorfahren nur ein Künstler, nämlich Lucas Cranach, nachweisen läßt, kann Rauschenberger nicht teilen: Die »Ungebildeten« in der Ahnenreihe eines Genies seien gerade besonders wichtig, weil jedes Genie »Naturnähe«, das ganz große Genie, wozu Goethe exemplarisch zu rechnen sei, »Chaos-Nähe« (87,15) habe.

Goethes Genie sei vorwiegend aus der Gegensätzlichkeit der Wesensart von Vater und Mutter erwachsen. Auch der große Altersunterschied seiner Eltern sei, wie oft bei großen Persönlichkeiten, von nicht zu unterschätzender Bedeutung. Bei den Vorfahren väterlicherseits sei besonders ein sozialer Aufstieg bemerkenswert, der naturwissenschaftlich betrachtet eine Auslese bedeute. In seiner ersten Lebenshälfte habe Goethe seiner Mutter geglichen, danach seinem

43 Derartige Gedanken entstammen natürlich einer alten Tradition und sind auch Goethe nicht fremd. In den Anmerkungen zu seiner Übersetzung von Diderots *Rameaus Neffe* schreibt er im Hinblick auf Voltaire: »Wenn Familien sich lange erhalten, so kann man bemerken, daß die Natur endlich ein Individuum hervorbringt, das die Eigenschaften seiner sämmtlichen Ahnherren in sich begreift, und alle bisher vereinzelten und angedeuteten Anlagen vereinigt und vollkommen ausspricht.« (WA I.45,215)

Vater, der zweifellos psychopathisch veranlagt gewesen sei. Diese Veranlagung habe er an die Tochter Cornelia weitergegeben, bei der man aber ihre Lebensumstände, vor allem die Tatsache ihrer unglücklichen Ehe mit Schlosser, nicht außer acht lassen dürfe; ihre psychopathischen Eigenschaften könnten deshalb nicht allein auf Vererbung zurückgeführt werden. Goethes Sohn August sei ebenfalls psychopathisch veranlagt gewesen, wobei man aber die Schuld nicht Goethe selbst direkt geben dürfe; allenfalls müsse man ihn kritisieren, daß er mit Christiane Vulpius eine erbbiologisch betrachtet ungünstige Frau zur Mutter seiner Kinder gemacht habe. Bei Goethes Enkeln, denen auch eine psychopathische Veranlagung bescheinigt werden müsse, komme zusätzlich noch der ungünstige Einfluß der Familie Pogwisch, aus der Augusts Frau stammte, hinzu.

Rauschenberger möchte nicht ausschließen, daß auch Goethe selbst pathologische Züge hatte, diese womöglich sogar eine Voraussetzung seiner genialen Leistungen waren. Die psychopathische Veranlagung sei vielleicht durch eine – übrigens belegbare – Verwandtenheirat unter Goethes Vorfahren in die Familie gekommen. Rauschenberger kritisiert aber die psychiatrische Betrachtung genialer Menschen als zu einseitig. Das Genie sei durch seine besondere Begabung in gewisser Weise abnorm; dies sei aber nicht, wie Möbius das tue, mit »krankhaft« gleichzusetzen. Die Psychiater übersähen auch oft, daß das Genie über gewaltige Abwehrkräfte gegenüber krankhaften Anfällen und Anwandlungen verfüge. Selbst wenn psychische Abnormität bestehe, müsse dies nichts mit dem schöpferischen Werk zu tun haben: Der ideelle Gehalt eines Werkes sei seiner Bedeutung und Geltung nach völlig unabhängig von den psychologischen Bedingungen seiner Entstehung.[44]

Schließlich kommt Rauschenberger auch auf Goethes »Rassenmerkmale« zu sprechen. Goethe zeige auch hier eine Mischung, seine Züge seien im wesentlichen »nordisch-dinarisch-alpin-mediterran« (87,70 u. 79). Ganz »unnordisch« sei sein »Liebesleben«, und auch sonst weise er viele »unnordische« Eigenschaften auf: optimistische Weltanschauung, große Einfühlungsgabe, Ausweichen gegenüber tragischen und düsteren Eindrücken, Friedensliebe, Versöhnlichkeit, Liebe zum häuslichen Herd. Goethe sei zwar »gewiß auch deutsch; aber er überragt das Deutschtum. Er hat, wie Mozart, Eigenschaften, die den Deutschen sonst abgehen.« (87,81)

44 Bemerkenswerterweise begegnet mit fast identischen Worten zur gleichen Zeit der Nazi-Gegner Jaspers dem Vorwurf, Nietzsches Werke seien durch dessen Syphilis diskreditiert.

Zuletzt spekuliert Rauschenberger noch über »physiologische Momente« (87,85) bei der Genie-Entstehung allgemein und bei Goethe im besonderen; diese würden bei der Diskussion leicht übersehen. Man müsse davon ausgehen, daß die bei der Entstehung eines Genies zur Befruchtung kommenden Keimzellen eine besonders vollkommene Ausbildung erfahren haben, vor allem diejenigen Teile, in denen Gehirn und Nervensystem präformiert sind. Leider wisse man aber darüber, wie überhaupt über die Entstehung gesunder Genies, noch zu wenig. Es sei eine Hauptaufgabe der »Rassenhygiene« (87,88), dafür die Voraussetzungen zu schaffen.

Diese kurze Zusammenfassung dürfte hinreichend verdeutlichen, wie sich bei Rauschenberger in einer für die Ideologie des Nationalsozialismus typischen Weise oberflächliche Anleihen bei Nietzsche, sozialdarwinistische Gedankengänge, primitive genetische Vorstellungen und vulgärpsychologische Ansichten über die Vererbung psychischer Eigenschaften vermischen. Augenfällig ist darüber hinaus aber auch die Kontinuität, die im Vergleich zu vielen Ansichten früherer Pathographen erkennbar wird.

Neuere pathographische Darstellungen

Zu Goethes 200. Geburtstag waren drei neue pathographische Gesamtdarstellungen auf dem Markt, die lange Zeit für maßgeblich galten und zum Beispiel in die Bibliographie der *Hamburger Ausgabe* aufgenommen wurden. Veil erweiterte 1946 (114) die 1939 erschienene Erstauflage (113) erheblich, Kühns (65) und Oberhoffers (81) Bücher erschienen 1949. Die zweite Auflage von Veils Buch wurde 1963 unverändert nachgedruckt und mit einem Vorwort des Medizinhistorikers Herrlinger eingeleitet, in dem es als ein »Klassiker unter den Pathographien« (114,3) bezeichnet wird. Dem ehemaligen Jenaer Professor für innere Medizin wird darin eine »alle seine Vorläufer übertreffende Kenntnis von Goethes Werk« (114,4) bescheinigt und ihm nur die Kritik entgegengehalten, er habe durch sein »allzu emotionelles Plädoyer für seinen Heros in manchem den Boden der geschichtlichen Wahrheit verlassen« (114,4); gerade aber Veils Engagement sei eine »originelle Leistung, die in ihrer Art ihresgleichen sucht und gerade durch die Überzeichnung manches Wesentliche schärfer hervortreten läßt, in jedem Falle aber zu fruchtbarer geistiger Auseinandersetzung reizt.« (114,4)

Die erste Auflage von Veils Buch ist ziemlich knapp und stützt sich erkennbar auf eine 1937 erschienene Dissertation von Lorenz (70). In der zweiten, wesentlich erweiterten Auflage bezieht Veil auch die pathographischen Arbeiten von Möbius und Kretschmer in seine Darstellung ein, über die er zunächst geschwiegen habe, da diese »eine Peinlichkeit für die medizinische Wissenschaft« (114,5) seien.[45] Immer wieder betont Veil, daß Goethe kein Psychopath gewesen sei und sich bei ihm keinerlei zyklothyme oder gar schizothyme Veranlagung erkennen lasse. Der rote Faden in Goethes Leben gehe bei »richtiger Betrachtung« auch ohne »psychiatrische Hilfshypothesen« (114,162) nie verloren. Die Psychiater hätten Goethe nur sehr einseitig gesehen, nur als Dichter, nicht als Staatsmann und in seinen sonstigen Ämtern und Funktionen. Möbius sei zwar ein bedeutender Nervenarzt, aber zu wenig »Körperarzt« (114,106) gewesen, um wirklich qualifiziert genug bei Goethes Krankheiten Bescheid wissen zu können. Kretschmer betreibe eine Deduktion seines Dogmas von der »zyklischen Gemütsschwankung« Goethes (114,261), wobei ihm dann jedes Mittel recht sei, das Quellenmaterial zu interpretieren und zu verfälschen, damit es seinen Vorannahmen entspreche. Er beleidige geradezu »das deutsche Volk und sein gutes anständiges gläubiges Vertrauen« (114, 234), wenn er Goethe als Psychopathen bezeichne. Den Psychiatern fehle die Ehrfurcht, wenn sie sich mit Goethe beschäftigten; ihm gegenüber gezieme sich nämlich folgende Haltung: »Heiliger Schauer muß uns durchrinnen, wenn wir die Decke emporzuheben versuchen, unter der die körperlichen Geheimnisse eines Pathos liegen, dem auch jener größte deutsche Mensch Goethe wie jeder Mensch von der Gottheit unterstellt war.« (114,9)

Veil wird nicht müde, seinen Helden im Verlauf seines Buches immer wieder in den höchsten Tönen zu preisen. Goethe sei ein »Wesen von apollinisch-bacchantischer Differenziertheit« gewesen, der »größte Seelenerlöser, den eine deutsche Mutter geboren« habe, der »große Mensch in beispielhafter Weise« (alle 114,13), die »Fleischwerdung der menschlichen Ganzheit in leiblicher, seelischer und geistiger Beziehung« (114,14), die »menschliche Ursymphonie« (114,104), der »große Vollmensch« (114,122), von »einzigartiger Vollanlage« (114,270). Daß angesichts dieser Verherrlichungen von Veil keine nüchterne, kritisch abwägende pathographische Darstellung erwartet werden kann, braucht wohl kaum betont zu werden. Es geht ihm um eine Rechtfertigung Goethes in jeglicher Hinsicht, nicht bloß den psychiatrischen Pathographien gegenüber; und um dies zu erreichen, ist ihm, nicht weniger als dem von ihm so heftig attackierten Kretschmer,

45 Bei Möbius dürfte der wahrscheinlichere Grund sein, daß es im nationalsozialistischen Deutschland nicht opportun war, ihn zu erwähnen.

jedes Mittel recht. Sein Buch enthält viele Behauptungen, die angesichts des Quellenmaterials einfach nicht zutreffend sind, und es erweist sich, daß Veil entweder doch kein so guter Goethe-Kenner ist, wie Herrlinger meint, oder daß er bewußt verfälscht und verschweigt. Am deutlichsten wird dies im Zusammenhang mit dem Thema »Goethe und die Frauen«, dem Veil ein Kapitel widmet. Ihm ist dabei daran gelegen, Goethe als »rein« erscheinen zu lassen. Zwar könne es sein, daß Goethe schon vor der Straßburger Zeit seine »körperliche Erlösung« (114,71) gefunden habe, er habe sich dabei aber sicher nicht mit Syphilis infiziert. Die Leipziger Jugenderkrankung sei eindeutig eine Tuberkulose gewesen, und vielleicht könne man Goethes »sanguinisches Temperament« (114,101) als Folge dieser tuberkulösen Infektion verstehen. Derartige Frivolitäten, wie sie Freund – übrigens ein akademischer Lehrer Veils – unterstelle, seien Goethe nie aus der Feder geflossen. Veil spricht hier sogar, sei es wider besseres Wissen, sei es aus Unkenntnis, von der »Ängstlichkeit Goethes, jemals den körperlichen Genuß zum Gegenstand des Wortes, der Sprache, der Dichtkunst werden zu lassen.« (114,66) In Italien habe Goethe sicherlich keine Geliebte gehabt. Überhaupt habe er mit seinen »großen Lieben« (114,257) wie Friederike, Lotte, Lili, Ch. v. Stein niemals Geschlechtsverkehr gehabt. Erst in Christiane Vulpius sei die Aufhebung der Trennung von »irdischer« und »himmlischer« Liebe (114,257) erfolgt.[46] Heftige Kritik übt Veil auch an erbbiologischen Ansichten und Degenerationslehren, die Goethe als vermeintliche Bestätigung für ihre Hypothesen heranziehen. Der Erklärung von Goethes Genie komme man damit aber nicht näher, letztlich könne dies auch gar nicht erwartet werden, denn Goethe sei ein nicht erklärbares Geschenk, »eines der herrlichsten Geschenke der Natur an die Erde, an die Menschen und an sein Volk« (114,290).

Versucht man Veils Werk mit wenigen Worten zu charakterisieren, so muß festgestellt werden, daß es zwar in einzelnen medizinhistorischen Fragen wertvolle Hinweise und Überlegungen enthält, insgesamt aber wegen seines glorifizierenden Grundansatzes und der dadurch bedingten tendenziellen Auswahl des Quellenmaterials wissenschaftlich nicht ernst genommen werden kann.

Diese Einseitigkeit und Voreingenommenheit versuchen die beiden Monographien von Kühn und Oberhoffer zu vermeiden. Allerdings nähert sich auch der Internist Kühn seinem Gegenstand mit »Achtung

46 Durchaus berechtigt ist in diesem Zusammenhang Veils Mahnung, daß Goethe als Beleg für die unterschiedlichsten Hypothesen über die Beziehung zwischen Sexualität und Kreativität herangezogen worden sei, weshalb allein schon aufgrund dieser Tatsache Zurückhaltung angezeigt sei.

und Verehrung« (65,1). Seine Absicht ist, anhand von Goethes Lebensgeschichte eine Krankengeschichte vom modernen medizinischen Standpunkt aus zu geben. Im Mittelpunkt seines Interesses stehen Goethes körperliche Erkrankungen. Neurotische Züge seien zeitweise bei ihm festzustellen, nicht aber »psychopathische Anlagen« (65,2). Die Darstellung ist über weite Strecken ziemlich oberflächlich und vereinfachend; gelegentliche Versuche psychologisierender Deutung geraten meist etwas naiv und nichtssagend. So sieht Kühn – wie bereits Möbius, was er aber verschweigt – einen Zusammenhang zwischen der angeblichen Gabe zur Weissagung des Großvaters Textor und der dichterischen Fähigkeit Goethes; mit dem *Werther* habe Goethe »alle Konflikte überwunden« (65,23); apodiktisch wird festgestellt, daß die Beziehung zu Ch. v. Stein »frei von allem sinnlichen Erleben« (65,26) gewesen sei. Besonders störend ist, daß Kühn Zitate nicht belegt und hierin einer alten schlechten Gewohnheit in der pathographischen Goethe-Literatur folgt. Manche Datierungen sind falsch, man weiß nicht recht, ob aufgrund eines Druckfehlers oder aus Unkenntnis. Eine quellenkritische Haltung läßt Kühn völlig vermissen, was sich z. B. an der überraschenden Behauptung zeigt, Eckermann habe seine Gespräche mit Goethe »mit Sorgfalt« (65,46) aufgezeichnet. Insgesamt muß man zu dem Urteil kommen, daß auch Kühns Arbeit grundlegenden wissenschaftlichen Kriterien nicht genügt.

Einen bereits von Möbius in der zweiten Auflage seiner Goethe-Pathographie aufgezeigten Weg begeht Oberhoffer, die *Goethes Krankheiten nach seinen eigenen Aufzeichnungen und nach Äußerungen seiner Zeitgenossen* (81) darzustellen versucht, wie der Untertitel ihres Buches lautet. Sie strebt eine möglichst umfassende Quellensammlung an, die sie durch Zwischentexte verbindet, in denen sie versucht, Diagnosen in der Sprache der modernen Medizin zu stellen und zugleich die wichtigste pathographische Literatur zu referieren. Einschränkend muß festgestellt werden, daß sie vor allem Dokumente über Goethes körperlichen Zustand zitiert, aber auch dabei bei weitem keine Vollständigkeit erreicht; mehrere bedeutsame Quellen werden von ihr nicht erwähnt. Fast gänzlich außer acht läßt sie jene Materialien, die geeignet sind, Goethes Persönlichkeit und die Reaktionen und Gedanken seiner Zeitgenossen deutlicher hervortreten zu lassen. Schließlich muß auch ihr eine zu unkritische Einstellung gegenüber den Quellen vorgeworfen werden. Einem von Eckermann in seinen »Gesprächen« wiedergegebenen Ausspruch kommt nun einmal nicht der gleiche Objektivitätsgrad wie einer zweifelsfrei von Goethe stammenden Briefpassage; doch auch bei den Briefen muß immer darauf geachtet werden, an wen sie gerichtet sind, da es schon sehr früh zu Goethes Gewohnheit geworden war, empfängerbezogen zu schreiben, so daß also eine Aussage in einem Brief nicht schlichtweg als objektives Faktum, sondern relativierend im Hinblick auf den Empfänger betrachtet werden muß.

Der Schweizer Internist Nager (80) versucht in einer 1990 erschienenen Arbeit mit dem für die Tendenz des Buches kennzeichnenden Titel *Der heilkundige Dichter* Goethe für eine heutige ganzheitliche Medizin und Goethes Einsichten als Leitbilder für einen Arzt von heute und morgen zu reklamieren. Kurz werden Goethes Körperkrankheiten abgehandelt und die »Seelenlandschaft eines Depressiven« kartographiert. Eine kritische Auseinandersetzung mit den Quellen und der pathographischen Literatur fehlt fast vollständig, ist allerdings vom Autor auch nicht intendiert.

Zuletzt erschien 1992 von Wenzel ein schmales, für eine erste Einführung aber sehr informatives Taschenbuch über *Goethe und die Medizin* (117), das einige wichtige Zitate bringt, gut ausgewählte Abbildungen enthält und eine sachlich-nüchterne Darstellung von Goethes gravierendsten Krankheiten liefert, aber keine kritische Auseinandersetzung mit der pathographischen Literatur leistet.

Angesichts dieser Forschungssituation dürfte ein erneuter medizinhistorischer Versuch über Goethe als durchaus gerechtfertigt erscheinen. Zwar wird oft behauptet, über Goethe sei schon so viel gesagt und geschrieben worden, daß es nichts Neues mehr geben könne, doch bereits die schlichte Tatsache, daß immer wieder und zum Teil sehr umfangreiche Biographien über ihn erscheinen, läßt an der Berechtigung dieser Behauptung zweifeln. Dabei gibt es sicherlich schon viele gute Goethe-Biographien, so daß hieran ein geringerer Bedarf besteht als an einer wissenschaftlichen Gütekriterien genügenden medizinhistorischen Goethe-Darstellung. Der Erkenntnis dieses Mangels verdankt der folgende Versuch sein Entstehen; er möchte diese Lücke ausfüllen.

2. Goethes Krankengeschichte

Geburt, Kindheit und Jugend (1749 – 1765)

Goethe kommt am 28.8.1749 als erstes Kind seiner Eltern, des 39jährigen Kaiserlichen Rats und Doktors beider Rechte Johann Caspar Goethe und dessen 18jähriger Frau Katharina Elisabeth, geborene Textor, fast genau ein Jahr nach der Heirat auf die Welt. Goethes berühmte Schilderung seiner Geburt am Anfang von *Dichtung und Wahrheit* enthält mehrere medizinhistorisch informative Angaben:

»Am 28sten August 1749, Mittags mit dem Glockenschlage zwölf, kam ich in Frankfurt am Main auf die Welt. Die Constellation war glücklich; die Sonne stand im Zeichen der Jungfrau, und culminirte für den Tag, Jupiter und Venus blickten sie freundlich an, Mercur nicht widerwärtig; Saturn und Mars verhielten sich gleichgültig: nur der Mond, der so eben voll ward, übte die Kraft seines Gegenscheins um so mehr, als zugleich seine Planetenstunde eingetreten war. Er widersetzte sich daher meiner Geburt, die nicht eher erfolgen konnte, als bis diese Stunde vorübergegangen. – Diese guten Aspecten, welche mir die Astrologen in der Folgezeit sehr hoch anzurechnen wußten, mögen wohl Ursache an meiner Erhaltung gewesen sein: denn durch Ungeschicklichkeit der Hebamme kam ich für todt auf die Welt, und nur durch vielfache Bemühungen brachte man es dahin, daß ich das Licht erblickte. Dieser Umstand, welcher die Meinigen in große Noth versetzt hatte, gereichte jedoch meinen Mitbürgern zum Vortheil, indem mein Großvater, der Schultheiß Johann Wolfgang Textor, daher Anlaß nahm, daß ein Geburtshelfer angestellt, und der Hebammen-Unterricht eingeführt oder erneuert wurde; welches denn manchem der Nachgebornen mag zu Gute gekommen sein.« (WA I.26,11f.)

Es ist anzunehmen, daß Goethe Einzelheiten über die Umstände seiner Geburt von seiner Mutter erfahren hat, die allerdings kurz vor Beginn der Arbeit an *Dichtung und Wahrheit* gestorben war. Goethe konnte auch auf Berichte Bettina von Arnims zurückgreifen, die seine Mutter über seine Kindheit und Jugend befragt hatte und darüber dann 1835, also nach Goethes Tod, ein Buch (2) veröffentlichte, dessen Wahrheitsgehalt man im einzelnen wegen seines tendenziellen Charakters sicher kritisch beurteilen muß.

Goethes Geburt – das Frankfurter Taufbuch nennt als Zeitpunkt übrigens »mittags zwischen zwölf und ein Uhr« (Bo 1,5) – erfolgte diesem Bericht nach also verzögert, und er kam »für todt« auf die Welt. Natürlich lassen sich über die genauen Vorkommnisse nur Vermutungen anstellen.[47] Vielleicht bestand ein Atemstillstand infolge einer Atemlähmung oder Atemwegsverlegung, so daß Sauerstoffmangel und erhöhte Kohlendioxid-Spannung im Blut zu Zyanose und Bewußtlosigkeit führten. Die von Goethe genannten »vielfachen Bemühungen« waren daraufhin wohl externe Herzmassage, Abklatschen und Abreiben, vielleicht auch Mund-zu-Mund-Beatmung. Als Ursache des Atemstillstands wäre z. B. eine Nabelschnurkomplikation mit der Folge einer intrauterinen Asphyxie möglich. Da im Text ausdrücklich der Hebamme die Schuld gegeben wird, ließe sich auch denken, daß diese versucht hat, die – aus welchen Gründen auch immer – verzögert eintretende Geburt mit der Geburtszange zu beschleunigen, wobei ihr dann zwar nicht unbedingt ein Mißgeschick widerfahren sein muß, die Tatsache des asphyktischen Kindes aber auf ihr Hantieren zurückgeführt worden sein kann. Zu den häufigsten Ursachen der Neugeborenen-Asphyxie, heute auch als Depressionszustand des Neugeborenen bezeichnet, zählen u. a. die Aspiration von Fruchtwasser und der Ausfall oder die Störung der Funktion des Atemzentrums etwa infolge einer Hirnblutung; an erster Stelle der möglichen Ursachen steht aber natürlich die Frühgeburt, wofür es aber bei Goethe keinen sonstigen Hinweis gibt.

Heuser (47) nimmt an, daß bei Goethe eine perinatale Hirnstammschädigung vorgelegen hat. Aufgrund eines Vergleichs von Goethe-Porträts aus den verschiedensten Lebensabschnitten kommt er zu dem Ergebnis, daß bei Goethe eine internukleäre Ophthalmoplegie bestand mit Strabismus alternans im Sinn einer Hypertrophia sinistra mit Strabismus alternans verticalis concomitans.[48] Die bei Goethe vielfach beschriebene und auch gelegentlich subjektiv empfundene gesteigerte affektive Erregbarkeit und das zeitweilige Auftreten von optischen Halluzinationen – über die Richtigkeit dieser letzten Be-

47 Die von Goethe im letzten Satz des Zitats behaupteten Folgen für das Gemeinwesen hat Feis (21) kritisch untersucht und ist dabei zu keiner eindeutigen Bestätigung gelangt.

48 Bei der internukleären Ophthalmoplegie handelt es sich um ein neurologisches Krankheitsbild, bei dem aufgrund einer Läsion der internukleären Neurone eine ein- oder beidseitige Lähmung des M. rectus medialis mit Adduktionsparese des betroffenen Auges bei Blickwendung, oft verbunden mit dissoziiertem Nystagmus des abduzierten Auges besteht. Als pathogenetische Ursache käme bei Goethe eigentlich nur ein Hirnstamminfarkt in Frage.

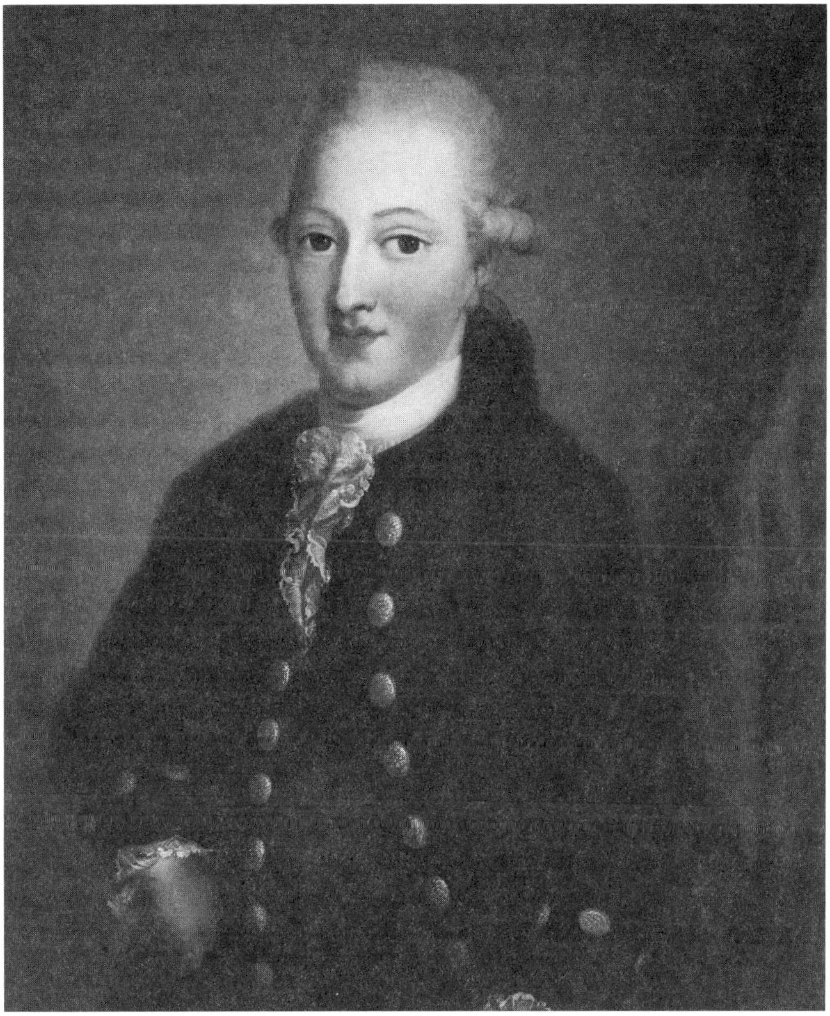

Unbekannter Künstler
Johann Wolfgang Goethe, um 1765
Öl auf Leinwand
Freies Deutsches Hochstift, Frankfurt am Main

hauptung wird an späterer Stelle zu sprechen sein – seien ebenfalls auf diese perinatale Schädigung zurückzuführen. Während die beiden letzten Annahmen eines derartigen Pathomechanismus sicherlich höchst spekulativ sind, mag zwar der ersten Annahme, daß nämlich bei Goethe eine internukleäre Ophthalmoplegie bestand, bei Betrachtung vieler Porträts[49] eine gewisse Plausibilität nicht abgesprochen werden, doch es handelt sich um ein differenziertes neurologisches Krankheitsbild, das nur bei genauer klinischer Untersuchung diagnostiziert werden kann – Porträts bilden eine unzureichende Befundgrundlage.

Welches Erbmaterial wurde dem unter solch erschwerten Bedingungen ins Leben getretenen Neugeborenen mitgegeben? Es liege hier fern, Vermutungen über die Vererbung psychischer Eigenschaften im allgemeinen und bei Goethe im besonderen anzustellen. Beschränkt man sich auf Fakten, so fällt auf, daß Goethes Vorfahren bis in die Generation der Urgroßeltern – weiter zurück sei hier nicht gegangen – fast ausnahmslos ziemlich alt wurden. Sein Großvater väterlicherseits starb 1730 mit 73 Jahren, seine Großmutter väterlicherseits starb 1754 im 86. Lebensjahr; sein Großvater mütterlicherseits erreichte das 78. Lebensjahr und starb 1771; seine Großmutter mütterlicherseits starb 1783 im 72. Lebensjahr. Sein Vater, 1710 als drittes Kind aus der zweiten Ehe des Großvaters geboren, starb 1782 im Alter von fast 72 Jahren; er war also um ein Jahr älter als seine Schwiegermutter. Mit 69 Jahren erlitt er einen Schlaganfall, in der Folgezeit vermutlich noch ein oder zwei Rezidive und vegetierte schließlich, gelähmt, aphasisch, inkontinent und dement aufgrund dieses zerebralen Gefäßprozesses, seinem Tod entgegen. Immer wieder wurde in der pathographischen Literatur die Vermutung aufgestellt, er habe sich, vielleicht während seiner Reise durch Italien im Jahr 1740, eine Lues zugezogen und diese an seinen Sohn weitervererbt. Überzeugende Anhaltspunkte für das Vorliegen einer Lues-Infektion bei Goethes Vater gibt es jedoch nicht. Beutler (4,177) berichtet von einer Notiz des Frankfurter Arztes Johann Christian Senckenberg aus dem Jahr 1745, der zufolge der Rat Goethe im vergangenen Jahr zur Kur in Aachen gewesen sei, wo ihm ein Franzose gesagt habe, daß er sich seine Krankheit auch nicht in der Kirche geholt habe. In der Biographie von der Schulenburgs (104,78) wird ferner aus dem Tagebuch dieses Arztes zitiert, der Rat Goethe habe nur ihm zu verdanken gehabt, daß er habe heiraten können. Aus diesen Bemerkungen auf

49 Die umfangreichste Sammlung enthält (96), eine wesentlich erweiterte Ausgabe von (95).

eine Syphilis zu schließen, ist sicher fragwürdig; zumal bei der letzten Nachricht liegt, wenn denn überhaupt ein sinnvoller Schluß gezogen werden kann, wohl die Annahme am nächsten, daß eine Phimose chirurgisch behandelt wurde. Völlig haltlos ist die Annahme einer Lues congenita bei Goethe selbst. Eine derartige Diagnose früherer Pathographen ist wohl nur mit der zeitbedingt unzulänglichen Kenntnis über Ätiologie, Pathogenese und Symptomatik dieser Erkrankung zu erklären.[50]

Goethes Mutter schließlich, 1731 geboren, ist in die Literatur eingegangen als robuste, lebenslustige Frau, was nach einer Lektüre ihrer Briefe, von denen sich einige erhalten haben (82), durchaus als zutreffende Charakterisierung angesehen werden kann. Sie starb 1808 mit 77 Jahren, bis zuletzt offensichtlich über das altersübliche Maß hinaus körperlich und geistig frisch.

Von Goethes fünf Geschwistern, die zwischen 1750 und 1760 geboren wurden, überlebte nur die am 7.12.1750 geborene Schwester Cornelia das Kindesalter. Ein 1752 geborener Bruder starb im 7. Lebensjahr, zwei Schwestern, 1754 und 1757 geboren, erreichten jeweils nur das 2. Lebensjahr, und ein 1760 geborener Bruder starb bereits mit einem Dreivierteljahr. Über die näheren Umstände dieses Kindersterbens ist nichts bekannt. Die Eltern scheinen die Todesfälle ihrer Kinder als nicht zu ändernde Schicksalsschläge aufgefaßt und später kaum noch daran gedacht zu haben – für die damalige Zeit eine nicht ungewöhnliche Einstellung.[51]

Das Verhältnis Goethes zu seiner um ein Jahr jüngeren Schwester Cornelia, die bereits am 8.6.1777, also im 27. Lebensjahr, bald nach der Geburt ihres zweiten Kindes, verstarb, hat Anlaß zu allerlei Vermutungen gegeben, die manchmal – wenn auch mehr angedeutet als offen ausgesprochen – bis zum Verdacht einer inzestuösen Bezie-

50 So wurde z. B. erst 1905 der Erreger der Syphilis, das Treponema pallidum, nachgewiesen. Im übrigen zählte die Syphilis zu den Lieblingsdiagnosen vieler Pathographen.

51 Goethe erwähnt seine frühzeitig verstorbenen Geschwister nur selten. In *Dichtung und Wahrheit* schreibt er: »Bei Gelegenheit dieses Familienleidens [der zuvor erwähnten Kinderkrankheiten] will ich auch noch eines Bruders gedenken, welcher um drei Jahre jünger als ich, gleichfalls von jener Ansteckung [nämlich den Pocken] ergriffen wurde und nicht wenig davon litt. Er war von zarter Natur, still und eigensinnig, und wir hatten niemals ein eigentliches Verhältniß zusammen. Auch überlebte er kaum die Kinderjahre. Unter mehreren nachgebornen Geschwistern, die gleichfalls nicht lange am Leben blieben, erinnere ich mich nur eines sehr schönen und angenehmen Mädchens, die aber auch bald verschwand, da wir denn nach Verlauf einiger Jahre, ich und meine Schwester, uns allein übrig sahen, und nur um so inniger und liebevoller verbanden.« (WA I.26,54)

hung[52] reichten. Unbezweifelbar kann gesagt werden, daß Goethe sie sehr liebte und ihr früher Tod ihn schwer erschütterte. Cornelia wird in der pathographischen Literatur fast durchgängig als psychisch auffällige Person geschildert; vermutlich hat sie an wiederholten Phasen einer affektiven Psychose gelitten.

Goethes frühkindliche Entwicklung scheint, trotz der schweren Geburt, unproblematisch verlaufen zu sein. Seinem Bericht in *Dichtung und Wahrheit* zufolge erlitt er die üblichen Kinderkrankheiten, wozu damals auch noch die Pocken (Blattern) gehörten. Zwar hatte es in England bereits um 1720 erste Impfversuche mit aus Menschenpocken gewonnener Lymphe gegeben, diese wurden aber wegen der hohen Komplikationsrate noch nicht allgemein aufgegriffen. Erst als Jenner Ende des 18. Jahrhunderts die Impfung aus Kuhpocken-Lymphe entdeckt hatte, setzte sich diese schnell durch und war zum Zeitpunkt der Abfassung der folgenden Passage aus *Dichtung und Wahrheit*, in der Goethe anschaulich die bei ihm aufgetretenen Symptome schildert, bereits weit verbreitet. Der wesentliche Unterschied zwischen der während seiner Kindheit üblichen und der neuen Impfmethode war Goethe wohl nicht bewußt: »Wie eine Familienspazierfahrt im Sommer durch ein plötzliches Gewitter auf eine höchst verdrießliche Weise gestört, und ein froher Zustand in den widerwärtigsten verwandelt wird, so fallen auch die Kinderkrankheiten unerwartet in die schönste Jahrszeit des Frühlebens. Mir erging es auch nicht anders. Ich hatte mir eben den Fortunatus mit seinem Säckel und Wünschhütlein gekauft, als mich ein Mißbehagen und ein Fieber überfiel, wodurch die Pocken sich ankündigten. Die Einimpfung derselben ward bei uns noch immer für sehr problematisch angesehen,

52 Goethe selbst war von einer bemerkenswerten Offenheit, denn nicht erst im zu seinen Lebzeiten nicht mehr erschienenen vierten Teil von *Dichtung und Wahrheit*, der einige bei aller Rätselhaftigkeit sehr deutliche Aussagen über das Verhältnis zu seiner Schwester enthält, sondern bereits im 1812 veröffentlichten zweiten Teil findet sich eine Passage, die die Interpretation nahelegt, daß er sich der Gefahr einer zu engen Beziehung durchaus bewußt war: »Und so wie in den ersten Jahren Spiel und Lernen, Wachsthum und Bildung den Geschwistern völlig gemein war, so daß sie sich wohl für Zwillinge halten konnten, so blieb auch unter ihnen diese Gemeinschaft, dieses Vertrauen bei Entwickelung physischer und moralischer Kräfte. Jenes Interesse der Jugend, jenes Erstaunen beim Erwachen sinnlicher Triebe, die sich in geistige Formen, geistiger Bedürfnisse, die sich in sinnliche Gestalten einkleiden, alle Betrachtungen darüber, die uns eher verdüstern als aufklären, wie ein Nebel das Thal, woraus er sich emporheben will, zudeckt und nicht erhellt, manche Irrungen und Verirrungen, die daraus entspringen, theilten und bestanden die Geschwister Hand in Hand, und wurden über ihre seltsamen Zustände um desto weniger aufgeklärt, als die heilige Scheu der nahen Verwandtschaft sie, indem sie sich einander mehr nähern, in's Klare treten wollten, nur immer gewaltiger aus einander hielt.« (WA I.27,22)

und ob sie gleich populare Schriftsteller schon faßlich und eindringlich empfohlen, so zauderten doch die deutschen Ärzte mit einer Operation, welche der Natur vorzugreifen schien. Speculirende Engländer kamen daher auf's feste Land und impften, gegen ein ansehnliches Honorar, die Kinder solcher Personen, die sie wohlhabend und frei von Vorurtheil fanden. Die Mehrzahl jedoch war noch immer dem alten Unheil ausgesetzt; die Krankheit wüthete durch die Familien, tödtete und entstellte viele Kinder, und wenige Eltern wagten es, nach einem Mittel zu greifen, dessen wahrscheinliche Hülfe doch schon durch den Erfolg mannichfaltig bestätigt war. Das Übel betraf nun auch unser Haus, und überfiel mich mit ganz besonderer Heftigkeit. Der ganze Körper war mit Blattern übersäet, das Gesicht zugedeckt, und ich lag mehrere Tage blind und in großen Leiden. Man suchte die möglichste Linderung, und versprach mir goldene Berge, wenn ich mich ruhig verhalten und das Übel nicht durch Reiben und Kratzen vermehren wollte. Ich gewann es über mich; indessen hielt man uns, nach herrschendem Vorurtheil, so warm als möglich, und schärfte dadurch nur das Übel. Endlich, nach traurig verflossener Zeit, fiel es mir wie eine Maske vom Gesicht, ohne daß die Blattern eine sichtbare Spur auf der Haut zurückgelassen; aber die Bildung war merklich verändert. Ich selbst war zufrieden nur wieder das Tageslicht zu sehen, und nach und nach die fleckige Haut zu verlieren; aber andere waren unbarmherzig genug, mich öfters an den vorigen Zustand zu erinnern; besonders eine sehr lebhafte Tante, die früher Abgötterei mit mir getrieben hatte, konnte mich, selbst noch in spätern Jahren, selten ansehen, ohne auszurufen: Pfui Teufel! Vetter, wie garstig ist er geworden! Dann erzählte sie mir umständlich, wie sie sich sonst an mir ergötzt, welches Aufsehen sie erregt, wenn sie mich umhergetragen; und so erfuhr ich frühzeitig, daß uns die Menschen für das Vergnügen, das wir ihnen gewährt haben, sehr oft empfindlich büßen lassen.« (WA I.26,51ff.) Zeitlebens sollen bei Goethe Pockennarben zu erkennen gewesen sein. Außer den Pocken erwähnt Goethe in *Dichtung und Wahrheit* noch Masern und Windpocken (Windblattern), von den anderen Kinderkrankheiten spricht er nur allgemein als »Quälgeistern der Jugend« (WA I.26,53).

Für die folgenden Jahre sind keine Krankheiten überliefert. Goethe erhält, angeleitet von seinem Vater und von Privatlehrern, eine umfassende Ausbildung, die das auch in wohlhabend bürgerlichen Kreisen übliche Maß weit übertrifft.

Im November 1755 ereignet sich das schwere Erdbeben in Lissabon. Goethe berichtet in *Dichtung und Wahrheit*, daß er durch dieses Ereignis – wie viele seiner Zeitgenossen – zutiefst erschüttert worden sei: »Der Knabe, der alles dieses [nämlich Berichte über das Erdbeben und seine Folgen] wiederholt vernehmen mußte, war nicht wenig betroffen. Gott, der Schöpfer und Erhalter Himmels und der Erden, den ihm die Erklärung des ersten Glaubens-Artikels so weise und gnädig vorstellte, hatte sich, indem er die Gerechten mit den Ungerechten gleichem Verderben preisgab, keineswegs väterlich bewiesen. Vergebens suchte das junge Gemüth sich gegen diese Eindrücke herzustellen, welches überhaupt um so weniger möglich war, als die Weisen und Schriftgelehrten selbst sich über die Art, wie man ein solches Phänomen anzusehen habe, nicht vereinigen konnten.« (WA I.26,43) Goethe ist zum Zeitpunkt des Erdbebens erst sechs Jahre alt, so daß in diese Schilderung vermutlich überwiegend Gedanken aus späterer Kindheit und Jugend eingegangen sind; für einen Knaben dieses Alters wären diese Reflexionen doch etwas zu ungewöhnlich.

Die Besetzung Frankfurts durch französische Truppen im Verlauf des Siebenjährigen Krieges, die zu einer über zwei Jahre andauernden Einquartierung des französischen Stadtkommandanten in das väterliche Haus führt, bringt neue Eindrücke und Kenntnisse für den Heranwachsenden mit sich, der bis dahin nur Reisen in die nähere Umgebung gemacht hat.

Allgemein wenig bekannt ist, daß im elterlichen Haus ein psychisch Kranker lebte. Es ist Johann David Clauer, ein 1732 geborener promovierter Jurist, der wohl bald nach Abschluß seines Studiums an Schizophrenie erkrankte und von Goethes Vater als Schreiber aufgenommen wurde. Mehrmals wird er in *Dichtung und Wahrheit* erwähnt,[53] am ausführlichsten in folgender, psychische Krankheit nach zeittypischer Ansicht[54] als selbstverschuldetes Übel auffassender Passage: »Ein junger Mann von vielen Fähigkeiten, der aber durch Anstrengung und Dünkel blödsinnig geworden war, wohnte als Mündel in meines Vaters Hause, lebte ruhig mit der Familie und war sehr still und in sich gekehrt, und wenn man ihn auf seine gewohnte Weise verfahren ließ, zufrieden und gefällig. Dieser hatte seine akademi-

53 Conrady (12, Bd. 1,39) irrt an dieser Stelle.

54 Diese Auffassung wird auch in dem kurz nach den ersten drei Teilen von *Dichtung und Wahrheit* erschienenen epochemachenden Werk der sog. »romantischen Psychiatrie« vertreten: Heinroth,J. C. A: Lehrbuch der Störungen des Seelenlebens oder der Seelenstörungen und ihrer Behandlung. 2 Bde. Leipzig: Vogel, 1818. An einer Stelle (Bd.1, 376) heißt es etwa: »Es folgt aber aus dem Gesagten, und hoffentlich auch Erwiesenen, daß die Seele blos moralisch erkranken könne; und so scharf auch eine subtile Psychologie jene Zustände von den gewöhnlich sogenannten moralischen Krankheiten der Seele, z. B. den Lastern, der Sünde überhaupt, absondern mag, so folgt doch aus unserer Ansicht, daß sie gerade die reifste Frucht des moralischen Erkrankens sind. Und so wäre denn das wahre Wesen der Seelenstörungen überhaupt hiemit ausgesprochen: es ist das Böse überhaupt.«

schen Hefte mit großer Sorgfalt geschrieben, und sich eine flüchtige leserliche Hand erworben. Er beschäftigte sich am liebsten mit Schreiben, und sah es gern, wenn man ihm etwas zu copiren gab; noch lieber aber, wenn man ihm dictirte, weil er sich alsdann in seine glücklichen akademischen Jahre versetzt fühlte.« (WA I.26,223f.) Goethe hat also in seiner Heimatstadt praktisch täglichen Umgang mit einem psychisch Kranken gehabt, und es mag naheliegen zu vermuten, daß die hierbei gewonnenen Eindrücke sein zeitlebens vorhandenes Interesse für solche Menschen[55] beeinflußt haben.

Gegen seine Neigung, da er gern in Göttingen Philologie studiert hätte, wird er auf Wunsch des Vaters auf ein juristisches Studium vorbereitet, das er im Herbst 1765 in Leipzig beginnt.

Studienzeit (1765 – 1771)

Drei Jahre hält sich Goethe in Leipzig auf. Bei Abreise aus Frankfurt ist er ein gesunder junger Mann, als Schwerkranker, mehrmals dem Tod nahe, kehrt er zurück, ohne das Studium abgeschlossen zu haben. Erst im April 1770 ist er gesundheitlich wieder in der Lage, es in Straßburg fortzusetzen und abzuschließen. Was war geschehen?

Die Quellenlage ist hier wesentlich günstiger als für die Kindheit. Man ist nicht nur auf *Dichtung und Wahrheit* und die von Bettina von Arnim vermutlich tendenziös überlieferten Erzählungen der Mutter angewiesen, es stehen auch zeitgenössische Dokumente zur Verfügung, vor allem Briefe Goethes und seiner Freunde und Bekannten.

Bereits während der Reise von Frankfurt nach Leipzig zieht sich Goethe eine Verletzung zu. Wegen der schlechten Wege bleibt der Wagen mehrmals stecken, und Goethe hilft mit, ihn wieder in Fahrt zu bringen. In *Dichtung und Wahrheit* heißt es: »Ich ermangelte nicht, mich mit Eifer anzustrengen, und mochte mir dadurch die Bänder der Brust übermäßig ausgedehnt haben; denn ich empfand bald nach-

55 Dies gilt auch trotz Goethes Abneigung gegenüber »Tollhäuser«, von der Soret berichtet, was Eckermann unter dem 17.3.1830 in seine *Gespräche* aufgenommen hat; Goethe sagt hier: »Die Welt ist so voller Schwachköpfe und Narren, daß man nicht nötig hat, sie im Tollhause zu suchen. Hierbei fällt mir ein, daß der verstorbene Großherzog, der meinen Widerwillen gegen Tollhäuser kannte, mich durch List und Überredung einst in ein solches einführen wollte. Ich roch aber den Braten noch zeitig genug und sagte ihm, daß ich keineswegs ein Bedürfnis verspüre, auch noch diejenigen Narren zu sehen, die man einsperre, vielmehr schon an denen vollkommen genug habe, die frei umhergehen. ›Ich bin sehr bereit‹, sagte ich, ›Eurer Hoheit, wenn es sein muß, in die Hölle zu folgen, aber nur nicht in die Tollhäuser.‹« (17,637)

her einen Schmerz, der verschwand und wiederkehrte und erst nach vielen Jahren mich völlig verließ.« (WA I.27,46) Goethe selbst vermutet also eine thorakale Bänderzerrung, für die es aber praktisch ausgeschlossen wäre, daß die dadurch bedingten Symptome erst nach vielen Jahren verschwänden. Eine Bänderruptur dürfte aus diesem Grund ebenfalls eher unwahrscheinlich sein. Kühn (65,17) nimmt als Ursache der Schmerzen eine Pleuraschwarte an, was voraussetzen würde, daß zu einem früheren Zeitpunkt eine Pleuritis bestand, deren häufigste Ursache wiederum zur damaligen Zeit bei einem jungen Menschen eine Tuberkulose sein dürfte. Sollte sich Goethe also bereits in Frankfurt mit Tuberkulose infiziert und eine, wie durchaus nicht ungewöhnlich, eher symptomarme Primär-Tuberkulose durchgemacht haben? Kam Goethe also doch nicht als gesunder Mann nach Leipzig, sondern trug bereits eine Krankheit in sich, die erst hier voll zum Ausbruch kommen sollte?

In *Dichtung und Wahrheit* schildert Goethe für die letzte Frankfurter Zeit, etwa 1763/64, seine erste Liebe zu einem älteren Mädchen, das er Gretchen nennt. Inwiefern hier tatsächlich Erlebtes und Erdichtetes sich vermengen, sei dahingestellt; gewöhnlich wird die historische Echtheit dieses Gretchens bestritten.[56] Wie dem auch sei, jedenfalls berichtet Goethe, daß nach dem unglücklichen Ausgang dieses Erlebnisses eine »körperliche Krankheit mit ziemlicher Heftigkeit« bei ihm auftrat; die angegebenen Symptome lassen in der Tat an eine Primär-Tuberkulose denken: »So verbrachte ich Tag und Nacht in großer Unruhe, in Rasen und Ermattung, so daß ich mich zuletzt glücklich fühlte, als eine körperliche Krankheit mit ziemlicher Heftigkeit eintrat, wobei man den Arzt zu Hülfe rufen und darauf denken mußte, mich auf alle Weise zu beruhigen.« (WA I.26,341) – »... ich hatte oft halbe Nächte durch mich mit dem größten Ungestüm diesen Schmerzen überlassen, so daß es durch Thränen und Schluchzen zuletzt dahin kam, daß ich kaum mehr schlingen konnte und der Genuß von Speise und Trank mir schmerzlich ward, auch die so nah verwandte Brust zu leiden schien.« (WA I.27,9) Goethe beschreibt also, was in der pathographischen Literatur bisher nicht gesehen wurde, geradezu typische Symptome einer Primär-Tuberkulose: pulmonale

56 Goethe glaubte sich »auf einmal von aller Leidenschaft für sie geheilt«, als er erfuhr, daß ihn Gretchen »als Kind betrachtet« und ihre Neigung zu ihm »wahrhaft schwesterlich« (WA I.27,8) gewesen sei. Die erste Irritation über das Wesen eines Verhältnisses zu einer Geliebten datiert Goethe also bereits in seine frühe Jugend und schreibt die verfängliche Äußerung geschickt dem Mädchen zu; im berühmten Briefgedicht an Ch. v. Stein vom 14.4.1776 heißt es in irritierender Deutlichkeit: »Ach, du warst in abgelebten Zeiten / Meine Schwester oder meine Frau.« (WA I.4,97)

und pharyngeale Affektion, erhöhte Temperatur, Ermüdbarkeit und Abgeschlagenheit. Trifft die Annahme zu, daß er sich in der letzten Frankfurter Zeit, also 1764/65, mit Tuberkulose infiziert und für einige Wochen Symptome einer Primär-Tuberkulose gezeigt hat - er scheint übrigens sogar, einem Brief an seine Schwester vom Juni 1765 (WA IV.1,6f.) zufolge, kurz in Wiesbaden zur Kur gewesen zu sein –, so könnte es sich bei der vermeintlichen Bänderzerrung im Herbst 1765 tatsächlich um Symptome einer tuberkulös bedingten Pleuraschwiele gehandelt haben, und die oben zitierte Aussage, daß der Schmerz »verschwand und wiederkehrte und erst nach vielen Jahren mich völlig verließ«, wäre durchaus verständlich.

In Leipzig scheint eine wesentliche Beeinträchtigung des Gesundheitszustandes zunächst nicht bestanden zu haben. Erst im Frühjahr 1767 ist Goethe wohl längere Zeit krank. Er schreibt am 11.5.1767 an seine Schwester: »Denke dir einen Menschen, der von einer verdrüßlichen Kranckheit, und von seinen Arbeiten, zu eben der Zeit befreyt wird, da die Sonne den späten Früling zu uns brachte. Du kannst die Freude nur halb fühlen, die ich empfand, da ich die Natur mit mir vom Kranckenbette aufstehen sah, ich vergaß alles um mich herum, biß mich eine rauhe Luft und ein dicker Backen zu Hause zu bleiben nöthigten.« (WA IV.1,83) Welche Krankheit zunächst vorgelegen hat, muß ungewiß bleiben. Danach leidet Goethe offensichtlich an einer akuten Zahnwurzelentzündung mit Abszeßbildung. Von einer »dicken Backe« wird in den nächsten Jahren in seinen Briefen und Tagebüchern noch häufig die Rede sein.

Im Oktober 1767 berichtet er in einem Brief an seine Schwester: »Ich lebe sehr diät, das ist wohl eins, aber Docktor Quiet und Docktor Merrymän[57] haben hier eine so starcke Praxin daß ich bißhierher noch nicht unter ihre Cur habe kommen können.« (WA IV.1,116) Ende Oktober 1767 stürzt Goethe von einem Pferd und zieht sich mehrere Verletzungen zu, worüber er in einem Brief an seinen Freund Behrisch vom 2.11.1767 berichtet: »Daß du vom Sonnabend keinen Brief empfingst, wird dich gewundert haben, ohne wichtige Ursachen unterlasse ich es gewiss nie; aber es war auch eine wichtige Ursache, eine mit der wichtigsten, dem Halsbrechen so verwandte, kurz ich binn vom Pferde gestürzt, oder eigentlicher, ich habe mich vom Pferde gestürzt, da es mit mir, einem sehr ungeschickten Reuter durchging, um es nicht etwa zu einem Schleifen oder sonstigem Stürzen kom-

57 Goethe spielt hier wohl auf einen in seinem Elternhaus geläufigen Spruch an; von seinem Vater ist nämlich ein Stammbucheintrag mit folgendem Text überliefert: »Dr. Diet, Dr. Quiet and Dr. Merry-Man are the best physiciens.« (HaBr 1,544)

men zu lassen. Das ist ein Paragraf in dem die Figur meines Gehirns modelirt ist, verwirrt, und unzusammenhängend. Es ist eine betäubende Sache um ein groses unverhoftes Glück. Dieses, daß ich nicht den Hals gebrochen habe hat mich glaub ich so im Kopfe schwindlend gemacht. Aber, Gott sey Danck, ich habe mir keinen Schaden getahn, denn du kannst wohl rahten, daß ich ein aufgestoßnes Kinn, eine zerschlagne Lippe, und ein geschellertes Auge nicht unter die grosen Schäden rechne. So lange sich mein Mädgen nicht über die Verunzierung dieses Gesichts beschweert, so lang hats gute Weege.« (WA IV.1,126) Vermutlich hat Goethe also, neben den geschilderten sichtbaren Verletzungen, eine Gehirnerschütterung erlitten und ist sich nicht sicher, ob nicht doch ernsthaftere Schäden[58] zurückbleiben würden, wie ein Brief an den gleichen Adressaten einige Tage später zeigt, in dem es heißt: »Ich binn ganz wiederhergestellt, und ich hoffe nicht, daß es etwa heimliche Folgen möge gehabt haben.« (WA IV. 1,131)

Das körperliche Leiden scheint bald von einem psychischen abgelöst worden zu sein. Goethe hat offensichtlich Liebeskummer, und in dunklen Worten spricht er in jenem langen Brief an Behrisch vom 10.11.1767, aus dem bereits zitiert wurde, über Suizidgedanken, wobei unklar ist, ob diese eher spielerisch geäußert werden oder doch ernsthafter sind: »Mein armer Kopf dreht sich. Morgen, will ich ausgehen, und sie sehn. Vielleicht hat ihre ungerechte Kälte gegen mich nachgelassen. Hat sie's nicht so binn ich gewiss, einen gedoppelten Anfall von Fieber morgen abend zu kriegen. Es sey! Ich binn nicht Herr über mich. Was taht ich neulich als ich von meinem unbändigen Pferde weggerissen ward? Ich konnte es nicht einhalten, ich sah meinen Todt, wenigstens einen schröcklichen Fall vor Augen. Ich wagt' es, und stürzte mich herunter. Da hatte ich Herz. Ich binn vielleicht nicht der herzhafteste, binn nur gebohren in Gefahr herzhaft zu werden. Aber ich binn jetzt in Gefahr, und doch nicht herzhaft. Gott! Freund! weißt du was ich meyne? Gute Nacht. Mein Gehirn ist in Unordnung. O wäre die Sonne wieder da! Unzufriedenheit! Ich weiß warrlich nicht mehr was ich schreibe.« (WA IV.1,140f.) Zuvor berichtet er, daß er »in ein Fieber verfiel, das mich diese Nacht mit Frost und Hitze entsetzlich peinigte, und diesen ganzen Tag zu Hause bleiben hieß.« (WA IV.1,136) Wenige Sätze später ist sogar davon die Rede, daß er Schüt-

58 Auch der Satz »Das ist ein Paragraf ...« läßt diese Befürchtung erkennen. Unter »Paragraphie« versteht man heute eine charakteristische Störung des Schreibvermögens, wie sie nach zerebralen Prozessen unterschiedlichster Art auftreten kann. Goethe verwendet den Begriff wohl in sehr ähnlicher Bedeutung.

telfrost hatte, was ihn aber nicht daran hinderte, ins Theater zu gehen, da er dort sein Mädchen mit einem Nebenbuhler vermutete. Er klagt dann darüber, daß er nicht habe scharf genug sehen können, weshalb er ein Opernglas zu Hilfe genommen habe, um seine Geliebte in der Loge aufzuspüren. Ob aus diesem Bericht wirklich auf eine Kurzsichtigkeit nennenswerten Ausmaßes geschlossen werden kann, muß fraglich bleiben; an späterer Stelle wird noch einmal darauf zurückzukommen sein.

Das körperliche und seelische Leid hat Goethe anscheinend zunächst gut überwunden, die Eifersucht scheint unbegründet gewesen zu sein, und im darauffolgenden Winter nimmt er an Liebhaberaufführungen im Kreis seiner Freundin teil.

Im Juli 1768 kommt es dann zu einer dramatischen Zuspitzung des körperlichen Zustands. Über die vorangegangenen Wochen und Monate äußert sich Goethe später in *Dichtung und Wahrheit* sehr kritisch: »... dachte ich nicht, daß ich mich bald in dem Fall befinden würde, für mein eigenes Leben besorgt zu sein: denn unter allem diesem hatten meine körperlichen Zustände nicht die beste Wendung genommen. Schon von Hause hatte ich einen gewissen hypochondrischen Zug mitgebracht, der sich in dem neuen sitzenden und schleichenden Leben eher verstärkte als verschwächte. Der Schmerz auf der Brust, den ich seit dem Auerstädter Unfall von Zeit zu Zeit empfand und der, nach einem Sturz mit dem Pferde, merklich gewachsen war, machte mich mißmuthig. Durch eine unglückliche Diät verdarb ich mir die Kräfte der Verdauung; das schwere Merseburger Bier verdüsterte mein Gehirn, der Kaffee, der mir eine ganz eigne triste Stimmung gab, besonders mit Milch nach Tische genossen, paralysirte meine Eingeweide und schien ihre Functionen völlig aufzuheben, so daß ich deßhalb große Beängstigungen empfand, ohne jedoch den Entschluß zu einer vernünftigeren Lebensart fassen zu können. Meine Natur, von hinlänglichen Kräften der Jugend unterstützt, schwankte zwischen den Extremen von ausgelassener Lustigkeit und melancholischem Unbehagen.[59] Ferner war damals die Epoche des Kaltbadens eingetreten, welches unbedingt empfohlen ward. Man sollte auf hartem Lager schlafen, nur leicht zugedeckt, wodurch denn alle gewohnte Ausdünstung unterdrückt wurde. Diese und andere Thor-

59 Merkwürdigerweise wird diese Passage von allen Pathographen, die bei Goethe eine manisch-depressive Erkrankung oder zumindest eine zirkuläre Anlage annehmen, nicht zitiert. Allerdings ist sie natürlich genausowenig für einen Beweis ausreichend wie alle anderen Stellen. Goethe schreibt aus nahezu 50jähriger Rückschau; die unmittelbaren Zeitdokumente lassen keine abgrenzbaren depressiven oder manischen Phasen erkennen. Dies gilt für die Leipziger Zeit wie auch für später.

heiten, in Gefolg von mißverstandenen Anregungen Rousseau's, würden uns, wie man versprach, der Natur näher führen und uns aus dem Verderbnisse der Sitten retten. Alles Obige nun, ohne Unterscheidung, mit unvernünftigem Wechsel angewendet, empfanden mehrere als das Schädlichste, und ich verhetzte meinen glücklichen Organismus dergestalt, daß die darin enthaltenen besondern Systeme zuletzt in eine Verschwörung und Revolution ausbrechen mußten, um das Ganze zu retten.« (WA I.27,185f.)

Im Anschluß an diese Stelle[60] berichtet Goethe dann von einem heftigen »Blutsturz«, dessen genaues Datum sich nicht bestimmen läßt; sicher ist, daß er im Juli 1768 stattgefunden hat: »Eines Nachts wachte ich mit einem heftigen Blutsturz auf, und hatte noch so viel Kraft und Besinnung, meinen Stubennachbar zu wecken. Doctor Reichel wurde gerufen, der mir auf's freundlichste hülfreich ward, und so schwankte ich mehrere Tage zwischen Leben und Tod, und selbst die Freude an einer erfolgenden Besserung wurde dadurch vergällt, daß sich, bei jener Eruption, zugleich ein Geschwulst an der linken Seite des Halses gebildet hatte, den man jetzt erst, nach vorübergegangener Gefahr, zu bemerken Zeit fand. Genesung ist jedoch immer angenehm und erfreulich, wenn sie auch langsam und kümmerlich von statten geht, und da bei mir sich die Natur geholfen, so schien ich auch nunmehr ein anderer Mensch geworden zu sein: denn ich hatte eine größere Heiterkeit des Geistes gewonnen, als ich mir lange nicht gekannt, ich war froh mein Inneres frei zu fühlen, wenn mich gleich äußerlich ein langwieriges Leiden bedrohte.« (WA I.27,186f.) Goethe schildert also ganz eindrucksvoll zwei Symptome, die bei Berücksichtigung aller Umstände, insbesondere der bisherigen Krankheiten bzw. Krankheitssymptome, des weiteren Verlaufs in den nächsten Monaten und Jahren und angesichts der Tatsache, daß er dann doch fast 83 Jahre alt wurde, eigentlich kaum einen Zweifel an der Diagnose erlauben. Unter »Blutsturz« ist eher eine Hämoptoe zu verstehen als eine Hämatemesis. Bei letzterer müßte die Blutungsquelle in der Speiseröhre oder im Magen zu suchen sein, z. B. Ösophagusvarizen oder ein Ulcus. Für eine Hämoptoe kommt hier eigentlich nur eine Lungentuberkulose in Frage, nämlich infolge einer Arrosion eines Gefäßes, was im allgemeinen erst bei Vorhandensein von Kavernen vorkommt, wodurch die Annahme unterstützt würde, Goethe habe sich bereits zu einem wesentlich früheren Zeitpunkt mit Tuberkulose infiziert; prinzipiell wäre ein solches Ereignis freilich auch schon im

60 Möbius meint dazu, man hielte sie für die Anamnese eines Hypochonders, »wüßte man nicht, wer das geschrieben hat.« (75,165)

Anfangsstadium einer Lungentuberkulose möglich. Andere mögliche Gründe für eine Hämoptoe wie z. B. ein Tumor, Bronchiektasen, eine chronische Bronchitis, unspezifische Pneumonien scheinen doch sehr unwahrscheinlich, um so mehr wenn man das zweite von Goethe geschilderte Symptom heranzieht, bei dem es sich offensichtlich um eine Halslymphknotenschwellung gehandelt hat. Diese könnte, neben anderen Gründen, natürlich auch Folge einer unspezifischen Infektion des lymphatischen Rachenrings sein, wahrscheinlicher ist aber auch hier, vor allem aufgrund des weiteren Verlaufs, daß es sich um eine tuberkulöse Entzündung gehandelt hat.

Goethes »Leipziger Jugenderkrankung« wurde, wie im ersten Teil der vorliegenden Arbeit dargestellt, von verschiedenen Pathographen als eine Syphilis gedeutet. Diese Ansicht ist aufgrund des heutigen Wissens über Symptomatologie und Verlauf der Syphilis[61] zurückzuweisen, ebenso wie die in diesem Zusammenhang gelegentlich vorgebrachte und bereits erwähnte Vermutung, Goethes Vater habe an Syphilis gelitten und diese im Sinn einer Lues connata an ihn weitervererbt. Die Vererbung hätte jedoch nur über eine infizierte Mutter erfolgen können, wofür es wiederum keine stichhaltigen Anhaltspunkte gibt, und zudem bereits beim Neugeborenen und Kleinkind derart auffällige Symptome hinterlassen, daß sie mit Sicherheit bemerkt und beschrieben worden wären. Ohnehin wäre es völlig außergewöhnlich, daß Goethes frühkindliche Entwicklung dann so problemlos verlaufen wäre, wie sie wohl trotz der perinatalen Asphyxie tatsächlich erfolgt ist.

Goethes Zustand ist im Juli 1768 sehr ernst, und er übertreibt gewiß nicht, wenn er später in *Dichtung und Wahrheit* schreibt, daß er mehrere Tage zwischen Leben und Tod geschwankt habe. Die kritische Phase scheint aber bald überwunden worden zu sein, die Genesung dauert jedoch lange, viele Monate. Zunächst einmal ist er gezwungen, sein Studium abzubrechen; im September 1768 trifft er wieder bei Eltern und Schwester in Frankfurt ein. Die Halslymphknotenschwellung besteht noch lange und bereitet dem behandelnden Arzt und Chirurgen Schwierigkeiten; jedenfalls scheinen sie schwankend hinsichtlich der angemessenen Therapie zu sein, wie Goethe in *Dichtung und Wahrheit* berichtet: »Da ich mit der Geschwulst am Halse sehr geplagt war, indem Arzt und Chirurgus diese Excrescenz erst vertreiben, hernach, wie sie sagten, zeitigen wollten, und sie

61 Es führte hier zu weit, auf die vielfältigen Symptome einer Syphilis bzw. Lues connata einzugehen. Das Krankheitsbild einschließlich der zugrundeliegenden Pathomechanismen ist heute, ganz anders als zur Blütezeit der spekulativen Pathographie Ende des 19. und Anfang des 20. Jahrhunderts, sehr genau bekannt.

zuletzt aufzuschneiden für gut befanden, so hatte ich eine geraume Zeit mehr an Unbequemlichkeit als an Schmerzen zu leiden, obgleich gegen das Ende der Heilung das immer fortdauernde Betupfen mit Höllenstein und andern ätzenden Dingen höchst verdrießliche Aussichten auf jeden neuen Tag geben mußte.« (WA I.27,202) Diese Unsicherheit dürfte ihren Grund darin gehabt haben, daß der Arzt sich über den Sitz der Krankheit nicht sicher war. In einem Brief vom 8.9.1768[62] berichtet Goethe: »... daß mein Medicus hier [in Frankfurt, also vermutlich anders als der Leipziger Arzt] meinen Zufall nicht so wohl aus einem Schaden an der Lunge als einer Beschädigung der Luftröhre herleitet ...«. (HaBr 1,66) Am 1.10.1768 schreibt er an die Familie seiner ehemaligen Leipziger Freundin: »Ich befinde mich so gut als ein Mensch der in Zweifel steht ob er die Lungensucht hat oder nicht, sich befinden kann; doch geht es etwas besser, ich nehme an Backen wieder zu, und da ich hier weder Mädgen noch Nahrungssorgen habe die mich plagen könnten, so hoffe ich von Tag zu Tage weiter zu kommen.« (WA IV.1,165) Es scheint, daß sich schließlich auch der Frankfurter Arzt zu der Diagnose einer »Lungensucht« entschlossen hat, zumindest aber Goethe selbst, denn in einem Briefgedicht vom 6.11.1768 heißt es:

»... binn halb kranck und halb gesund,
Am ganzen Leibe wohl, nur in dem Halse wund;
Sehr missvergnügt, dass meine Lunge
Nicht so viel Athem reicht, als meine Zunge
Zu manchen Zeiten braucht ...«. (WA IV.1,170)

Goethes Zustand bessert sich allmählich. Drei Tage später schreibt er: »Meine Gesundheit fängt an, wieder etwas zu steigen, und doch ist sie noch nicht viel übers Schlimme.« (WA IV.1,178) Anfang Dezember erfolgt ein Rückfall. Seine Schwester Cornelia schreibt mit Datum vom 7.12.1768 in ihr Tagebuch: »Mein Bruder ist sehr krank. Er hat plötzlich einen heftigen Kolikanfall gehabt, der ihn überaus leiden macht. Man wendet alles an, um ihm einige Ruhe zu verschaffen, aber vergeblich. Ich kann ihn nicht in diesem Zustande sehen, ohne daß es mein Herz zerreißt. Warum kann ich ihm nicht helfen!« (Bo 1,14) Drei Tage später schreibt sie: »Nach zwei Tagen der Schmerzen geht es meinem armen Bruder ein wenig besser. Aber er ist so schwach, daß er keine Viertelstunde auf sein kann. Wenn nur die Schmerzen aufhören, wird die Kraft bald wiederkehren. Man muß das Beste hoffen und Geduld haben.« (Bo 1,14) Die folgende Stelle aus *Dichtung und Wahrheit* dürfte sich auf diesen »Kolikanfall« beziehen: »Mir war in-

62 Dieser Brief wurde erstmals 1922 veröffentlicht, also nach Abschluß der WA.

deß noch eine sehr harte Prüfung vorbereitet: denn eine gestörte und man dürfte wohl sagen für gewisse Momente vernichtete Verdauung brachte solche Symptome hervor, daß ich unter großen Beängstigungen das Leben zu verlieren glaubte und keine angewandten Mittel weiter etwas fruchten wollten. In diesen letzten Nöthen zwang meine bedrängte Mutter mit dem größten Ungestüm den verlegnen Arzt, mit seiner Universal-Medizin hervorzurücken; nach langem Widerstande eilte er tief in der Nacht nach Hause und kam mit einem Gläschen krystallisirten trocknen Salzes zurück, welches in Wasser aufgelös't von dem Patienten verschluckt wurde und einen entschieden alkalischen Geschmack hatte. Das Salz war kaum genommen, so zeigte sich eine Erleichterung des Zustandes, und von dem Augenblick an nahm die Krankheit eine Wendung, die stufenweise zur Besserung führte. Ich darf nicht sagen, wie sehr dieses den Glauben an unsern Arzt, und den Fleiß uns eines solchen Schatzes theilhaftig zu machen, stärkte und erhöhte.« (WA I.27,205)

Wie dramatisch Goethes Zustand in diesen Tagen gewesen sein muß, geht noch aus einem Brief hervor, den er neun Jahre später, am 9.12.1777, an Ch. v. Stein schreibt: »Es ist eben um die Zeit, wenig Tage auf ab, dass ich vor neun Jahren kranck zum Todte war, meine Mutter schlug damals in der äusersten Noth ihres Herzens ihre Bibel auf und fand, wie sie mir nachher erzählt hat: »Man wird wiederum Weinberge pflanzen an den Bergen Samariä, pflanzen wird man und dazu pfeifen.« Sie fand für den Augenblick Trost, und in der Folge manche Freude an dem Spruche.« (WA IV.3,196)

Die diagnostische Zuordnung dieser Erkrankung, die auf so wunderbare Weise auf Glaubersalz, einem bewährten Abführmittel, angesprochen hat, ist schwierig. Es scheint zweifelhaft, daß es sich hier um »weitere Begleiterscheinungen der Tuberkulose« handelt, wie Kühn (65,21) angibt; er vermutet eine Gastritis mit spastischer Obstipation. Diese Diagnose mag richtig sein, aber kaum der behauptete Zusammenhang mit der Tuberkulose. Goethes behandelnder Arzt hat wohl ebenfalls eine Magenerkrankung angenommen, denn in einem Brief Goethes vom 30.12.1768 heißt es: »Meine Lunge ist so gesund als möglich, aber am Magen sitzt was.« (WA IV.1,184) Veil (114,75) sieht die »Kolik« gar als Folge einer Nierensteinbildung, was für dieses Alter doch sehr ungewöhnlich wäre; in späteren Jahren aber wird Goethe unzweifelhaft an Nephrolithiasis leiden.

Im eben genannten Brief, der übrigens an seine ehemalige Leipziger Freundin gerichtet ist, gibt Goethe einen Rückblick auf seinen Gesundheitszustand in der letzten Zeit und äußert sich über die psychischen Folgen der schweren Erkrankung: »Sie werden ohne Zweifel ... die Nachricht von meiner Genesung erhalten haben; und ich eile es zu bestättigen. Ja meine Liebe, es ist wieder vorbey, und inskünftige müssen Sie Sich beruhigen wenn es ja heissen sollte: Er liegt wieder! Sie wissen meine Constitution macht manchmal einen Fehltritt, und in acht Tagen hat sie sich wieder zurechte geholfen; diesmal war's arg, und sah noch ärger aus als es war, und war mit schröcklichen Schmerzen verbunden. Unglück ist auch gut. Ich habe viel in der Kranckheit gelernt, das ich nirgends in meinem Leben hätte lernen können. Es ist vorbey, und ich binn wieder ganz munter, ob ich gleich drey volle Wochen nicht aus der Stube gekommen binn, und mich fast niemand besucht, als mein Docktor, der, Gott sey danck, ein liebenswürdiger Mann ist. Ein närrisch Ding um uns Menschen, wie ich in muntrer Gesellschafft war, war ich verdrüsslich, jetzt binn ich von aller Welt verlassen, und binn lustig; denn selbst meine Kranckheit über, hat meine Munterkeit meine Famielie getröstet, die gar nicht in einem Zustande war, sich, geschweige mich zu trösten.« (WA IV.1,183) Kurz darauf, im Januar 1769, muß es zu einem Rückfall gekommen sein; Näheres darüber kann aber nicht gesagt werden. In einem Brief vom 14.2.1769 schreibt Goethe: »Ich bin würcklich noch ein Gefangener der Krankheit, obgleich mit der nächsten Hoffnung, bald erlöst zu seyn.« (WA IV.1,203)

Welche Therapie in diesen Wochen durchgeführt wird im einzelnen, läßt sich nicht ausreichend sicher klären. Goethe verbringt offenbar viel Zeit still zu Hause und scheint immerhin geistig einigermaßen aufnahmefähig zu sein, da er viel liest – allerdings wohl keine juristische Fachliteratur. Viele Anzeichen deuten darauf hin, daß er lange Zeit nicht an eine Fortsetzung seines Studiums gedacht hat, was auf die Schwere der Erkrankung hinweist und auf die Befürchtung schließen läßt, er werde dazu nicht mehr in der Lage sein. Zeitweise beschäftigt er sich mit Kupferstichen und versucht sich auch selbst mit Ätzen und Radieren. Verwunderlich ist es nicht, daß es daraufhin zu gesundheitlichen Störungen kommt, die auf den Umgang mit ätzenden Säuren zurückgeführt werden können. In *Dichtung und Wahrheit* heißt es: »Ich befand mich zu der Zeit nach meiner Art ganz wohl; allein in diesen Tagen befiel mich ein Übel, das mich noch nie gequält hatte. Die Kehle nämlich war mir ganz wund geworden, und besonders das was man den Zapfen nennt, sehr entzündet; ich konnte nur mit großen Schmerzen etwas schlingen, und die Ärzte wußten nicht, was sie daraus machen sollten. Man quälte mich mit Gurgeln und Pinseln und konnte mich von dieser Noth nicht befreien. Endlich ward ich wie durch eine Eingebung gewahr, daß ich bei dem Ätzen nicht vorsichtig genug gewesen, und daß ich, indem ich es öfters und leidenschaftlich wiederholt, mir dieses Übel zugezogen und solches immer wieder erneuert und vermehrt. Den Ärzten war die Sache plausibel und gar bald gewiß, indem ich das Radiren und Ätzen um so mehr unterließ, als der Versuch keineswegs gut ausgefallen war, und ich eher Ursache hatte meine Arbeit zu verbergen als vorzuzeigen, worüber ich mich um so leichter tröstete, als ich mich von dem beschwerlichen Übel sehr bald befreit sah. Dabei konnte ich mich doch der Betrachtung nicht enthalten, daß wohl die ähnlichen Beschäftigungen in Leipzig manches möchten zu jenen Übeln beigetragen haben, an denen ich so viel gelitten hatte.« (WA I.27,213f.)[63]

Im weiteren Verlauf des Jahres 1769 kommt es zu einer zunehmenden Besserung von Goethes Gesundheitszustand. Er übersteht die Tuberkulose und alle anderen Krankheiten offensichtlich ohne irgendwelche Residuen. Über die psychischen Auswirkungen der Tuberkulose seien hier keine weiteren Vermutungen, die über das von Goethe selbst Gesagte hinausgehen, angestellt.[64] Er schreibt am 12.12. 1769 seiner ehemaligen Leipziger Freundin: »Kann man einem Unglücklichen verdencken dass er sich nicht freun kann. Mein Elend hat mich auch gegen das Gute stumpf gemacht, was mir noch übrig bleibt. Mein Körper ist wieder hergestellt, aber meine Seele ist noch nicht geheilt, ich binn in einer stillen unthätigen Ruhe, aber das heisst

63 Daran schließen sich in *Dichtung und Wahrheit* unvermittelt allgemeine Betrachtungen des über 60jährigen Goethe: »Freilich ist es eine langweilige und mitunter traurige Sache, zu sehr auf uns selbst und was uns schadet und nutzt Acht zu haben; allein es ist keine Frage, daß bei der wunderlichen Idiosynkrasie der menschlichen Natur von der einen, und bei der unendlichen Verschiedenheit der Lebensart und Genüsse von der andern Seite, es noch ein Wunder ist, daß das menschliche Geschlecht sich nicht schon lange aufgerieben hat. Es scheint die menschliche Natur eine eigene Art von Zähigkeit und Vielseitigkeit zu besitzen, da sie alles was an sie herankommt oder was sie in sich aufnimmt überwindet, und wenn sie sich es nicht assimiliren kann, wenigstens gleichgültig macht. Freilich muß sie bei einem großen Exceß trotz alles Widerstandes den Elementen nachgeben, wie uns so viele endemische Krankheiten und die Wirkungen des Branntweins überzeugen. Könnten wir, ohne ängstlich zu werden, auf uns Acht geben, was in unserm complicirten bürgerlichen und geselligen Leben auf uns günstig oder ungünstig wirkt, und möchten wir das was uns als Genuß freilich behaglich ist, um der übeln Folgen willen unterlassen, so würden wir gar manche Unbequemlichkeit, die uns bei sonst gesunden Constitutionen oft mehr als eine Krankheit selbst quält, leicht zu entfernen wissen. Leider ist es im Diätetischen wie im Moralischen: wir können einen Fehler nicht eher einsehen, als bis wir ihn los sind; wobei denn nichts gewonnen wird, weil der nächste Fehler dem vorhergehenden nicht ähnlich sieht und also unter derselben Form nicht erkannt werden kann.« (WA I.27,214f.)

64 Hierzu sei noch einmal - als einem abschreckenden Beispiel - auf Schlee verwiesen, der 1967 im Anschluß an eine derartige Diskussion schreibt: »Damit ist der Kreis dessen, was da geschah, in ungefährer Weise abgeschritten. Ein Kreis, in dessen Mittelpunkt die Erkrankung steht eines noch Namenlosen, der ohne sie nicht das hätte werden können, was er, durch sie hindurchgehend, dann schließlich wurde: Goethe.« (99,163f.)

nicht glücklich seyn. Und in dieser Gelassenheit, ist meine Einbildungskrafft so stille, dass ich mir auch keine Vorstellung von dem machen kann was mir sonst das liebste war. Nur im Traum erscheint mir manchmal mein Herz wie es ist, nur ein Traum vermag mir die süssen Bilder zurückzurufen, so zurückzurufen dass meine Empfindung lebendig wird ...«. (WA IV.1,219)

Zu diesem Zeitpunkt steht bereits fest, daß er im April 1770 sein Studium fortsetzen würde – nicht in Leipzig, sondern in Straßburg. Ob zum Wechsel des Studienortes auch gesundheitliche Überlegungen beigetragen haben, sei dahingestellt. Die Stimmungslage, die nun aus Goethes Briefen spricht, ist deutlich gehoben im Vergleich zu den letzten Monaten in Frankfurt. Kaum in Straßburg, schreibt er am 13.4. 1770 einem ehemaligen Leipziger Kommilitonen, einem Theologiestudenten: »Ich bin wieder Studiosus und habe nun, Gott sey Dank, so viel Gesundheit, als ich brauche, und Munterkeit im Ueberfluß. Wie ich war, so bin ich noch, nur daß ich mit unserm Herre Gott etwas besser stehe, und mit seinem lieben Sohn Jesu Christo. ... wenn ich mich erinnere, was für ein unerträglicher Mensch ich den letzten ganzen Sommer war, so nimmt mich's Wunder, wie mich jemand hat ertragen können.« (WA IV.1,232f.) Er unternimmt viele Wanderungen, reitet oft und weit, vor allem nachdem er Friederike Brion in Sesenheim kennengelernt hat. In *Dichtung und Wahrheit* klagt er aber dennoch über eine »gewisse Reizbarkeit«, die ihm lästig ist und die er geradezu wie ein moderner Verhaltenstherapeut nach den Methoden der systematischen Desensibilisierung und Reizkonfrontation erfolgreich behandelt:[65] »... ich (hatte) innerlich und äußerlich mit ganz andern Verhältnissen und Gegnern zu kämpfen, indem ich mit mir selbst, mit den Gegenständen, ja mit den Elementen im Streit lag. Ich befand mich in einem Gesundheitszustand, der mich bei allem was ich unternehmen wollte und sollte hinreichend förderte; nur war mir noch eine gewisse Reizbarkeit übrig geblieben, die mich nicht immer im Gleichgewicht ließ. Ein starker Schall war mir zuwider, krankhafte Gegenstände erregten mir Ekel und Abscheu. Besonders aber ängstigte mich ein Schwindel, der mich jedesmal befiel, wenn ich von einer Höhe herunter blickte. Allen diesen Mängeln suchte ich abzuhelfen, und zwar, weil ich keine Zeit verlieren wollte, auf eine etwas heftige Weise. Abends beim Zapfenstreich ging ich neben der Menge Trommeln her, deren gewaltsame Wirbel und Schläge das Herz im Busen hätten zersprengen mögen. Ich erstieg ganz allein den höchsten Gipfel des Münsterthurms, und saß in dem sogenannten Hals,

65 In (7) wird Goethe deshalb zu den Begründern der Verhaltenstherapie gezählt.

unter dem Knopf oder der Krone, wie man's nennt, wohl eine Viertelstunde lang, bis ich es wagte wieder heraus in die freie Luft zu treten, wo man auf einer Platte, die kaum eine Elle in's Gevierte haben wird, ohne sich sonderlich anhalten zu können, stehend das unendliche Land vor sich sieht, indessen die nächsten Umgebungen und Zierrathen die Kirche und alles, worauf und worüber man steht, verbergen. Es ist völlig als wenn man sich auf einer Mongolfiere in die Luft erhoben sähe. Dergleichen Angst und Qual wiederholte ich so oft, bis der Eindruck mir ganz gleichgültig ward, und ich habe nachher bei Bergreisen und geologischen Studien, bei großen Bauten, wo ich mit den Zimmerleuten um die Wette über die freiliegenden Balken und über die Gesimse des Gebäudes herlief, ja in Rom, wo man eben dergleichen Wagstücke ausüben muß, um bedeutende Kunstwerke näher zu sehen, von jenen Vorübungen großen Vortheil gezogen.« (WA I.27, 256f.) Er geht in die Anatomie, besucht eine Entbindungsstation, sucht finstere Kirchhöfe und einsame Orte auf, um so seine Reizbarkeit zu überwinden. Die schwere Erkrankung hat ihn aber gelehrt, mit den Kräften seines Körpers und seiner Seele vorsichtig umzugehen. Am 26.8.1770 schreibt er: »Übrigens ist mein Körper iust so gesund um eine mäßige, und nötige Arbeit zu tragen, und um mich bey Gelegenheit zu erinnern daß ich weder an Leib noch an Seele ein Riese bin.« (WA IV.1,245)

Es treten wieder Schluckbeschwerden auf, die er auf einen roten Wein zurückführt, den er in seiner Pension bekommt. Träfe diese Schuldzuweisung zu, dann wäre natürlich verständlich, warum diese Beschwerden bei seiner Freundin in Sesenheim nicht auftreten: Dort gibt es einen anderen Wein. In *Dichtung und Wahrheit* heißt es: »Dazu kam noch ein körperliches Übel, daß mir nämlich nach Tische die Kehle wie zugeschnürt war, welches ich erst später sehr leicht los wurde, als ich einem rothen Wein, den wir in der Pension gewöhnlich und sehr gern tranken, entsagte. Diese unerträgliche Unbequemlichkeit hatte mich auch in Sesenheim verlassen, so daß ich mich dort doppelt vergnügt befand; als ich aber zu meiner städtischen Diät zurückkehrte, stellte sie sich zu meinem großen Verdruß sogleich wieder ein. Alles dieß machte mich nachdenklich und mürrisch, und mein Äußeres mochte mit dem Innern übereinstimmen.« (WA I.28,8f.)

Im Sommer 1771 wird er von einem Husten gequält; zugleich berichtet er von Atembeschwerden. Trotz Fiebers nimmt er an einem Tanzfest teil und schreibt danach befriedigt: »Ich vergaß des Fiebers, und seit der Zeit ist's auch besser.« (WA IV.1,262)

Im August 1771 schließt er sein Studium als »Licentiatus Juris« ab. Zum letzten Mal besucht er Sesenheim, ohne seiner Freundin zu sagen, daß dies ein endgültiger Abschied sein werde. Aus dem Bericht darüber in *Dichtung und Wahrheit* stammt das Beispiel, das Heuser (47) – wie übrigens vor ihm schon Menninger-Lerchenthal (72) – als vermeintlichen Beleg für das gelegentliche Auftreten optischer Halluzinationen bei Goethe heranzieht: »Als ich ihr die Hand noch vom Pferde reichte, standen ihr die Thränen in den Augen, und mir war sehr übel zu Muthe. Nun ritt ich auf dem Fußpfade gegen Drusenheim, und da überfiel mich eine der sonderbarsten Ahnungen. Ich sah nämlich, nicht mit den Augen des Leibes, sondern des Geistes, mich mir selbst, denselben Weg, zu Pferde wieder entgegen kommen, und zwar in einem Kleide, wie ich es nie getragen: es war hechtgrau mit etwas Gold. Sobald ich mich aus diesem Traum aufschüttelte, war die Gestalt ganz hinweg. Sonderbar ist es jedoch, daß ich nach acht Jahren, in dem Kleide das mir geträumt hatte, und das ich nicht aus Wahl, sondern aus Zufall gerade trug, mich auf demselben Wege fand, um Friederiken noch einmal zu besuchen. Es mag sich übrigens mit diesen Dingen wie es will verhalten, das wunderliche Trugbild gab mir in jenen Augenblicken des Scheidens einige Beruhigung. Der Schmerz das herrliche Elsaß, mit allem was ich darin erworben, auf immer zu verlassen, war gemildert, und ich fand mich, dem Taumel des Lebewohls endlich entflohn, auf einer friedlichen und erheiternden Reise so ziemlich wieder.« (WA I.28,83f.)

Der erneute Besuch in Sesenheim erfolgt im September 1779. Die zitierte Stelle wurde über drei Jahrzehnte später geschrieben. Ob Goethe hier eine optische Halluzination schildert, ist doch sehr fraglich; es scheint sich eher um eine dichterische Ausgestaltung zu handeln, wofür auch der so typisch Goethesche versöhnliche Schluß des Zitats spricht. In dem ausführlichen Brief, den Goethe 1779 an Ch. v. Stein über das Wiedersehen mit seiner ehemaligen Freundin schreibt, steht nichts von einem derartigen Erlebnis, das, wenn es wirklich vorgefallen wäre, sehr wahrscheinlich der Weimarer Vertrauten geschildert worden wäre.[66] Es heißt da: »d. 25. Abends ritt ich etwas seitwärts nach Sessenheim, indem die andern ihre Reise grad fortsezten, und fand daselbst eine Famielie wie ich sie vor acht Jahren verlassen hatte beysammen, und wurde gar freundlich und gut aufgenommen ... Die Zweite Tochter vom Hause hatte mich ehmals geliebt schöner als ichs verdiente, und mehr als andre an die ich viel Leidenschafft und Treue verwendet habe, ich musste sie in einem Augenblick verlassen, wo es ihr fast das Leben kostete, sie ging leise drüber weg mir zu

66 Auch in dem kurzen Fragment über den Besuch (WA I.36,230f.) aus Goethes Nachlaß wird ein solches Erlebnis nicht erwähnt. Goethe beklagt sich hier über Lenz, der versucht habe, sich bei Friederike einzuschmeicheln, ihm zu schaden und in der öffentlichen Meinung zugrundezurichten.

sagen was ihr von einer Kranckheit iener Zeit noch überbliebe, betrug sich allerliebst mit soviel herzlicher Freundschafft vom ersten Augenblick da ich ihr unerwartet auf der Schwelle ins Gesicht tratt, und wir mit den Nasen aneinander stiesen dass mir's ganz wohl wurde. Nachsagen muss ich ihr dass sie auch nicht durch die leiseste Berührung irgend ein altes Gefühl in meiner Seele zu wecken unternahm ... Ich blieb die Nacht und schied den andern Morgen bey Sonnenaufgang, von freundlichen Gesichtern verabschiedet dass ich nun auch wieder mit Zufriedenheit an das Eckgen der Welt hindencken, und in Friede mit den Geistern dieser ausgesöhnten in mir leben kan.« (WA IV.4,66f.)

Werther-*Zeit (1771 – 1775)*

Im August 1771 kehrt Goethe nach Frankfurt zurück, wo er sich, offensichtlich mit geringem Ehrgeiz, als Rechtsanwalt niederläßt; die Kanzlei wird zum überwiegenden Teil faktisch von seinem Vater geführt. In *Dichtung und Wahrheit* beginnt er die Schilderung dieser neuen Epoche mit bemerkenswert selbstkritischen Worten: »Der Wanderer war nun endlich gesünder und froher nach Hause gelangt als das erste Mal, aber in seinem ganzen Wesen zeigte sich doch etwas Überspanntes, welches nicht völlig auf geistige Gesundheit deutete. Gleich zu Anfang brachte ich meine Mutter in den Fall, daß sie zwischen meines Vaters rechtlichem Ordnungsgeist und meiner vielfachen Excentricität die Vorfälle in ein gewisses Mittel zu richten und zu schlichten beschäftigt sein mußte. In Mainz hatte mir ein harfespielender Knabe so wohl gefallen, daß ich ihn, weil die Messe gerade vor der Thür war, nach Frankfurt einlud, ihm Wohnung zu geben und ihn zu befördern versprach. In diesem Ereigniß trat wieder einmal diejenige Eigenheit hervor, die mich in meinem Leben so viel gekostet hat, daß ich nämlich gern sehe, wenn jüngere Wesen sich um mich versammeln und an mich anknüpfen, wodurch ich denn freilich zuletzt mit ihrem Schicksal belastet werde. Eine unangenehme Erfahrung nach der andern konnte mich von dem angebornen Trieb nicht zurückbringen, der noch gegenwärtig, bei der deutlichsten Überzeugung, von Zeit zu Zeit mich irre zu führen droht. Meine Mutter, klärer als ich, sah wohl voraus, wie sonderbar es meinem Vater vorkommen müßte, wenn ein musikalischer Meßläufer, von einem so ansehnlichen Hause her zu Gasthöfen und Schenken ginge, sein Brod zu verdienen; daher sorgte sie in der Nachbarschaft für Herberge und Kost desselben; ich empfahl ihn meinen Freunden, und so befand sich das Kind nicht übel. Nach mehreren Jahren sah ich ihn wieder, wo

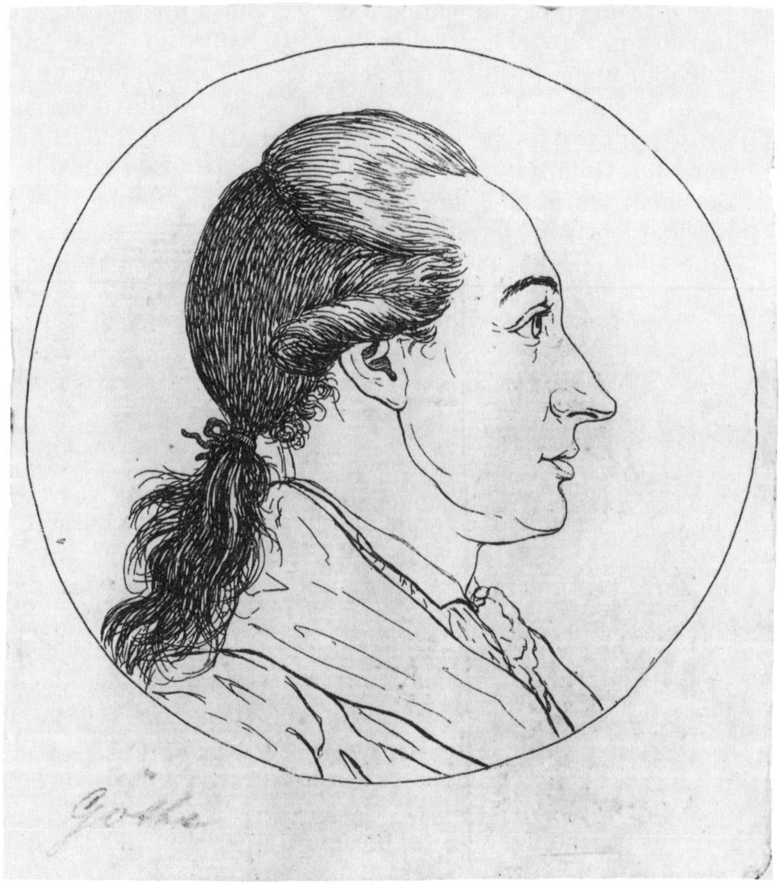

Georg Friedrich Schmoll (? – 1785)
Johann Wolfgang Goethe, 1774
Radierung
Goethe-Museum Düsseldorf

er größer und tölpischer geworden war, ohne in seiner Kunst viel zugenommen zu haben. Die wackere Frau, mit dem ersten Probestück des Ausgleichens und Vertuschens wohl zufrieden, dachte nicht, daß sie diese Kunst in der nächsten Zeit durchaus nöthig haben würde.« (WA I.28,91f.)

Für die nächsten Jahre sind gravierenden körperliche Krankheiten nicht überliefert. Dies gilt auch für die Monate in Wetzlar im Jahr 1772, wo Goethe zur weiteren juristischen Ausbildung am Reichskammergericht weilt. Es ist der Beginn der später in der Literaturgeschichte so genannten *Werther*-Zeit. Goethe lernt die Verlobte des Hannoverschen Legationssekretärs Kestner, die 19jährige Charlotte Buff, kennen und verliebt sich in sie. Die Trennung von ihr fällt ihm schwer. Schenkt man Goethes späteren Äußerungen – nicht nur in *Dichtung und Wahrheit*, sondern auch in Briefen und sonstigen Dokumenten – über diese Zeit Glauben, so trägt er sich über eine längere Phase hinweg mit Suizidgedanken. Inwiefern hier der *Werther*-Roman als biographisches Dokument herangezogen werden kann, sei dahingestellt und eher verneint. Die Selbstzeugnisse Goethes aus dieser Zeit lassen zwar einen gelegentlich mißmutigen, unzufriedenen, dann wieder exaltierten jungen Mann erkennen, der über sein weiteres Leben keine klaren Vorstellungen hat; hätte man aber nur diese zeitgenössischen Dokumente, würde man wohl nicht glauben, daß Goethe tatsächlich suizidgefährdet war.[67] Allerdings steht dieser Ansicht Goethes eindeutiges Bekenntnis in seinem großen Brief an Zelter vom 3.12.1812 entgegen, das später zitiert wird.

Oft ist versucht worden, Goethes psychischen Zustand in diesen Jahren zu ergründen. In der pathographischen Literatur und in den Goethe-Biographien finden sich die unterschiedlichsten Interpretationen und Spekulationen. Halbwegs gesicherte Aussagen dürften heute nicht mehr möglich sein, zu uneinheitlich und widersprüchlich sind die zeitgenössischen Quellen. Zwar gibt es aus diesen Jahren bereits viele Zeugnisse über Goethes Auftreten und Verhalten in der Öffentlichkeit mit entsprechenden Versuchen, ihn zu charakterisieren – seit dem *Götz von Berlichingen*, vor allem aber seit Erscheinen der *Leiden des jungen Werthers* ist er eine vielbestaunte Berühmtheit, wird schon damals von manchen zum größten deutschen Dichter erklärt und mit Homer und Shakespeare verglichen –, aber das Bild, das sich seine Besucher und Gesprächspartner von ihm machen, ist eben nicht zuletzt durch diese Dichtungen geprägt. Es muß auch bedacht werden, daß Goethe oft Spaß daran gehabt zu haben scheint, durch

67 Auch Möbius ist dieser Auffassung (75,75).

betont extravagantes Auftreten sein Inneres zu verbergen, nach außen hin eine Person zu spielen, die er eigentlich nicht war, und auf diese Weise die Leute zu verspotten. Schon in Leipzig neigt er zu einem Verhalten, das dann in der »Sturm-und-Drang«-Zeit bei vielen anderen jungen Männern als Genie-Gehabe grassiert und das man zweihundert Jahre später vielleicht als das eines »Halbstarken« bezeichnet hätte. Nach Frankfurt zurückgekehrt ist er, gezeichnet von der schweren Erkrankung, ruhig und in sich gekehrt geworden; in dieser Zeit beschäftigt er sich auch mit pietistischem Gedankengut. Aber schon in Straßburg zeigt er wieder gern »genialisches« Auftreten, so daß es nicht verwundert, wenn ein dortiger Theologieprofessor noch ein Jahr nach Goethes Abreise, im Juli 1772, folgendes berichtet: »Der Herr Goethe hat eine Rolle hier gespielt, die ihn als einen überwitzigen Halbgelehrten und als einen wahnsinnigen Religionsverächter nicht eben nur verdächtig, sondern ziemlich bekannt gemacht. Er muß, wie man fast durchgängig von ihm glaubt, in seinem Obergebäude einen Sparren zuviel oder zuwenig haben.« (Bo 1,29) Dergleichen Aussagen sind keine Einzelheit; sie finden sich noch bis in die erste Weimarer Zeit hinein. Im Oktober 1773 berichtet ein Besucher über seine erste Begegnung mit Goethe: »Er ist ein magerer junger Mann, ohngefähr von meiner Größe. Er sieht blaß aus, hat eine große, etwas gebogene Nase, ein länglichtes Gesichte und mittelmäßige schwarze Augen und schwarzes Haar. Wir sind alle Tage zusammen. Seine Miene ist ernsthaft und traurig, wo doch komische, lachende und satirische Laune mit durchschimmert. Er ist sehr beredt und strömt von Einfällen, die sehr witzig sind. In der Tat besitzt er, soweit ich ihn kenne, eine ausnehmend anschauende, sich in die Gegenstände durch und durch hineinfühlende Dichterkraft, so daß alles lokal und individuell in seinem Geiste wird. Alles verwandelt sich gleich bei ihm ins Dramatische.« (Bo 1,50) Eine Rolle zu spielen, sich dahinter zu verbergen, sich dadurch vor als unangenehm oder als schlicht lästig erlebten Anforderungen zu schützen – zeit seines Lebens wird Goethe immer wieder so handeln.[68] Vor allem im Alter hat

68 In einem Brief an Schiller vom 9.7.1796 bekennt sich Goethe mit bei ihm ungewohnter Offenheit dazu; er spricht selbst von einer »allgemeinen Beichte«: »Der Fehler, den Sie mit Recht bemerken [Schiller hatte eine Stelle in *Wilhelm Meisters Lehrjahren* kritisiert], kommt aus meiner innersten Natur, aus einem gewissen realistischen Tic, durch den ich meine Existenz, meine Handlungen, meine Schriften den Menschen aus den Augen zu rücken behaglich finde. So werde ich immer gerne incognito reisen, das geringere Kleid vor dem bessern wählen, und, in der Unterredung mit Fremden oder Halbbekannten, den unbedeutendern Gegenstand oder doch den weniger bedeutenden Ausdruck vorziehen, mich leichtsinniger betragen als ich bin und mich so, ich möchte sagen, zwischen mich selbst und zwischen meine eigne Erscheinung stellen. Sie wis-

er dieses Verhalten geradezu zur Perfektion entwickelt, es gilt aber für ihn auch schon in jüngeren Jahren. Er war, so ist zu Recht in Biographien immer wieder zu lesen, nicht nur ein großer Bekenner, sondern auch ein großer Verschweiger. So ist es oft schwierig, in sein Inneres[69] blicken zu wollen, und anscheinend noch so deutliche Zeugnisse, auch von ihm selbst, können nur allzuleicht in die Irre führen. Es sei deshalb darauf verzichtet, den vielen bereits vorhandenen Spekulationen über Goethes psychisches Befinden in der *Werther*-Zeit eine neue hinzuzufügen.

Am 1.11.1773 heiratet seine Schwester den schon seit längerer Zeit im Elternhaus verkehrenden und Goethe bereits aus Leipziger Tagen bekannten Schlosser.[70] In *Dichtung und Wahrheit* bekennt Goethe, daß ihn allein schon die Ankündigung der Heirat »betroffen« gemacht habe: »Schlosser entdeckte mir, daß er erst in ein freundschaftliches, dann in ein näheres Verhältniß zu meiner Schwester gekommen sei, und daß er sich nach einer baldigen Anstellung umsehe, um sich mit ihr zu verbinden. Diese Erklärung machte mich einigermaßen betroffen, ob ich sie gleich in meiner Schwester Briefen schon längst hätte finden sollen; aber wir gehen leicht über das hinweg, was die gute Meinung, die wir von uns selbst hegen, verletzen könnte, und ich bemerkte nun erst, daß ich wirklich auf meine Schwester eifersüchtig sei: eine Empfindung, die ich mir um so weniger verbarg, als seit

sen recht gut, theils wie es ist, theils wie es zusammenhängt.« (WA IV.11,121f.) – Groß ist die Zahl enttäuschter Besucher Goethes, die, ohne es zu ahnen, dieser Maxime ausgesetzt sind. Viele, die sich von einer Unterredung mit ihm feinsinnige dichterische Kostproben oder tiefschürfende Lebensweisheiten erhofft haben, müssen entsetzt erleben, daß Goethe sich mit Vorliebe über die allergewöhnlichsten Alltäglichkeiten unterhält und in keinster Weise bereit ist, den in ihn gesetzten Erwartungen entgegenzukommen. Selbstverständlich gilt dies nicht für Besucher, an denen Goethe etwas liegt. Wenn er der Meinung ist, daß ihm ein Besucher interessante Informationen mitteilen kann, dann zeigt er sich schnell ganz anders. Charakteristisch ist die Klage Sophie Brentanos, einer Schwester Bettina von Arnims, die in einem Brief vom 8.8.1799 schreibt: »Goethens Umgang allein tut einem nicht wohl. Er ist kalt und trocken für Menschen, die ihm gleichgültig sind, und um ihm mehr als das zu sein, dazu gehöret viel.« (Bo 2,149)

69 Im berühmten Briefgedicht (»Warum gabst du uns die tiefen Blicke«) an Ch. v. Stein aus der ersten Weimarer Zeit, also wenige Jahre später, rühmt er sie mit folgenden Worten: »... Konntest mich mit Einem Blicke lesen, / Den so schwer ein sterblich Aug' durchdringt.« (WA I.4,98)

70 Nach einem Besuch Schlossers im Jahr 1766 in Leipzig entstand ein bemerkenswertes englisches Gedicht an ihn, das Goethe in einen ebenfalls englischsprachigen Brief an seine Schwester einfügte und worin er sich über seinen Mangel an Selbstvertrauen beklagt. Es enthält folgende den früheren Pathographen entgangene Zeilen: »In Moments of Melancholy / Flies all my Happiness. // Then fogs of doubt do fill my mind / With deep obscurity; / I search my self, and cannot find / A spark of Worth in me.« (WA I.4,341f.)

meiner Rückkehr von Straßburg unser Verhältniß noch viel inniger geworden war. Wie viel Zeit hatten wir nicht gebraucht, um uns wechselseitig die kleinen Herzensangelegenheiten, Liebes- und andere Händel mitzutheilen, die in der Zwischenzeit vorgefallen waren!« (WA I.28,167) Kurz danach finden sich die erstaunlichen Sätze: »Alle diese lebhafte Regung hatte seit meiner Abreise von Frankfurt gestockt, mein Aufenthalt zu Wetzlar war zu einer solchen Unterhaltung nicht ausgiebig genug, und dann mochte die Neigung zu Lotten den Aufmerksamkeiten gegen meine Schwester Eintrag thun; genug, sie fühlte sich allein, vielleicht vernachlässigt, und gab um so eher den redlichen Bemühungen eines Ehrenmannes Gehör, welcher ernst und verschlossen, zuverlässig und schätzenswerth, ihr seine Neigung, mit der er sonst sehr kargte, leidenschaftlich zugewendet hatte. Ich mußte mich nun wohl darein ergeben, und meinem Freunde sein Glück gönnen, indem ich mir jedoch heimlich mit Selbstvertrauen zu sagen nicht unterließ, daß wenn der Bruder nicht abwesend gewesen wäre, es mit dem Freunde so weit nicht hätte gedeihen können.« (WA I.28,169)

Beim Lesen solcher Zeilen, die nahezu 40 Jahre nach den Ereignissen geschrieben wurden, läßt sich verstehen, warum Pathographen und vor allem Psychoanalytiker die eigenartige Beziehung Goethes zu seiner Schwester, die er als »Magnet, der von jeher stark auf mich wirkte« (WA I.27,21), und als »dieses geliebte unbegreifliche Wesen« (WA I.27,23) bezeichnet, immer wieder auf ihre Weise zu ergründen versucht haben.[71]

71 Noch merkwürdigere Sätze finden sich im vierten Teil von *Dichtung und Wahrheit*, der erst nach Goethes Tod veröffentlicht wurde, wo ein 1775 erfolgter Besuch bei den Eheleuten in Emmendingen geschildert wird: »Ich wußte, sie lebte nicht glücklich, ohne daß man es ihr, ihrem Gatten oder den Zuständen hätte Schuld geben können. Sie war ein eigenes Wesen, von dem schwer zu sprechen ist; wir wollen suchen das Mittheilbare hier zusammenzufassen. Ein schöner Körperbau begünstigte sie; nicht so die Gesichtszüge, welche, obgleich Güte, Verstand, Theilnahme deutlich genug ausdrückend, doch einer gewissen Regelmäßigkeit und Anmuth ermangelten. – Dazu kam noch, daß eine hohe stark gewölbte Stirn, durch die leidige Mode die Haare aus dem Gesicht zu streichen und zu zwängen, einen gewissen unangenehmen Eindruck machte, wenn sie gleich für die sittlichen und geistigen Eigenschaften das beste Zeugniß gab. Ich kann mir denken, daß wenn sie, wie es die neuere Zeit eingeführt hat, den obern Theil ihres Gesichtes mit Locken umwölken, ihre Schläfe und Wangen mit gleichen Ringeln hätte bekleiden können, sie vor dem Spiegel sich angenehmer würde gefunden haben, ohne Besorgniß andern zu mißfallen wie sich selbst. Rechne man hiezu noch das Unheil, daß ihre Haut selten rein war, ein Übel, das sich durch ein dämonisches Mißgeschick schon von Jugend auf gewöhnlich an Festtagen einzufinden pflegte, an Tagen von Concerten, Bällen und sonstigen Einladungen. – Diese Zustände hatte sie nach und nach durchgekämpft, indeß ihre übrigen herrlichen Eigenschaften

In einem Brief an den inzwischen verheirateten Kestner schreibt Goethe wenige Wochen nach der Hochzeit seiner Schwester, am 25. 12.1773, etwas geheimnisvoll: »Meine Schwester ist brav. Sie lernt leben! und nur bey verwickelten misslichen Fällen erkennt der Mensch was in ihm stickt. Es geht ihr wohl und Schlosser ist der beste Ehemann wie er der zärtlichste und unverrückteste Liebhaber war.« (WA IV.2,136) In Wirklichkeit stellt sich die Ehe schon bald als unglücklich heraus. Cornelia scheint in der Tat, wie von vielen Pathographen angenommen, an häufigen oder langandauernden Phasen einer endogenen Depression, vielleicht auch zykloiden oder schizoaffektiven Psychose gelitten zu haben. Über lange Zeit hin war sie aufgrund einer depressiven Hemmung immer wieder wohl selbst zu den einfachsten täglichen Verrichtungen unfähig. Sie starb früh mit 26 Jah-

sich immer mehr und mehr ausbildeten. – Ein fester nicht leicht bezwinglicher Charakter, eine theilnehmende, Theilnahme bedürfende Seele, vorzügliche Geistesbildung, schöne Kenntnisse, so wie Talente; einige Sprachen, eine gewandte Feder, so daß, wäre sie von außen begünstigt worden, sie unter den gesuchtesten Frauen ihrer Zeit würde gegolten haben. Zu allem diesem ist noch ein Wundersames zu offenbaren: in ihrem Wesen lag nicht die mindeste Sinnlichkeit. Sie war neben mir heraufgewachsen und wünschte ihr Leben in dieser geschwisterlichen Harmonie fortzusetzen und zuzubringen. Wir waren nach meiner Rückkunft von der Akademie unzertrennlich geblieben; im innersten Vertrauen hatten wir Gedanken, Empfindungen und Grillen, die Eindrücke alles Zufälligen in Gemeinschaft. Als ich nach Wetzlar ging, schien ihr die Einsamkeit unerträglich; mein Freund Schlosser, der Guten weder unbekannt noch zuwider, trat in meine Stelle. Leider verwandelte sich bei ihm die Brüderlichkeit in eine entschiedene, und bei seinem strengen gewissenhaften Wesen, vielleicht erste Leidenschaft. Hier fand sich, wie man zu sagen pflegt, eine sehr gätliche, erwünschte Partie, welche sie, nachdem sie verschiedene bedeutende Anträge, aber von unbedeutenden Männern, von solchen die sie verabscheute, standhaft ausgeschlagen hatte, endlich anzunehmen sich, ich darf wohl sagen, bereden ließ. Aufrichtig habe ich zu gestehen, daß ich mir, wenn ich manchmal über ihr Schicksal phantasirte, sie nicht gern als Hausfrau, wohl aber als Äbtissin, als Vorsteherin einer edlen Gemeine gar gern denken mochte. Sie besaß alles was ein solcher höherer Zustand verlangt, ihr fehlte was die Welt unerläßlich fordert. Über weibliche Seelen übte sie durchaus eine unwiderstehliche Gewalt; junge Gemüther zog sie liebevoll an und beherrschte sie durch den Geist innerer Vorzüge. Wie sie nun die allgemeine Duldung des Guten, Menschlichen, mit allen seinen Wunderlichkeiten, wenn es nur nicht in's Verkehrte ging, mit mir gemein hatte, so brauchte nichts Eigenthümliches, wodurch irgend ein bedeutendes Naturell ausgezeichnet war, sich vor ihr zu verbergen, oder sich vor ihr zu geniren; weßwegen unsere Geselligkeiten, wie wir schon früher gesehn, immer mannichfaltig, frei, artig, wenn auch gleich manchmal an's Kühne heran, sich bewegen mochten. Die Gewohnheit mit jungen Frauenzimmern anständig und verbindlich umzugehen, ohne daß sogleich eine entscheidende Beschränkung und Aneignung erfolgt wäre, hatte ich nur ihr zu danken. Nun aber wird der einsichtige Leser, welcher fähig ist, zwischen diese Zeilen hineinzulesen, was nicht geschrieben steht, aber angedeutet ist, sich eine Ahnung der ernsten Gefühle gewinnen, mit welchen ich damals Emmendingen betrat.« (WA I.29,97ff.)

ren, kurz nach der Geburt ihres zweiten Kindes, am 8.6.1777.

Anfang 1775 lernt Goethe Lili Schönemann kennen, einzige Tochter aus einer reichen Frankfurter Kaufmannsfamilie. Die Beziehung entwickelt sich schnell zu einer Verlobung, die Heirat ist also bereits geplant. Warum es dazu dann doch nicht kommt, ist letztlich ungeklärt, und im Oktober 1775, kurz vor Goethes Abreise nach Weimar, wird die Verlobung wieder aufgelöst. In *Dichtung und Wahrheit* berichtet Goethe ausführlich über seine Liebe und deren letztliches Scheitern – ausführlich, aber meist sehr geheimnisvoll und dunkel, so als habe ein ungünstiges Schicksal diese Verbindung zerstört.[72]

Körperlich scheint sich Goethe in diesen Monaten in guter Verfassung befunden zu haben; nur gelegentlich ist etwa von Husten und Katarrh zu hören. Auf der im Sommer 1775 mit drei Freunden unternommenen Reise in die Schweiz zeigt er sich in bestem körperlichen Zustand. Er badet in Seen, steigt auf Berge und läßt in launigen Versen seine gute Stimmung erkennen. Nichts weist auf Nachwirkungen der Tuberkulose hin; angesichts der Schwere des damaligen Krankheitsbildes muß wirklich von einer erstaunlichen Heilung gesprochen werden.

Auf dieser Schweizer Reise kommt es in Straßburg zu einer erneuten Begegnung mit dem Prinzen Carl August von Sachsen-Weimar-Eisenach. Die erste war bereits im Dezember 1774 in Frankfurt erfolgt. Der Prinz lädt Goethe zu einem Besuch nach Weimar ein und wiederholt diese Einladung bei einem neuerlichen Treffen in Frankfurt im Oktober; er ist inzwischen bereits regierender Herzog, da volljährig geworden. Goethe sagt zu, der Besuch scheint aber zunächst in Frage gestellt, da die versprochene Kutsche auf sich warten läßt, und Goethe ist schon nahe daran, die von seinem Vater seit langem gewünschte Bildungsreise nach Italien zu unternehmen; ohnehin sieht der Vater als selbstbewußter Bürger einer freien Reichsstadt seinen Sohn nicht gern an einen Hof reisen. Die Verzögerung der Kut-

72 Seltsam lesen sich die folgenden Zeilen eines Mannes, der später sehr wohl verheiratet war: »Es war ein seltsamer Beschluß des hohen über uns Waltenden, daß ich in dem Verlaufe meines wundersamen Lebensganges doch auch erfahren sollte, wie es einem Bräutigam zu Muthe sei. Ich darf wohl sagen, daß es für einen gesitteten Mann die angenehmste aller Erinnerungen sei. Es ist erfreulich sich jene Gefühle zu wiederholen, die sich schwer aussprechen und kaum erklären lassen. Der vorhergehende Zustand ist durchaus verändert; die schroffsten Gegensätze sind gehoben, der hartnäckigste Zwiespalt geschlichtet, die vordringliche Natur, die ewig warnende Vernunft, die tyrannisirenden Triebe, das verständige Gesetz, welche sonst in immerwährendem Zwist uns bestritten, alle diese treten nunmehr in freundlicher Einigkeit heran und bei allgemein gefeiertem frommem Feste wird das Verbotene gefordert und das Verpönte zur unerläßlichen Pflicht erhoben.« (WA I.29,61f.)

sche klärt sich schließlich auf, sie erreicht Goethe noch rechtzeitig in Heidelberg, und am 7.11.1775 trifft er in Weimar ein. Geplant ist ein Besuch; es kommt anders, wie bekannt.

Das erste Weimarer Jahrzehnt (1775 – 1786)

Für die nun folgenden Jahre in Weimar bis zur Abreise Goethes nach Italien im September 1786 ändert sich die Quellensituation. In *Dichtung und Wahrheit* schildert Goethe sein Leben nur bis zum Herbst 1775, so daß dieses Werk für die jetzt zu behandelnde Zeit nicht mehr als Materialgrundlage dienen kann. Die *Tag- und Jahreshefte* berichten über diesen Zeitraum nur sehr kurz und summarisch. Dafür ist aber für die ersten Jahre, nämlich bis 1782, ein allerdings unregelmäßig geführtes Tagebuch überliefert, und vor allem liegen Hunderte von Briefen an Charlotte von Stein vor, in denen Goethe mit einer Offenheit von sich spricht, wie man es von ihm nie wieder erleben wird. Auch die kleinsten Befindlichkeitsstörungen wie vorübergehendes Kopfweh, Zahnschmerzen, Durchfall und dergleichen sind vermerkt. Die Briefe geben oft über Monate hinweg ein anscheinend nahezu lückenloses Bild über seinen Gesundheitszustand. Zu diesen Materialien kommen natürlich noch weitere Briefe von und an Goethe, ferner Briefe und sonstige Aufzeichnungen Dritter. Goethe ist – man muß sich diese Tatsache immer wieder ins Gedächtnis rufen – zu dieser Zeit längst ein Gegenstand öffentlichen Interesses, und für die erste Weimarer Zeit gilt dies in besonderem Maß, da natürlich die Neugierde groß ist, wie der »genialische« Sturm-und-Drang-Dichter sich an einem Hof, noch dazu als Mitglied des »Conseils« und später, ab 1779, als »Geheimer Rat«, verhalten würde.

Goethe wird voller Spannung in der kleinen thüringischen Residenzstadt erwartet. Der damals berühmte Arzt Zimmermann schreibt am 22.10.1775 an Ch. v. Stein, die er von früheren Kuraufenthalten her kennt, bei denen er sie vielleicht ärztlich betreut hat: »In Straßburg habe ich unter hundert anderen Schattenrissen den Ihrigen, gnädige Frau, Goethe gezeigt. Hier haben Sie, was er mit seiner sauberen Handschrift auf den Rand des Bildes geschrieben hat: »Es wäre ein herrliches Schauspiel zu sehen, wie die Welt sich in dieser Seele spiegelt. Sie sieht die Welt, wie sie ist, und doch durchs Medium der Liebe. So ist auch Sanftheit der allgemeinere Eindruck.« Niemals hat, soviel ich weiß, jemand über einen Schattenriß mit mehr Genie geurteilt, und niemals hat jemand über Sie, gnädige Frau, mit mehr Wahrheit gesprochen ... – Ich habe in Frankfurt bei Herrn Goethe gewohnt, einem der außerordentlichsten und gewaltigsten Genies, die jemals durch die Welt gegangen sind. Er wird sicherlich kommen, Sie in Weimar zu besuchen. Dann erinnern Sie sich daran, daß alles, was ich ihm von Ihnen in Straßburg erzählt habe, ihm drei Nächte lang den Schlaf geraubt hat.« (Bo 1,141) Was mag Ch. v. Stein, zu dieser Zeit 33 Jahre alt, seit vielen Jahren verheiratet mit dem Oberstallmeister des Herzogs, Mutter von sieben Kindern, vier davon bereits tot, beim Lesen eines solchen Briefes empfunden haben?

Wieland, der frühere Prinzenerzieher am Weimarer Hof, schreibt am 27.10.1775 voller Ungeduld an Lavater: »Auf Goethen warten wir hier sehnlich seit acht bis zehn Tagen von Tag zu Tag, von Stunde zu Stunde. Noch ist er nicht angelangt, und wir besorgen nun, er komme gar nicht. – Ich möchte wohl wünschen, daß Sie mich genug liebten, um mir in Ihrem nächsten [Brief] Ihres Herzens Gedanken über das Herz und den Charakter dieses außerordentlichen Sterblichen zu sagen. Unterdessen verlangt mich, zu sehen, ob ich durch persönliche Bekanntschaft so weit kommen werde, besser als itzt zu wissen, was ich von dem Manne denken soll, der als Shakespeares Nebenbuhler so groß ist ...«. (Bo 1,142)

Spätestens nach wenigen Monaten scheint für Goethe festgestanden zu haben, in Weimar zu bleiben und nicht nach Frankfurt zurückzukehren. Kaum hat er sich in der kleinen Residenzstadt eingelebt, da werden bereits seltsame Gerüchte über ihn verbreitet. Voß, der bekannte Homer-Übersetzer und später mit Goethe befreundet, berichtet am 14.7.1776: »Es geht da erschrecklich zu. Der Herzog läuft mit Goethen wie ein wilder Pursche auf den Dörfern herum; er besäuft sich und genießet brüderlich einerlei Mädchen mit ihm.« (Bo 1,191) Im Oktober 1776 wird sogar die Meldung verbreitet, Goethe habe in einem Duell das Leben verloren.[73] Allerdings scheint Goethe in den ersten Weimarer Monaten zusammen mit dem Herzog in der Tat ein ziemlich ausgelassenes Leben geführt zu haben. Bei einer Schlittenfahrt, so berichtet er am 7.1.1776 an Herder, habe er sich »mit der Peitsche höllisch übers Aug gehaun« (WA IV.3,16), weswegen er es verbunden hat und in einem Brief an Ch. v. Stein »das einaugige Gekrizzel« (WA IV.3,17) entschuldigen muß. Am 18.7.1776 beklagt er im Tagebuch: »Diarreh die Nacht durch« und fährt am nächsten Tag fort: »Rhabarber! Dummheit!« (WA III.1,16) Am 3.11.1776 bittet er Ch. v.

73 Bodmer schreibt in einem Brief vom 22.10.1776: »Die Rede ist gegangen, daß Goethen in einem Duell das Leben verloren habe. Also wäre ihm die Last des Lebens ohne sein Zutun abgenommen worden. Sein Werther mußte sie durch seinen Dolchen von sich werfen.« (Bo 1,204)

Stein um »das Mittel gegen die Wunde Lippe« (WA IV.3,117). Der Grund läßt sich nicht ermitteln. Immer wieder äußert er Klagen über das schlechte Wetter, ein Thema, das sein ganzes Leben über anhalten wird. Er ist fest davon überzeugt, daß seine Stimmung durch die Wetterverhältnisse beeinflußt wird. Vielleicht liegt in dieser Überzeugung eine Wurzel für seine intensive, sich durch sein ganzes Leben ziehende Beschäftigung mit der »Witterungslehre«.

Um die Jahreswende 1776/77 macht Goethe einen fieberhaften Infekt durch.[74] Im Frühjahr 1777 berichtet er in einem Brief an Ch. v. Stein erstmals über Beschwerden, die als rheumatisch gedeutet werden können und ihm im Verlauf seines Lebens immer wieder zu schaffen machen werden: »Meine Augen sind leidlich, der Zug aber in den Schenckeln und Seiten fatal.« (WA IV.3,143) Über Augenbeschwerden, die vermutlich in Zusammenhang mit einem grippalen Infekt zu sehen sind, in dessen Folge es auch zu Muskel- und Gelenkbeschwerden gekommen ist, hat er schon zwei Tage zuvor in einem kurzen Brief an sie geklagt. Im Tagebuch heißt es am 13.3.1777: »Anfang des Flusses im Auge.« (WA III.1,35)

Am 8.6.1777 stirbt die Schwester Cornelia. Goethe erfährt ihren Tod am 16. Juni und notiert ins Tagebuch: »Dunckler zerrissner Tag.« (WA III.1,40) An seine Mutter schreibt er am 28.6.1777 einen wohl als Beileidsbekundung gedachten Brief, der vollständig zitiert sei: »Ich kan Ihr nichts sagen, als dass das Glück sich gegen mich immer gleich bezeigt, dass mir der todt der Schwester nur desto schmerzlicher ist da er mich in so glücklichen Zeiten überrascht. Ich kan nur menschlich fühlen, und lasse mich der Natur die uns heftigen Schmerz nur kurze Zeit, trauer lang empfinden läßt. – Lebe Sie glücklich, sorge Sie für des Vaters Gesundheit, wir sind nur Einmal so beysammen. Die Zeichnung von Krausen [ein Porträt] ist fertig und wird bald kommen. Adieu. liebe Mutter. Grüse Sie den armen Schlosser auch von mir.« (WA IV.3,161) Ein sehr merkwürdiger Brief an die Mutter, die ihre einzige Tochter verloren hat! Seinem Schwager schreibt Goethe erst gar nicht. Was mag er empfunden haben? Hält er Schlosser an dem frühen Tod seiner Schwester für schuldig? Am 16.11.1777, nachdem er erfahren hat, daß dieser sich erneut verheiraten wolle, schreibt er an die Mutter: »Sagen kann ich über die seltsame Nachricht Ihres Briefs gar nichts. Mein Herz und Sinn ist zeither so gewohnt dass das Schicksaal Ball mit ihm spielt dass es für's neue es sey Glück oder

74 Im Tagebuch heißt es: 31.12.1776: »Fieberhaffte Wehmuth.« – 1.1.1777: »... den Tag über abgespannt zugebracht und fatal Abends fieberhaffte Schläfrigkeit.« – 2.1.1777: »... nachts fieberhafft.« – 3.1.1777: »Eingenommen.« – 6.1.1777: »Nicht geschlafen. Herzklopfen und fliegende Hitze.« (WA III.1,30)

Unglück fast gar kein Gefühl mehr hat. Mir ists als wenn in der Herbstzeit ein Baum gepflanzt würde, Gott gebe seinen Seegen dazu, dass wir dereinst drunter sizzen Schatten und Früchte haben mögen. Mit meiner Schwester ist mir so eine starcke Wurzel die mich an der Erde hielt abgehauen worden, dass die Äste, von oben, die davon Nahrung hatten auch absterben müssen. Will sich in der lieben Falmer wieder eine neue Wurzel, theilnehmung und befestigung erzeugen, so will ich auch von meiner Seite mit euch den Göttern dancken. Ich bin zu gewohnt von dem um mich iezzo zu sagen: das ist meine Mutter und meine Geschwister pppppp. Was euch betrifft so seegnet Gott, denn ihr werdet auf's neue erbaut in der Nähe und der Riss ausgebessert.« (WA IV.3,186f.) An Johanna Fahlmer, Schlossers neuer, Goethe von Frankfurt her gut bekannter Frau, schreibt er am gleichen Tag: »Gott seegne dich, und lasse dich lang leben auf Erden, wenn dir's wohl geht. Mir ists wunderlich auf deinen Brief, mich freuts und ich kans noch nicht zurecht legen. Ich bin sehr verändert, das fühl ich am meisten, wenn eine sonst bekannte Stimme zu mir spricht, ich eine sonst bekannte Hand sehe. – Dass du meine Schwester seyn kannst, macht mir einen unverschmerzlichen Verlust wieder neu, also verzeihe meine Thränen bey deinem Glück. Das Schicksaal habe seine Mutterhand über dir und halte dich so warm, wie's mich hält, und gebe dass ich mit dir die Freuden genieße, die es meiner armen ersten versagt hat.« (WA IV.3,187f.) An Schlosser selbst läßt er in diesem Brief wieder nur Grüße ausrichten und schreibt ihm nicht. Ansonsten schweigt Goethe über den Tod seiner Schwester. Ob und was er Ch. v. Stein erzählt hat, wissen wir nicht. Am Tag, da er die Todesnachricht empfangen hat, richtet er kurze Zeilen an sie: »Um achte war ich in meinem Garten fand alles gut und wohl und ging mit mir selbst, mit unter lesend auf ab. Um neune kriegt ich Briefe dass meine Schwester todt sey. – Ich kann nun weiter nichts sagen.« (WA IV.3,160) Zehn Jahre später wird es in einem Brief aus Rom an sie, offenbar im Hinblick auf ihre verständnislosen Anklagen über seine auch ihr geheimgehaltene Reise nach Italien, heißen: »Seit dem Todte meiner Schwester hat mich nichts so betrübt, als die Schmerzen die ich dir durch mein Scheiden und Schweigen verursacht.« (WA IV.8,139)

In den Jahren nach 1777 finden sich häufig Klagen über Zahnschmerzen und die entsprechenden Begleiterscheinungen. So schreibt Goethe in einem Brief an Ch. v. Stein vom 6.9.1777: »Alles ist wohl nur ich habe mir ein Monster von dickem Backen ganz wider allen Sinn meiner dürren Constitution geholt. In Stüzzerbach tanzt ich mit allen Bauermädels im Nebel und trieb eine liederliche Wirthschafft bis Nacht eins. und da kriegt ich den Ansaz und wurde vermehrt durch fatales Gestöber auf der Reise, und muss nun inne sizzen und warme

Kräutermilch im Mund haben, und kan nicht auf Misels [Mädchen] ausgehn, es wird ein verfluchter Streich seyn, wenn ich mit verzognem Gesicht soll die Maidels belügen.« (WA IV.3,171f.) Er ist arg gequält,[75] auch wenn es in dem vorher schon erwähnten Brief an seine Mutter heißt: »Meine Zahn und Backenwirthschafft will nichts bedeuten es hat sich ein Knötgen in der Kinlade gesezzt gehabt das aber nicht schmerzte und iezt vergeht.« (WA IV.3,187) Vermutlich ist es also zu einer Parodontitis apicalis und der Bildung eines apikalen Granuloms gekommen. Die bei diesem Krankheitsbild nicht geringe Gefahr der Entstehung von Herdinfekten scheint durch die einfache Behandlungsmethode hinreichend gebannt worden zu sein.

Im November und Dezember 1777 unternimmt Goethe unter angenommenem Namen allein eine Reise in den Harz und besteigt den schneebedeckten Brocken. Er muß sich also zweifellos körperlich wieder gesund gefühlt haben, anders hätte er die Strapazen einer solchen winterlichen Reise wohl kaum ertragen können.

In diesem Jahr werden in Goethes Umgebung erstmals Klagen laut über seine Kälte und Distanziertheit, wie sie dann bis an sein Lebensende immer wieder geäußert werden. Lavater berichtet in einem Brief an Zimmermann vom 14.6.1777: »Goethe schreibt überall keiner Seele; verschließt sich allem; setzt seine ganze Stärke darin, in einem kleinen, von ihm selbst beschränkten Kreise ganz und allein zu existieren. Aus diesem Gesichtspunkt muß alles beurteilt werden. Daher ruhet er auf keiner Seele und läßt keine Seele auf ihm ruhen. Er will nur sein und tun, was er tun und sein will. Ich glaube sogar nicht, daß seiner Schwester, der Frau Schlossern, Tod – ein entsetzlicher Schlag auf mein Herz! – großen oder spürbaren Eindruck auf ihn machen werde; obwohl er sie mehr als alle Menschen liebte, schrieb er ihr dennoch in acht Monaten keine Zeile.« (Bo 1,214f.)[76]

75 Im Tagebuch finden sich folgende Eintragungen: 5.9.: »Am dicken Backen gepflegt.« – 9.9.: »Zahn und Backenweh ward wieder schlimmer. Schlief fast nicht die ganze Nacht.« – 10.9.: »Grose Schmerzen ... Abends Schmerzen bis 10 Uhr. leidlich geschlummert dann gut geschlaffen.« – 11.9.: »Keine Schmerzen.« (WA III.1,46f.) – Am 12.9.1777 schreibt er an Ch. v. Stein: »Auch hab ich ein Knötgen gewonnen an einem Zahn, schon in Stüzzerbach, habs parforce dressirt und hab viel dran gelitten. besonders da schon fast alles gut war tanzt ich wie toll und habe 24 Stunden Geschwullst und grose Schmerzen gehabt. Jetzt ists wieder still doch noch ein wenig dick und muss zu Hause sizzen in Eisenach, in dem weitschichtigen Schlössgen und alles ist in Wilhelmsthal und auf Jagden.« (WA IV.3,173f.)

76 Wieland schreibt in einem Brief vom 13.6.1777 über Goethe: »Mit jenem – was für herrliche Stunden und halbe Tage lebt ich mit ihm im ersten Jahre! Nun ist's, als ob in den fatalen Verhältnissen, worin er steckt, ihn sein Genius ganz verlassen hätte; seine

1778 und 1779 klagt Goethe öfters über Magen-Darm-Beschwerden. Er versucht wieder mehr auf Diät zu achten, trinkt weniger Wein und verzichtet auf Kaffee. Im Dezember 1778 badet er zur Abhärtung in der Ilm. Im Juli 1779 reitet er nachts zu einem großen Brand und hilft bei den Löscharbeiten. Im Tagebuch vom 25.7.1779 notiert er als Folge davon: »Die Augen brennen mich von der Glut und dem Rauch und die Fussolen schmerzen mich.« (WA III.1,90)

Schwermütige Gedanken bewegen ihn in diesen Monaten. Er muß erkennen, wie wenig er in seiner amtlichen Funktion beeinflussen kann; zudem fühlt er sich unverstanden, wie aus einer Tagebuchnotiz vom gleichen Tag erkennbar ist: »Das Elend wird mir nach und nach so prosaisch wie ein Kaminfeuer. Aber ich lasse doch nicht ab von meinen gedancken und ringe mit dem unerkannten Engel sollt ich mir die Hüfte ausrencken. Es weis kein Mensch was ich thue und mit wieviel Feinden ich kämpfe um das wenige hervorzubringen. Bey meinem Streben und Streiten und Bemühen bitt ich euch nicht zu lachen, zuschauende Götter. Allenfalls lächlen mögt ihr, und mir beystehen.« (WA III.1,90f.) Mehrere Stellen im Tagebuch zeigen, daß er sich viel mit sich selbst beschäftigt. Es fällt ihm auf, daß seit seinem 30. Geburtstag seine Stimmung besser wird: »Wie durch ein Wunder seit meinem Geburtstag in eine frische Gegenwart der Dinge versezt, und nur den Wunsch dass es halten möge. Eine offne Fröhlichkeit und das Lumpige ohne Einfluss auf meinen Humor. auch war das Wetter besonders herrlich.« (WA III.1,97) Eine günstige Wirkung mag aber auch die bevorstehende Reise in die Schweiz ausgeübt haben, zu der er noch im September zusammen mit dem Herzog aufbricht. Die körperlichen Strapazen werden wieder ohne Probleme ertragen. Auf der Hinreise erfolgt auch ein Besuch der Eltern in Frankfurt, die ihn erstmals nach vier Jahren wieder sehen. Seine Mutter berichtet am 8.10.1779 an die Herzoginmutter in Weimar: »Häschelhans habe ich zu seinem Vorteil sehr verändert gefunden. Er sieht gesunder aus und ist in allem Betracht männlicher geworden. Sein moralischer Charakter hat sich aber zu großer Freude seiner alten Bekannten nicht im geringsten verschoben – alle fanden in ihm den alten Freund wieder – mich hat's in der Seele gefreut, wie lieb ihn alles gleich wieder hatte – den Jubel unter den Samstags-Mädel, unter meiner Verwandt- und Bekanntschaft, die Freude meiner alten Mutter usw. ...«. (Bo 1,239)

Einbildungskraft scheint erloschen; statt der allbelebenden Wärme, die sonst von ihm ausging, ist politischer Frost um ihn her. Er ist immer gut und harmlos, aber – er teilt sich nicht mehr mit und es ist nichts mit ihm anzufangen.« (Bo 1,214)

Auf der Weiterreise besucht Goethe – wie schon erwähnt – seine ehemalige Sesenheimer Freundin und kommt auch bei seinem neuverheirateten Schwager Schlosser in Emmendingen vorbei. Bald nach der Rückkehr nach Weimar im Januar 1780 berichtet das Tagebuch von Schnupfen und Fieber, schließlich auch von Kopfweh, und in einem Brief vom 7.2.1780 heißt es: »Ich habe vierzehn Tage eine Art von Catharfieber gehabt und muss noch iezo mit meiner Arbeit ganz sachte zugehen.« (WA IV.4,173) Ende März berichtet er wieder nach langer Zeit über Schmerzen beim »Schlingen« (WA III.1,112); es dürfte sich also um eine erneute Angina tonsillaris gehandelt haben. In einem Brief vom 7.4.1780 schreibt er: »Durch meine letzte Krankheit hat sich die Natur sehr glücklich geholfen. Schon in Frankfurt, und als wir in der Kälte an den Höfen herumzogen, war mir's nicht just. Die Bewegung der Reise und der ersten Tage ließ es aber nicht zum Ausbruche kommen. Doch hatte ich eine böse Zusammengezogenheit, eine Kälte und Untheilnehmung, die Jedermann auffiel und gar nicht natürlich war. Jetzo geht wieder alles ganz gut.« (WA IV.4,200) Er achtet wieder verstärkt auf Diät und sinniert über sein Leben. Am 26.3. 1780 schreibt er jene Notiz ins Tagebuch, auf die Kretschmer bei der Begründung seiner Diagnose hinweist: »Ich muss den Cirkel der sich in mir umdreht, von guten und bößen Tagen näher bemercken, Leidenschafften, Anhänglichkeit Trieb dies oder iens zu thun. Erfindung, Ausführung Ordnung alles wechselt, und hält einen regelmäsigen Kreis. Heiterkeit, Trübe, Stärcke, Elastizität, Schwäche, Gelassenheit, Begier eben so. Da ich sehr diät lebe wird der Gang nicht gestört und ich muss noch heraus kriegen in welcher Zeit und Ordnung ich mich um mich selbst bewege.« (WA III.1,112) Kurz darauf heißt es im Tagebuch: »Seit drey Tagen keinen Wein. Sich nun vorm Englischen Bier in acht zu nehmen. Wenn ich den Wein abschaffen könnte wär ich sehr glücklich.« (WA III.1,114) Er ärgert sich wieder über das schlechte Wetter[77] und liest am Monatsende, angeblich zum ersten Mal seit dem Druck, seinen *Werther* wieder »und verwunderte mich«, wie er am 30.4.1780 ins Tagebuch (WA III.1,116) einträgt. Ende Juni nimmt er erneut an Löschbemühungen nach einem ausgebrochenen Brand teil und berichtet: »Versengten mir die Auglider und fing das Wasser mir in Stiefeln an zu sieden.« (WA III.1,121)

Im Sommer trägt er sich offensichtlich mit dem Gedanken an einen baldigen Tod. An Lavater schreibt er am 20.9.1780, wenige Wochen nach seinem 31. Geburtstag: »Das Tagewerck das mir aufgetragen ist,

77 Im Tagebuch heißt es am 15.4.1780: »Auch leid ich viel vom bösen Clima.« (WA III.1,116)

das mir täglich leichter und schweerer wird, erfordert wachend und träumend meine Gegenwart diese Pflicht wird mir täglich theurer, und darinn wünscht ich's den grössten Menschen gleich zu thun, und in nichts grösserm. Diese Begierde, die Pyramide meines Daseyns, deren Basis mir angegeben und gegründet ist, so hoch als möglich in die Lufft zu spizzen, überwiegt alles andre und lässt kaum Augenblickliches Vergessen zu. Ich darf mich nicht säumen, ich bin schon weit in Jahren vor, und vielleicht bricht mich das Schicksaal in der Mitte, und der Babilonische Thurn bleibt stumpf unvollendet. Wenigstens soll man sagen es war kühn entworfen und wenn ich lebe, sollen wills Gott die Kräffte bis hinauf reichen. – Auch thut der Talisman iener schönen Liebe womit die Stein mein Leben würzt sehr viel. Sie hat meine Mutter, Schwester und Geliebten nach und nach geerbt, und es hat sich ein Band geflochten wie die Bande der Natur sind.« (WA IV.4, 299) Es gibt wenige Äußerungen Goethes Dritten gegenüber, in denen er sein Verhältnis zu Ch. v. Stein mit derartiger Offenheit beschreibt.

In einem erneuten Brief an Lavater vom 3.11.1780 kommt er noch einmal auf seine Todesgedanken zu sprechen: »Die Zeit kommt doch bald wo wir zerstreut in die Elemente zurückkehren werden aus denen wir genommen sind.« (WA IV.4,329) Diese überraschenden Todesgedanken bei einem 31jährigen lassen sich nicht durch eine ernsthafte körperliche Erkrankung erklären; jedenfalls liegen für diesen Zeitraum keine entsprechenden Zeugnisse vor. Vielen Freunden und Bekannten scheint Goethe in diesen Wochen seltsam vorgekommen zu sein.[78] Übrigens stammt aus dieser Zeit, nämlich Anfang September 1780, auch das berühmte Gedicht »Über allen Gipfeln« (WA I.1,98), dessen Schlußzeilen lauten: »Warte nur, balde / Ruhest du auch.«

78 Knebel sieht sich wohl deshalb in einem Brief an Lavater vom 1.9.1780 zu einer Verteidigung Goethes veranlaßt: »Etwas weh tut es mir, daß Sie Goethen nicht kennen. Was soll ich sagen? Ich weiß es wohl, er ist nicht allezeit liebenswürdig. Er hat widrige Seiten. Ich habe sie wohl erfahren. Aber die Summe des Menschen zusammengenommen ist unendlich gut. Er ist mir ein Erstaunen, auch selbst von Güte. – Der Durchreisenden keiner sieht ihn – und doch urteilt jeder. In Weimar selbst wird er kaum gesehen. In der Entfernung ist er nicht zu sehen. Noch zur Stunde schwör ich, daß seine Richtung grad, seine Absichten rein und gut sind. – Verkannt muß er werden, und er selbst scheint drin zu existieren. Die Schönheit, die sich unter der Maske zeigt, reizt ihn noch mehr. Er ist selbst ein wunderbares Gemisch – oder eine Doppelnatur von Held und Komödiant. Doch prävaliert die erste. – Er ist so biegsam als einer von uns. Aber Eitelkeit hat er noch etwas, seine Schwächen nicht zu zeigen. Da läßt er denn gemeiniglich leere Lücken oder stellt einen Stein davor, oder, wann er sie sehen läßt, schlägt er mit Fäusten zu, daß man sie ihm nicht berühre. – Wenn er's nicht sagt, dann hat er seine Freunde am liebsten. Vor allen Sterblichen liebt und ehrt er Sie. Wann Sie den Herzog liebhaben müssen, so bedenken Sie, daß ihm Goethe zwei Drittel von sei-

Im November scheint Goethe wieder eine ähnliche Krankheit wie am Anfang des Jahres durchzumachen; am 21.11.1780 schreibt er an Ch. v. Stein: »Bleiben Sie ruhig und hören Sie auch den Arzt. – Mir hat er ein Regim vorgeschrieben dem ich folge und soll auch etwas einnehmen.« (WA IV.5,8) Zwei Tage später heißt es: »Hufland hat mir ein böses Frühstück geschickt.« (WA IV.5,9) Es ist der damals in Weimar praktizierende Vater des berühmten Arztes Hufeland, der einige Jahre später selbst Goethes Leibarzt wurde.

Anfang des Jahres 1781 klagt Goethe wiederholt über Halsschmerzen. Vermutlich handelt es sich wieder um eine Infektion des lymphatischen Rachenrings. Er wendet sich deswegen erneut an Hufeland. Da im Tagebuch von Mitte Januar bis Anfang August eine Lücke klafft – er hat in dieser Zeit, wie er selbst notiert (WA III.1,128), keins geführt –, läßt sich diese Zeitspanne nur anhand der Briefe nachvollziehen, wo aber für diese Erkrankung nähere Angaben fehlen. Am 8.2.1781 schreibt er an Ch. v. Stein: »Mit Ihrem Freunde gehts so ziemlich, er hat gut geschlafen nur heute früh Nasenbluten beym Aufstehn gehabt, welches ich einem gebratnen Täubgen und einigen Gläsern Wein zuschreibe die er gestern Abend als er von Ihnen ging noch zu sich nahm. Es zeigt sich also immer noch eine Unregelmäsigkeit welche nebst anderen die Götter ins gleiche bringen mögen.« (WA IV.5,48) Als Frühsymptom der im späteren Leben anzunehmenden Hypertonie wird man diese Epistaxis noch nicht ansehen dürfen. Aus einer Bemerkung im Brief vom 11.2.1781 kann man aber schließen, daß das Nasenbluten in den letzten Tagen mehrmals aufgetreten ist: »Mir gehts recht leidlich meine Beste. Mein Hals ist fast wieder gut, und die unregelmäsige Bewegung des Bluts legt sich auch.« (WA IV.5,49f.) Am 19.2.1781 schreibt er lobend über die von Hufeland verordnete Arznei: »Ich bin recht wohl, und schreibe es dem Queckensaft zu den mir der Hofrath eingeschüttet hat.« (WA IV.5,55) Der Quecke wird eine diuretische, blutreinigende, schleimlösende und reizmildernde Wirkung zugeschrieben; Goethe wird sich ihrer noch häufig bedienen.

Ende März beklagt er sich wieder einmal über das schlechte Klima: »Es ist mir ganz leidlich meine Beste. Wenn wir in einem bessern Clima wohnten; so wäre viel anders, ich bin der dezidirteste Baro-

ner Existenz gegeben! ... – Noch eins zu Goethe! Er ist weitsehend, vielleicht zu weitsehend zu seinem Stand – und dann oft wieder zu nah. Dies verwirrt den Blick der andern. Er sieht Dinge in Jahren kommen, die man gegenwärtiger glaubt, und holt andre aus der Ferne herbei. Dies liegt in seinem eignen Gefühl von Reife. Auch hat niemand leicht genugsamen Unterricht von der Beschaffenheit seines Hofes und seines Zustandes darin. – Die Flügel sind ihm noch, durch das unvermeidliche Schicksal, wie andern, sehr gebunden.« (Bo 1,260f.)

meter der existirt. Wie aber die schweere der Lufft und ihre Wärme nicht mit einander gehn, so macht mir deine Liebe auch ein besonder Clima.« (WA IV.5,99) Anfang April treten wieder Zahnschmerzen auf, weswegen er erneut Hufeland konsultiert. Im Juni klagt er noch einmal darüber; kurioserweise gibt er die Schuld dem Wein. In einem Brief vom 11.8.1781[79] an seine Mutter äußert er sich zufrieden über seinen Gesundheitszustand, wobei aber auch diesmal zu vermuten ist, daß er ihn, wie seine Lage in Weimar überhaupt, besonders günstig darstellen möchte: »Ich bitte Sie, um meinetwillen unbesorgt zu seyn, und sich durch nichts irre machen zu lassen. Meine Gesundheit ist weit beßer als ich sie in vorigen Zeiten vermuthen und hoffen konnte, und da sie hinreicht um dasienige, was mir aufliegt wenigstens großentheils zu thun, so habe ich allerdings Ursache damit zufrieden zu seyn. Was meine Lage selbst betrift, so hat sie, ohnerachtet großer Beschweernisse, auch sehr viel erwünschtes für mich, wovon der beste Beweiß ist, daß ich mir keine andere mögliche denken kann, in die ich gegenwärtig hinüber gehen mögte. Denn mit einer hypochondrischen Unbehaglichkeit sich aus seiner Haut heraus in eine andere sehnen, will sich dünkt mich nicht wohl ziemen.« (WA IV.5,178f.) Auch in einem Brief vom 14.11.1781 an Merck äußert sich Goethe zufrieden über sein Befinden: »Ich befinde mich zu Eintritt des Winters recht wohl, und kann dir mit Vergnügen sagen, daß diejenigen geist- und leiblichen Beschwerden, die mich vorigen Sommer mogten angefallen haben, so gut als gänzlich vorbeygezogen sind.« (WA IV.5,219) Fünf Tage später berichtet er aber Ch. v. Stein, daß er sich wieder »aus Huflands Küche« (WA IV.5,223) habe versorgen lassen müssen. 1782 wird mehrmals geklagt über Halsbeschwerden und Zahnschmerzen.[80] Am 10.2.1782 heißt es z. B. im Tagebuch: »Enthielt ich mich stille. Es war mir nicht recht.« (WA III.1,138)

Goethes Arbeitsbelastung wächst in diesem Jahr, in dem er geadelt wird, durch die Übernahme neuer Ämter. Herder macht sich in einem Brief vom 11.7.1782 über Goethes Ämterfülle lustig: »Er ist also jetzt

79 Über seinen Vater verliert er darin kein Wort. Dieser befindet sich zu dieser Zeit bereits in einem sehr traurigen Zustand, wie einem Brief der Mutter an Lavater vom 20.8.1781 zu entnehmen ist: »Ich vor mein Teil befinde mich … gesund, munter und guten Humors, aber der arme Herr Rat ist schon seit Jahr und Tag sehr im Abnehmen; vornehmlich sind seine Geisteskräfte ganz dahin: Gedächtnüs, Besinnlichkeit, eben alles ist weg. Das Leben, das er jetzt führt, ist ein wahres Pflanzenleben … daß ich dabei was Rechts leide, brauche ich … nicht lange vorzuerzählen.« (Bo 1,273) Bei ihm ist also eine Multi-Infarkt-Demenz eingetreten.

80 Der Herzog schreibt in einem Brief vom 8.2.1782: »Hier fängt alles an krank zu werden. Ich hab's mit achttägigen Zahnschmerzen überstanden; jetzt geht Goethe gelb und bleich umher und flickt an sich herum.« (Bo 1,278)

Wirklicher Geheimer Rat, Kammerpräsident, Präsident des Kriegscollegii, Aufseher des Bauwesens bis zum Wegbau hinunter, dabei auch Directeur des plaisirs, Hofpoet, Verfasser von schönen Festivitäten, Hofopern, Balletts, Redoutenaufzügen, Inskriptionen, Kunstwerken usw., Direktor der Zeichenakademie, in der er den Winter über Vorlesungen über die Osteologie gehalten; selbst überall der erste Akteur, Tänzer, kurz, das Faktotum des Weimarschen und, so Gott will, bald der Major domus sämtlicher Ernestinischer Häuser, bei denen er zur Anbetung umherzieht. Er ist baronisiert, und an seinem Geburtstage … wird die Standeserhebung erklärt werden. Er ist aus seinem Garten in die Stadt gezogen und macht ein adlig Haus, hält Lesegesellschaften, die sich bald in Assembleen verwandeln werden usw. usw. Bei alledem geht's in Geschäften, wie es gehen will und mag.« (Bo 1,283) Manchmal scheinen Goethe seine Aufgaben und Verpflichtungen zuviel geworden zu sein, und er entzieht sich durch vorgetäuschte Krankheit unliebsamen Anforderungen. Am 17.11.1782 schreibt er an Ch. v. Stein: »Was es auch sey, so fühl ich ein unendliches Bedürfniß einsam zu seyn. Unter einem Vorwande daß ich nicht wohl sey will ich mich vom Hof und Conseil entschuldigen, zu Hause bleiben, alte Schulden abthun und mein Haus bestellen. Da Hufland selbst kranck ist kann ich es desto eher thun. Dazu muß ich aber auch deinen Urlaub haben, versage mir ihn nicht.« (WA IV.6,91)

Auch 1783 klagt Goethe wieder über Halsbeschwerden, also vermutlich einer rezidivierenden Angina lacunaris. Angesichts der Häufigkeit dieser Beschwerden und ihrer nahezu regelmäßigen Wiederkehr liegt natürlich die Vermutung nahe, daß die chronisch entzündeten Tonsillen als Herd gewirkt und entsprechende herdbedingte Krankheiten zur Folge gehabt haben: Typischerweise gehören dazu u. a. akuter fieberhafter Gelenk- und Muskelrheumatismus, Glomerulonephritis und Herdnephritis, entzündliche Herz- und Gefäßkrankheiten, entzündliche Augenkrankheiten, Neuritiden und vegetative Funktionsstörungen. Einige dieser Erkrankungen sind bei Goethe später mit hinreichender Wahrscheinlichkeit zum Ausbruch gekommen, und so mag man in seiner Anfälligkeit gegenüber Anginen einen wesentlichen auslösenden Faktor sehen.

Im September und Oktober 1783 unternimmt er zusammen mit dem 11jährigen Fritz von Stein, einem Sohn Charlottes, eine Reise in den Harz.[81] Fritz lebt übrigens seit jenem Frühjahr in Goethes Haus,

81 Forster berichtet am 13.11.1783 über ein Treffen mit Goethe am Hof in Kassel: »Vor sechs Wochen war Goethe hier am Hofe und besuchte Sömmeringen fleißig in der Anatomie. Ich habe ihn nur wenig gesehn, da wir verschiedene Wege hatten. Er schien mir

der sich wie ein Vater um seine Erziehung kümmert, obgleich der leibliche Vater, Charlottes Ehemann, sehr wohl noch lebt. Die Interpretation dürfte bei aller Vorsicht nicht überzogen sein, daß Goethe in Fritz gewissermaßen einen gemeinsamen Sohn mit Ch. v. Stein gesehen hat. Erst seine Abreise nach Italien wird diesen seltsamen Zustand beenden, und Fritz wieder in sein Elternhaus zurückkehren.

Bei dieser Gelegenheit sei auch erwähnt, daß Goethe bereits im August 1777 einen elternlosen Schweizer Hirtenjungen, Peter im Baumgarten, der unter nicht ganz geklärten Umständen nach Weimar gekommen war, bei sich für zwei Jahre aufgenommen hatte, bei dessen Erziehung er aber keinen großen Erfolg gehabt zu haben scheint. Ab 1778 wird er einen gewissen Krafft, über dessen nähere Verhältnisse noch heute wenig bekannt ist, bis zu dessen Tod im Jahr 1785 insgeheim erheblich finanziell unterstützen. Welche Motive jeweils Goethe hierzu bewogen mögen haben, darüber lassen sich nur Vermutungen anstellen, da er selbst dazu schweigt. Neben einem pädagogischen Ehrgeiz mag dabei auch sein Interesse an psychisch auffälligen Menschen eine Rolle gespielt haben. Es sei noch einmal daran erinnert, daß er viele Frankfurter Jahre in nächster Nähe eines Schizophrenen verbracht hat.

Im Dezember klagt er erneut über Zahnschmerzen.[82] Im März 1784 berichtet er, daß er wieder Quecken trinke. Ende des Monats entdeckt er – allerdings nicht als erster, wie er glaubt – in Jena den Zwischenkieferknochen beim Menschen, wodurch er vorübergehend in ausgeprägte Hochstimmung versetzt wird. Noch in der Nacht schreibt er an Herder: »Nach Anleitung des Evangelii muß ich dich auf das eiligste mit einem Glücke bekannt machen, das mir zugestoßen ist. Ich habe gefunden – weder Gold noch Silber, aber was mir eine unsägliche Freude macht – das os intermaxillare am Menschen!« (WA IV. 6,258) An Ch. v. Stein schreibt er wohl kurz darauf: »Es ist mir ein köstliches Vergnügen geworden, ich habe eine anatomische Entdekkung gemacht die wichtig und schön ist. Du sollst auch dein Theil dran haben. Sage aber niemand ein Wort. Herdern kündigets auch ein Brief unter dem Siegel der Verschwiegenheit an. Ich habe eine solche

ernsthafter, zurückhaltender, verschlossener, kälter, magerer und blässer als sonst, und doch mit Freundschaft und einem Etwas, welches zu sagen schien, er wolle nicht verändert scheinen. Sein Dichten und Trachten war Wissenschaft und Kenntnis. Naturgeschichte schien er neuerlich sehr fleißig studiert zu haben, denn er wußte vieles davon zu sagen.« (Bo 1,297)

82 Am 11.12.1783 schreibt er an Ch. v. Stein: »Mein gestriger Ausgang hat mir einen Zahnfluß und dicken Backen zuwege gebracht, man sieht daß allerley im Cörper stickt das nicht weis wohin es sich resolviren soll.« (WA IV.6,226).

Freude, daß sich mir alle Eingeweide bewegen. – Lebe wohl. Wie sehr lieb ich dich! Wie sehr fühl ichs in fröhlichen und traurigen Augenblicken. Antworte mir nicht, Aber laß mich in meinem Hause ein Wort von dir finden. Lebe wohl meine Lotte. Es geht mir nur so wohl weil du mich liebst.« (WA IV.6,259)

Doch schon im April ist die Euphorie verflogen, und er berichtet über rheumatische Beschwerden: »Ich bin durch deine Vorsorge bald eingeschlafen, doch die Nacht etlichmal durch den Schmerz aufgeweckt worden. Heute früh hat sich's in den Rücken gezogen, ich will sehen was der Tranck thut.« (WA IV.6,264)[83] Zur Entstehung dieser Beschwerden mag auch die Kälte in den schlecht geheizten Räumen des Jenaer Schlosses beigetragen haben, wo sich Goethe zu Studien die letzten Wochen überwiegend aufgehalten hat. Er wird in späteren Jahren noch öfters über diesen Mißstand klagen. Im Juli zieht er sich eine nicht näher bezeichnete Magenverstimmung zu, die er auf reichliches Essen an der Hoftafel zurückführt.[84] 1785 klagt er wiederum über Zahnschmerzen und rheumatische Beschwerden. Am 7.4.1785 schreibt er: »Eben steh ich erst auf und fürchte der Tag wird nicht der besste seyn. Das Zahnweh ist nur ein Zeichen und nicht das Übel selbst. Der Kopf ist mir eingenommen und ich fürchte eine Art Flußfieber wie ich es manchmal in dieser Jahrszeit gehabt habe.« (WA IV.7,40) Bald darauf aber, am 20.4.1785, kann er an Knebel schreiben: »Zu dem Frühlingswetter bin ich wieder recht wohl.« (WA IV.7,44) Ende Juni reist Goethe gemeinsam mit Knebel nach Karlsbad. Das Fortkommen verzögert sich wegen Goethes schlechtem Befinden. Knebel berichtet am 26.6.1785 seiner Schwester: »Eine kleine Weile darauf, bei Gelegenheit einer Pfeife Tabak, die ich aufs neue anstecken wollte, bat er mich, solches zu unterlassen, weil er von dem Tabaksrauche Erhitzung spüre. Ich unterließ es, wunderte mich aber über die leichte Reizbarkeit seiner Nerven von einer so geringen Ursache. Das Übel nahm bei ihm zu, und er mußte sich wirklich mit Frost und einem besonders krampfhaften Zustande, der ihm starken Schmerz erregte, zu Bette legen. Diesen Morgen hat sich das Übel noch nicht gegeben, und wir werden wohl heute hierbleiben müssen.« (Bo 1,315) Nach Goethes Brief an Ch. v. Stein vom 27.6.1785 dürfte es sich erneut um Zahnschmerzen sowie rheumatische Beschwerden gehandelt haben; vermutlich war die Erkrankung vom Frühjahr doch nicht ganz aus-

83 Zwei Tage später, am 19.4.1784, schreibt er: »Ich bin heiter und besser nur schmerzen Rückgrad und Schultern.« (WA IV.6,267)

84 Am 4.7.1784 schreibt er an Ch. v. Stein: »Schon vier Tage war ich genötigt meist Mittag und Nachts zu Tische zu seyn ein verdorbner Magen, und weniger heitre Sinne sind alles was ich davon habe.« (WA IV.6,320)

geheilt: »Es war ein Übel ienem im Winter ähnlich, nur nicht so starck noch so schmerzhafft. Jetzt ist es meist vorbey der Backen nur noch geschwollen. NB. es ist die Gegenseite, die Rechte. Loder war heute hier und hat mir allerley zurückgelassen das weiter helfen soll. Bishierher habe ich selbst gepfuscht.« (WA IV.7,70) Die Konsultation des Jenaer Medizinprofessors Loder, der eigens nach Neustadt an der Orla, wo Goethe sich krankheitsbedingt über eine Woche[85] zusammen mit seinem Freund aufhalten muß, kommt, läßt darauf schließen, daß sein Zustand schlechter gewesen ist, als man es aufgrund seines Briefes vermuten könnte. Allerdings fährt er ein paar Absätze später fort: »Diese Tage sind fast ganz für mich verlohren. Ausser daß ich Hamlet viel studirt habe. Heut ist das schönste Wetter von der Welt. Ich erlaube mir kein Murren. Wird die Sonne doch schön leuchten wenn wir im Grabe liegen, warum sollt es uns verdriesen daß sie ihre Schuldigkeit thut, wenn wir Stube und Bette hüten müssen.« (WA IV. 7,71)

Der sich anschließende sechswöchige Kuraufenthalt in Karlsbad ist der erste von vielen weiteren bis zum Jahr 1823. Über die Wirkung der Kur äußert sich Goethe sehr zufrieden; am 30.12.1785 schreibt er sogar, er sei »dieser Quelle eine ganz andre Existenz schuldig« (WA IV. 7,154), weshalb er auf jeden Fall im nächsten Jahr wieder hinfahren werde. Auch die gesellige Seite des Kuraufenthalts scheint ihm sehr willkommen gewesen zu sein. In einem Brief an den Herzog vom August 1785 schlägt Goethe Töne an, die man lange nicht von ihm gehört hat und auf eine beginnende Distanzierung von Ch. v. Stein hinzudeuten scheinen: »Viel Glück zur neuen Bekanntschafft der schönen Engländerinn, wenn anders Glück genannt werden kann, wieder auf ein gefährliches Meer gesetzt zu werden. – Auch ich habe von den Leiden des iungen Werthers manche Leiden und Freuden unter dieser Zeit gehabt.« (WA IV.7,76)

Im Herbst 1785 folgen dann mehrmals die nun schon zur Genüge bekannten Klagen über Zahnschmerzen, und am 10.11.1785 äußert er in einem Brief an Ch. v. Stein Beschwerden, die man in Zukunft noch öfters von ihm hören wird: »Die Augen thun mir weh. Der Schnee hat mich geblendet und das Licht auf dem Weissen Papier schmerzt mich.« (WA IV.7,120) Im Dezember klagt er über eine Erkältung.[86] Im März und April 1786 kommt es offensichtlich erneut, wie schon 1777

85 In einem späteren Brief an den Herzog heißt es: »Ich dancke für Ihren herzlichen Antheil an dem Übel das mich zu Neustadt 8 Tage hielt; es war eine Repetition meiner letzten Kranckheit, wir wollen hoffen daß es seltner kommen werde.« (WA IV.7,75)

86 Am 23.12.1785 schreibt er an Ch. v. Stein: »Mein Schnuppen ist noch nicht vorbey, ich bin lange im Bette geblieben.« (WA IV.7,148)

und 1785, zur Bildung eines sehr schmerzhaften Zahngranuloms. Am 7.4.1786 schreibt er an den Herzog: »Ein Knötgen an dem Zahn der mir vorm Jahr in Neustadt soviel zu schaffen machte und das ich schon eine Woche dissimulire ist nun zum Knoten geworden, spannt und zuckt so daß ich mich ieden Augenblick eines übeln Anfalls versehe.« (WA IV.7,199) Er versucht sich mit Mundspülungen zu helfen, die Heilung geht aber nur sehr langsam voran, weshalb er schließlich doch den Weimarer Chirurgen Engelhardt zu Rate zieht und dabei erfährt, daß ein Weisheitszahn durchbricht: »Engelhardt hat mein Geschwürgen aufgedrückt und verkündigt mir noch einen Zahn der wird mir doch endlich die Schwaben Weisheit bringen.« (WA IV.7,283)[87]

Von Ende Juli bis Anfang September 1786 weilt Goethe erneut zur Kur in Karlsbad, über deren Wirkung er sich wieder sehr zufrieden äußert. In dieser Zeit stellt er die zweite, erweiterte Fassung des *Werther* fertig; er muß sich also psychisch stabil genug gefühlt haben, sich auf dieses affektiv stark belastende Thema einzulassen. Fast möchte man meinen, er wolle dieses Kapitel vor dem nun geplanten großen Schritt abschließen. Ohne vorherige Rückkehr nach Weimar, ohne Ch. v. Stein oder mit Ausnahme seines Dieners, den er zum Stillschweigen verpflichtet, sonst irgendwem über sein Reiseziel Bescheid zu geben, verläßt er in den ersten Stunden des 3.9.1786 heimlich Karlsbad. Vom Herzog hat er sich für unbestimmte Zeit Urlaub erbeten und gewährt bekommen, wobei er als Grund anführt, für die Vorbereitung der weiteren Bände der im Erscheinen begriffenen ersten Ausgabe seiner gesammelten Werke »Muse und Stimmung« (WA IV.8,12) zu bedürfen, was ihm in Weimar nicht möglich sei. Weiter schreibt er am Vorabend seiner Abreise an den Herzog: »Durch den zweyjährigen Gebrauch des Bades hat meine Gesundheit viel gewonnen und ich hoffe auch für die Elasticität meines Geistes das Beste, wenn er eine Zeitlang, sich selbst gelassen, der freyen Welt genießen kann ... Dieses alles und noch viele zusammentreffende Umstände dringen und zwingen mich in Gegenden der Welt mich zu verlieren, wo ich ganz unbekannt bin, ich gehe ganz allein unter einem fremden Nahmen und hoffe von dieser etwas sonderbaar scheinenden Unternehmung das beste. Nur bitt ich lassen Sie niemanden nichts mercken, daß ich außenbleibe ... – Leben Sie wohl das wünsch ich herzlich, behalten Sie mich lieb und glauben Sie: daß, wenn ich wünsche meine Existenz ganzer zu machen, ich dabey nur hoffe sie mit Ihnen und in dem Ihrigen, besser als bisher, zu genießen.« (WA IV. 8,12f.) An Ch. v. Stein schreibt er wenige Stunden vor seinem Auf-

87 Der Brief ist nicht datiert, dürfte aber aus dieser Zeit stammen.

bruch: »Morgen Sonntags d. 3ten Sept. geh ich von hier ab, niemand weiß es noch, niemand vermuthet meine Abreise so nah. – Ich muß machen daß ich fortkomme, es wird sonst zu spät im Jahr ... – Nachts eilfe – Endlich, endlich bin ich fertig und doch nicht fertig denn eigentlich hätte ich noch acht Tage hier zu thun, aber ich will fort und sage auch dir noch einmal Adieu! Lebe wohl du süses Herz. ich bin dein.« (WA IV.8,22)

Italien (1786 – 1788)

Die Reise nach Italien, die Goethe am 3.9.1786 in Karlsbad antritt und die ihn erst am 18.6.1788 wieder nach Weimar zurückführt, ist nicht einem völlig spontanen, psychologisch unmotivierten, krankhaften Entschluß entsprungen, wie es manche Pathographen, besonders Kretschmer, behauptet haben. Abgesehen davon, daß Goethe seit Wochen den konkreten Abreisetermin – der aber ursprünglich etwas früher sein sollte, um auf jeden Fall noch rechtzeitig vor Wintereinbruch die Alpen zu überqueren – geplant hat,[88] ist nämlich sehr wahrscheinlich, daß er bereits seit längerem, mindestens seit 1784, die Ausführung seines seit vielen Jahren bestehenden Wunsches, nach Italien zu reisen, vorbereitet hat. Sein Vater hatte als 30jähriger eine mehrmonatige Reise durch Italien unternommen und darüber auf italienisch einen Bericht geschrieben.[89] Goethe erwähnt in *Dichtung und Wahrheit*, wie sein Vater immer wieder begeistert von Italien erzählte. Im elterlichen Haus hingen an den Wänden Stiche italienischer Städte und Landschaften; das Modell einer venezianischen Gondel war ein beliebtes Spielzeug des Knaben. Der Vater veranlaßte, daß Goethe und seine Schwester frühzeitig Italienisch lernten. Die Mutter wird schließlich am 9.3.1787 zur Rechtfertigung ihres Sohnes schreiben: »... von früher Jugend an war der Gedanke, Rom zu sehen, in seine Seele geprägt ...«. (Bo 1,331) 1775 war Goethe schon nahe daran, nach Italien zu reisen, kehrte aber am Gotthardpaß um. 1785 beschäftigte er sich erneut und verstärkt mit der italienischen Sprache. Als er

88 Bereits am 12.7.1786 schrieb er von Weimar aus an Jacobi, der sich in England aufhielt: »Du bist in England und wirst des Guten viel geniesen; wenn du wiederkommst werde ich nach einer andern Weltseite geruckt seyn, schreibe mir nicht eher bis du wieder einen Brief von mir hast der dir den Ort meines Aufenthaltes anzeigt.« (WA IV.7,243)

89 Dieser Bericht wurde zuerst 1932 veröffentlicht; die erste vollständige deutsche Übersetzung kam 1986 heraus (35).

sich bereits in Venedig aufhält, schreibt er rückblickend in das für Ch. v. Stein bestimmte Tagebuch: »Gott sey Danck wie mir alles wieder lieb wird was mir von Jugendauf werth war. Wie glücklich bin ich daß ich mich der römischen Geschichte, den alten Schriftstellern wieder nahen darf! und mit welcher Andacht les ich den Vitruv! – Jetzt darf ich's sagen, darf meine Kranckheit und thorheit gestehen. Schon einige Jahre hab ich keinen lateinischen Schrifftsteller ansehen, nichts was nur ein Bild von Italien erneuerte berühren dürfen ohne die entsetzlichsten Schmerzen zu leiden. – Herder scherzte mit mir, daß ich alle mein Latein aus dem Spinoza lernte, denn er bemerckte daß es das einzige lateinische Buch war das ich las. Er wußte aber nicht daß ich mich für jedem Alten hüten mußte. Noch zuletzt hat mich die Wielandische Übersetzung der Satyren höchst unglücklich gemacht, ich habe nur zwey leßen dürfen und war schon wie toll. – Hätt ich nicht den Entschluß gefaßt den ich jetzt ausführe; so wär ich rein zu Grunde gegangen und zu allem unfähig geworden, solch einen Grad von Reife hatte die Begierde diese Gegenstände mit Augen zu sehen in meinem Gemüth erlangt.« (WA III.1,290)[90]

Alle gesundheitlichen Beschwerden, die Goethe in den letzten Jahren immer wieder gequält haben, scheinen verflogen oder aufgrund der gehobenen Stimmungslage einfach nicht beachtet zu werden, und mit einer erstaunlichen Geschwindigkeit, jegliche körperliche Schonung mißachtend, strebt Goethe dem Land seiner Sehnsucht entgegen. Am 9. September ist er bereits auf dem Brenner, fünf Tage später in Verona, in Venedig hält er sich zwei Wochen auf und eilt dann nach Rom. Ins Tagebuch schreibt er am 27.10.1786: »Rom! Rom! – Ich ziehe mich gar nicht mehr aus um früh gleich bey der Hand zu seyn.

90 Ähnliches schreibt er in einem Brief an den Herzog vom 3.11.1786 aus Rom: »Und laßen Sie mich nun auch sagen daß ich tausendmal, ja beständig an Sie dencke, in der Nähe der Gegenstände, die ich ohne Sie zu sehen niemals glaubte. Nur da ich Sie mit Leib und Seele in Norden gefesselt, alle Anmuthung nach diesen Gegenden verschwunden sah, konnte ich mich entschließen einen langen einsamen Weg zu machen und die Gegenstände zu suchen, nach denen mich ein unwiderstehliches Bedürfniß hinzog. Ja die letzten Jahre wurd es eine Art von Kranckheit, von der mich nur der Anblick und die Gegenwart heilen konnte. Jetzt darf ich es gestehen Zuletzt durft ich kein Lateinisch Buch mehr ansehn, keine Zeichnung einer italiänischen Gegend. Die Begierde dieses Land zu sehn war überreif, da sie befriedigt ist, werden mir Freunde und Vaterland erst wieder recht aus dem Grunde lieb, und die Rückkehr wünschenswerth. Wird es dann in der Folge-Zeit möglich, es auch mit Ihnen zu sehen und Ihnen durch die Kenntniße die ich jetzt erwerbe, hier, und indeß zu Hause, nützlich zu werden; so bleibt mir fast kein Wunsch übrig. – Die Dauer meines gegenwärtigen Aufenthalts wird von Ihren Wincken, von den Nachrichten von Hause abhängen, bin ich einige Zeit entbehrlich; so laßen Sie mich das gut vollenden was gut angefangen ist und was jetzt mit Einstimmung des Himmels gethan scheint.« (WA IV.8,40f.)

Noch zwey Nächte! und wenn uns der Engel des Herrn nicht auf dem Wege schlägt; sind wir da.« (WA III.1,328) Zwei Tage später erreicht er dann Rom und notiert ins Tagebuch: »Ich kann nun nichts sagen als ich bin hier.« (WA III.1,331)

Das italienische Klima bekommt Goethe ausgezeichnet, und er wird nicht müde, dessen günstigen Einfluß auf sein Befinden zu rühmen. Schon am 24.9.1786 schreibt er ins Tagebuch: »... unter diesem Himmel ..., wo man den ganzen Tag nicht an seinen Körper denckt sondern wo es einem gleich wohl ist.« (WA III.1,226) Gegen Ende seines Aufenthalts in Italien, am 19.1.1788, schreibt er an Ch. v. Stein: »Ich habe doch diese ganze Zeit keine Empfindung aller der Übel gehabt die mich in Norden peinigten und lebe mit eben derselben Constitution hier wohl und munter, so sehr als ich dort litt.« (WA IV.8,323) An den Herzog schreibt er wenige Tage später: »Die Hauptabsicht meiner Reise war: mich von den phisisch moralischen Übeln zu heilen die mich in Deutschland quälten und mich zuletzt unbrauchbar machten; sodann den heisen Durst nach wahrer Kunst zu stillen, das erste ist mir ziemlich das letzte ganz geglückt.« (WA IV.8,327)

Bei all dem ist es nicht verwunderlich, daß er sich mit dem Gedanken an eine Rückkehr nur schwer abfinden kann. Dem Komponisten Kayser schreibt er am 14.7.178: »... ich weiß noch nicht wie ich mich von Rom los machen will. Ich finde hier die Erfüllung aller meiner Wünsche und Träume, wie soll ich den Ort verlaßen, der für mich allein auf der Erde zum Paradies werden kann. Mit jedem Tage scheint die Gesundheit Leibes und der Seele zu wachsen und ich habe bald nichts als die Dauer meines Zustandes zu wünschen.« (WA IV.8,237) Groß ist seine Angst, nach einer Rückkehr nach Deutschland würde alles wieder anders werden und er erneut unter den alten Beschwerden leiden müssen. In dem vorher schon zitierten Brief an Ch. v. Stein schließt sich folgende Passage an: »Ich habe manche Anzeigen daß ich dieses Wohlseyn, wie manches andre Gute, in Italien zurücklassen werde.« (WA IV.8,323)

Ch. v. Stein ist tief enttäuscht über die ihr verheimlichte Abreise und faßt die lange Abwesenheit als unverzeihbaren Affront gegen sich auf. Es scheint, als sei sie noch gleich im Herbst 1786 krank geworden und habe in einem nicht erhaltenen Brief an Goethe ihm die Schuld daran gegeben, da er ihr nämlich am 23.12.1786 schreibt: »Daß du kranck, durch meine Schuld kranck warst, engt mir das Herz so zusammen, daß ich dirs nicht ausdrucke.« (WA IV.8,102) Aber er verteidigt sich äußerst massiv: »Verzeih mir ich kämpfte selbst mit Todt und Leben und keine Zunge spricht aus was in mir vorging, dieser Sturz hat mich zu mir selbst gebracht.« (WA IV.8,102) Dies erinnert nicht nur an die vorher bereits zitierte Tagebuchnotiz aus Venedig, sondern auch an einen Brief an sie, den er ein halbes Jahr zuvor aus Karlsbad schrieb, als er mit der Ausarbeitung der zweiten Fassung des *Werther* beschäftigt war: »Ich korrigire am Werther und finde immer daß der Verfasser übel gethan hat sich nicht nach geendigter Schrifft zu erschiessen.« (WA IV.7,231)

Goethe scheint gelegentlich mit dem Gedanken gespielt zu haben, nicht mehr nach Deutschland zurückzukehren. Ch. v. Steins Reaktion hat dazu zweifellos beigetragen, und es ist sicher nicht nur das Klima im wörtlichen Sinn gemeint, wenn er ihr am 25.5.1787 aus Neapel schreibt: »Gewiß fühl ich mich hier schon ganz anders, nur fürchte ich das nördliche Klima wird mir vor wie nach allen Lebensgenuß rauben. Wir wollen es abwarten.« (WA IV.8,217) Es verwundert deshalb nicht, wenn Ch. v. Stein immer wieder Zweifel an seiner Rückkehr nach Weimar äußert.[91] Ihre Verärgerung und Enttäuschung bricht in ihren Briefen oft durch; so heißt es in einem Brief an Knebel vom 23.3.1787: »Neapel hat uns Goethen weggefischt. Er schreibt mir, wer das gesehen, dem könne kein Ort der Welt wieder gefallen.« (Bo 1,332)

Im Sommer 1787 kommt erstmals Schiller nach Weimar und findet alle im Bann des nun schon ein Jahr abwesenden Goethe,[92] dessen

91 An die spätere Frau Schillers schreibt sie am 25.12.1786: »Aus Rom habe ich viele hübsche Briefe vom Goethe, die ich Ihnen, wenn Sie zu uns kommen, will zu lesen geben. Daß er wieder zu uns zurück will, ist gewiß sein Vorsatz; aber der Himmel beschließt manchmal anders, als wir gebundene Sterbliche wollen. Ein bißchen unartig hat er seine Freunde verlassen.« (Bo 1,325) Am 3.3.1787 schreibt sie an Knebel: »Gestern habe ich auch einige Zeilen vom Goethe erhalten, woraus ich sehe, daß er sehr glücklich ist, und wenn die Zeit ihm die Sehnsucht nach uns wird ausgelöscht haben, fürcht ich, wird er gar nicht zurückverlangen.« (Bo 1,330)

92 Am 12.8.1787 schreibt Schiller an Körner: »Dieser Tage bin ich auch in Goethens Garten gewesen beim Major von Knebel, seinem intimen Freund. Goethens Geist hat alle Menschen, die sich zu seinem Zirkel zählen, gemodelt. Eine stolze philosophische Verachtung aller Spekulation und Untersuchung, mit einem bis zur Affektation getriebenen Attachement an die Natur und einer Resignation in seine fünf Sinne; kurz, eine gewisse kindliche Einfalt der Vernunft bezeichnet ihn und seine ganze hiesige Sekte. Da sucht man lieber Kräuter oder treibt Mineralogie, als daß man sich in leeren Demonstrationen verfinge. Die Idee kann gesund und gut sein, aber man kann auch viel übertreiben ... – Dieser Tage habe ich in großer adliger Gesellschaft einen höchst langweiligen Spaziergang machen müssen ... wieviel flache Kreaturen kommen einem da vor! Die Beste unter allen war Frau von Stein, eine wahrhaftig eigene, interessante Person, und von der ich begreife, daß Goethe sich so ganz an sie attachiert hat. Schön kann sie nie gewesen sein, aber ihr Gesicht hat einen sanften Ernst und eine ganz eigene Offenheit. Ein gesunder Verstand, Gefühl und Wahrheit liegen in ihrem Wesen. Diese Frau besitzt vielleicht über tausend Briefe von Goethe, und aus Italien hat er ihr noch jede Woche geschrieben. Man sagt, daß ihr Umgang ganz rein und untadelhaft sein soll. – Seine Reise nach Italien hat er von Kindheit an schon im Herzen herumgetragen. Sein Vater war da. Seine zerrüttete Gesundheit hat sie nötig gemacht ... Man sagt, daß er

Rückkehr zweifelhaft sei.[93] Manchmal werden seltsame Gerüchte verbreitet.[94] Knebel äußert in einem Brief vom 18.4.1788 Verständnis für das Zögern seines Freundes, nach Deutschland zurückzukehren; bemerkenswert ist, daß er nicht nur klimatische Gründe vorbringt, sondern auch politische.[95]

Über den Anfang von Goethes Italienreise sind wir durch das Tagebuch für Ch. v. Stein (WA III.1,143ff.) ziemlich genau informiert; es reicht bis zum 30.10.1786, also einen Tag nach seiner Ankunft in Rom. Etwa 30 Jahre später schreibt er dann, teilweise unter Heranziehung dieses Tagebuchs, die beiden ersten Teile seiner *Italienischen Reise*, denen kurz vor seinem Tod der dritte und letzte Teil folgen wird. Bei der Ausarbeitung greift er auch auf Briefe zurück, die er teils wörtlich, teils umgearbeitet mit einbezieht und nicht selten anschließend vernichtet. Verständlicherweise nimmt er die intimeren und vor allem die auf Ch. v. Stein sich beziehenden Stellen nicht in den veröffentlichten Text auf. Da Goethe zweifellos bemüht war, sein gutes gesundheitliches Befinden in Italien geradezu symbolisch hervorzuheben, kann es durchaus sein, daß er Zeugnisse weniger guten Befindens unterdrückt hat. In den überlieferten Texten ist jedenfalls nur wenig über Gesundheitsstörungen zu finden. Mehrmals wird betont, daß er auf mäßigen Umgang mit Wein achte und überhaupt Diät halte. Unter dem Datum vom 5.7.1787 schreibt er in der *Italienischen Reise*: »Die Hitze ist gewaltig. Morgens mit Sonnenaufgang steh' ich auf und gehe nach der Acqua acetosa, einem Sauerbrunnen, ungefähr eine halbe Stunde von dem Thor, an dem ich wohne, trinke das Wasser, das wie ein schwacher Schwalbacher schmeckt, in diesem Klima aber schon sehr wirksam ist. Gegen acht Uhr bin ich wieder zu Hause und bin fleißig auf alle Weise, wie es die Stimmung nur geben will. Ich bin recht wohl. Die Hitze schafft alles Flußartige weg und

sich sehr erholt habe, aber schwerlich vor Ende des Jahres zurückkommen würde.« (Bo 1,338f.)

93 Am 19.12.1787 schreibt Schiller an Körner: »Goethens Zurückkunft ist ungewiß und seine Trennung von Staatsgeschäften bei vielen schon wie entschieden. Während er in Italien malt, müssen die Voigts und Schmidts für ihn wie die Lasttiere schwitzen. Er verzehrt in Italien für Nichtstun eine Besoldung von 1800 Talern, und sie müssen für die Hälfte des Geldes doppelte Lasten tragen.« (Bo 1,344)

94 Jacobi berichtet am 3.10.1787: »Schon vor vierzehn Tagen hörte ich ... zugleich: auch Goethe sei zu Rom katholisch geworden.« (Bo 1,341)

95 »Es wird ihm schwer, Italien zu verlassen, und ich fürchte, daß er sich so bald nicht wieder an deutsche Luft gewöhnen möchte. Freilich ist's ja in Deutschland überall schlecht, und die Luft wäre noch am ersten zu ertragen. Aber unser elendes Reichssystem, Vorurteile aller Art, Dumpfheit, Plumpheit, Ungefühl, Unart, Ungeschmack und Unsinn, Stolz und Armut, das sind Dinge, die noch schlimmer sind als die schlimmste Luft.« (Bo 1,350)

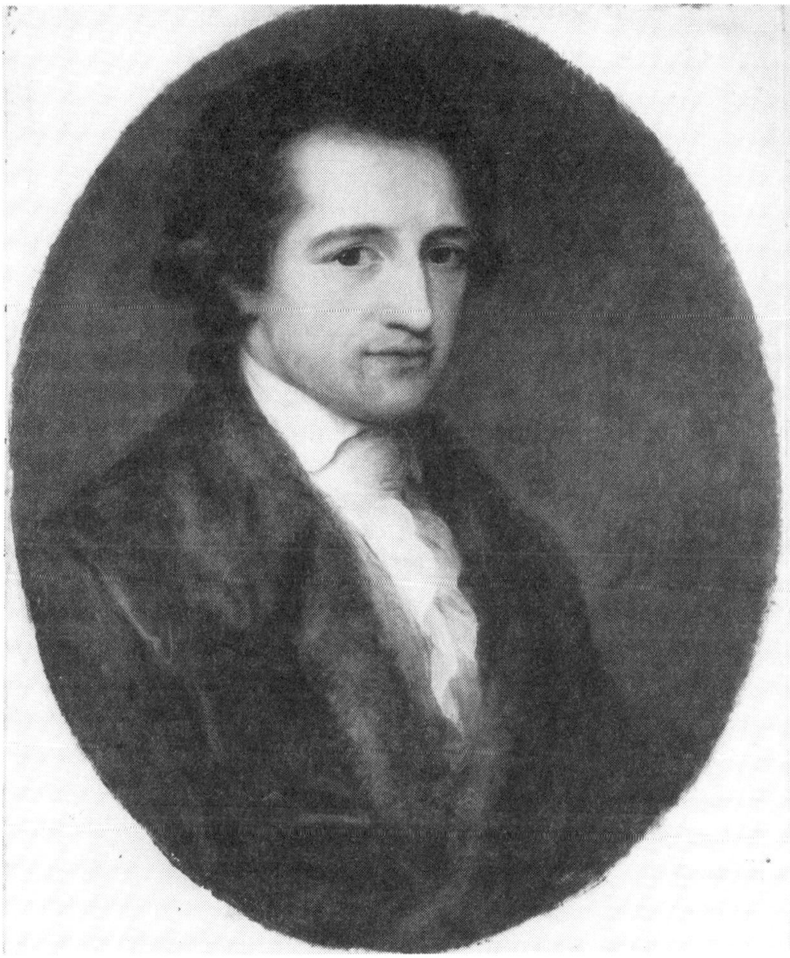

Angelika Kauffmann (1741 – 1807)
Johann Wolfgang Goethe, 1787 in Rom
Öl auf Leinwand
Stiftung Weimarer Klassik
Goethe-Nationalmuseum

treibt was Schärfe im Körper ist nach der Haut, und es ist besser, daß ein Übel jückt, als daß es reißt und zieht.« (WA I.32,27f.)

Viel geschrieben wurde in späterer Zeit über Goethes »römische Geliebte«. Es scheint sicher zu sein, daß er in den letzten Monaten seines Aufenthalts eine sexuelle Beziehung zu einer Römerin eingegangen ist. Ein »ausschweifendes« Leben hat er in Italien wohl kaum geführt, allein schon seine Angst vor der Syphilis, den »französischen Einflüssen«, war zu groß. So schreibt er am 3.2.1787 an den Herzog, der diesbezüglich weniger vorsichtig war und sich immer wieder schmerzvollen Quecksilber-Behandlungen unterziehen mußte: »Die Mädgen oder vielmehr die jungen Frauen, die als Modelle sich bey den Mahlern einfinden, sind allerliebst mit unter und gefällig sich beschauen und genießen zu laßen. Es wäre auf diese Weise eine sehr bequeme Lust, wenn die französchen Einflüße nicht auch dieses Paradies unsicher machten.« (WA IV.8,170) Am 28.9.1787 schreibt er an den Herzog, worüber dieser sich wohl gewundert haben mag: »Noch halte ich mich immer in der Stille und sogar (ich weiß nicht, ob es lobens oder scheltenswerth ist) die Frauen haben keinen Theil an mir.« (WA IV.8,262) Am 29.12.1787 berichtet er schließlich dem Herzog, dessen Interessen Goethe gut kennt: »Mich hat der süße kleine Gott in einen bösen Weltwinckel relegirt. Die öffentlichen Mädchen der Lust sind unsicher wie überall. Die Zitellen (unverheurathete Mädchen) sind keuscher als irgendwo, sie lassen sich nicht anrühren und fragen gleich, wenn man artig mit ihnen thut: e che concluderemo? Denn entweder man soll sie heurathen oder sie verheurathen und wenn sie einen Mann haben, dann ist die Messe gesungen. Ja man kann fast sagen, daß alle verheurathete Weiber dem zu Gebote stehn, der die Familie erhalten will. Das sind denn alles böse Bedingungen und zu naschen ist nur bey denen, die so unsicher sind als öffentliche Creaturen. Was das Herz betrifft; so gehört es gar nicht in die Terminologie der hiesigen Liebeskanzley. – Nach diesem Beytrag zur statistischen Kenntniß des Landes werden Sie urtheilen, wie knapp unsre Zustände seyn müßen und werden ein sonderbar Phenomen begreifen, das ich nirgends so starck als hier gesehen habe, es ist die Liebe der Männer untereinander. Vorausgesetzt daß sie selten biß zum höchsten Grad der Sinnlichkeit getrieben wird, sondern sich in den mittlern Regionen der Neigung und Leidenschafft verweilt; so kann ich sagen, daß ich die schönsten Erscheinungen davon, welche wir nur aus griechischen Überlieferungen haben, ... hier mit eignen Augen sehen und als ein aufmercksamer Naturforscher, das phisische und moralische davon beobachten konnte. Es ist eine Materie von der sich kaum reden, geschweige schreiben läßt, sie sey also, zu künftigen Unterhaltungen aufgespart.« (WA IV.8,314f.)

Der Herzog antwortet mit einem nicht mehr erhaltenen Brief, in dem er vermutlich seine neuesten Liebesabenteuer beschreibt, und Goethes Entgegnung vom 16.2.1788 bringt nun völlig neue Töne: »Sie schreiben so überzeugend, daß man ein cervello tosto sein müßte, um nicht in den süßen Blumen Garten gelockt zu werden. Es scheint daß Ihre gute Gedancken unterm 22. Jan. unmittelbar nach Rom gewürckt haben, denn ich könnte schon von einigen anmutigen Spazirgängen erzählen. So viel ist gewiß und haben Sie, als ein Doctor longe experientissimus, vollkommen recht, daß eine dergleichen mäßige Bewegung, das Gemüth erfrischt und den Körper in ein köstliches Gleichgewicht bringt. Wie ich solches in meinem Leben mehr als einmal erfahren, dagegen auch die Unbequemlichkeit gespürt habe, wenn ich mich von dem breiten Wege, auf dem engen Pfad der Enthaltsamkeit und Sicherheit einleiten wollte.« (WA IV.8,347) Zum doch wohl sicheren Nachweis der Tatsache, daß Goethe in Rom sexuelle Kontakte hatte, braucht man also nicht auf seine Dichtung, besonders die *Römischen Elegien*, zu verweisen; dieser Brief spricht eine deutliche Sprache.[96]

Wie schwer Goethe der Abschied von Italien gefallen sein muß, ist nach allem verständlich. Am 23.4.1788 verläßt er Rom und trifft am 18. Juni schließlich wieder in Weimar ein.

Neue Verhältnisse (1788 – 1790)

Nach seiner Rückkehr aus Italien wird Goethe von vielen seiner Ämter entlastet – bei gleichbleibendem Gehalt. Dies verschafft ihm in den folgenden Jahren den zeitlichen und finanziellen Freiraum, sich intensiver seinen naturwissenschaftlichen Interessen zu widmen. Vor allem die Beschäftigung mit der *Farbenlehre* nimmt viel Zeit in Anspruch, und erst 1810 wird er dieses umfangreiche Werk veröffentlichen können.

Die Wiedereingewöhnung in Weimar fällt ihm schwer. Schon bald werden die in Italien bereits angekündigten Klagen über das schlechte nördliche Klima vorgebracht; von gravierenden Erkrankungen ist aber zunächst nichts zu erfahren. Am 4.9.1788 schreibt er an Herder,

96 Weswegen er in vielen Auswahlausgaben von Goethes Briefen fehlt oder zumindest diese Passage ausgelassen wird. – Ein anderer Punkt ist die Vermutung Eisslers, Goethe habe in Rom überhaupt zum ersten Mal in seinem Leben Geschlechtsverkehr gehabt; eine Ansicht übrigens, die bereit 1914 von Bode (5) vertreten wurde.

der nun seinerseits auf dem Weg nach Italien ist: »Das Wetter ist immer sehr betrübt und ertödtet meinen Geist; wenn das Barometer tief steht und die Landschaft keine Farben hat, wie kann man leben?« (WA IV.9,19) Ein paar Tage später kommt es zur ersten persönlichen Begegnung mit Schiller, der darüber am 12.9.1788 an seinen Freund Körner berichtet: »Sein erster Anblick stimmte die hohe Meinung ziemlich tief herunter, die man mir von dieser anziehenden und schönen Figur beigebracht hatte. Er ist von mittlerer Größe, trägt sich steif und geht auch so. Sein Gesicht ist verschlossen, aber sein Auge sehr ausdrucksvoll, lebhaft, und man hängt mit Vergnügen an seinem Blicke. Bei vielem Ernst hat seine Miene doch viel Wohlwollendes und Gutes. Er ist brünett und schien mir älter auszusehen, als er meiner Berechnung nach wirklich sein kann. Seine Stimme ist überaus angenehm, seine Erzählung fließend, geistvoll und belebt; man hört ihn mit überaus viel Vergnügen; und wenn er bei gutem Humor ist, welches diesmal so ziemlich der Fall war, spricht er gern und mit Interesse. Unsere Bekanntschaft war bald gemacht und ohne den mindesten Zwang. Freilich war die Gesellschaft zu groß und alles auf seinen Umgang zu eifersüchtig, als daß ich viel allein mit ihm hätte sein oder etwas anders als allgemeine Dinge mit ihm sprechen können. Er spricht gern und mit leidenschaftlichen Erinnerungen von Italien ...«. (Bo 1,362)

Das bis zum Herbst 1786 vertrauliche und seitdem zerrüttete Verhältnis zu Ch. v. Stein ist am Zerbrechen. Goethe bemüht sich noch fast ein Jahr, es nicht zum endgültigen Zerwürfnis kommen zu lassen. Seine heimliche Abreise nach Italien ist allenfalls der Anlaß; Goethe selbst scheint zu wissen, warum dieser eigenartigen Beziehung keine Dauer beschieden sein konnte. In einem Brief an Ch. v. Stein vom 21.2.1787, als er sich von Rom nach Neapel aufmachte und allein schon dadurch zu erkennen gab, daß er nicht so bald nach Weimar zurückkehren werde, spricht er offen und hellsichtig einen, wenn nicht den wesentlichen Grund[97] an: »An dir häng ich mit allen Fasern meines Wesens. Es ist entsetzlich was mich oft Erinnerungen zerreisen. Ach liebe Lotte du weist nicht welche Gewalt ich mir angethan habe und anthue und daß der Gedancke dich nicht zu besitzen mich doch im Grunde, ich mags nehmen und stellen und legen wie ich will aufreibt und aufzehrt. Ich mag meiner Liebe zu dir Formen geben welche ich will, immer immer – Verzeih mir daß ich dir wieder einmal sage was so lange stockt und verstummt. Wenn ich dir meine Ge-

97 Dieser Brief gibt zugleich eigentlich eine klare Antwort auf die vieldiskutierte Frage, ob zwischen beiden jemals sexuelle Kontakte bestanden.

sinnungen meine Gedancken der Tage, der einsamsten Stunden sagen könnte. Leb wohl. Ich bin heute konfus und fast schwach.« (WA IV. 8,205f.) Offensichtlich hat ihr Goethe bald nach seiner Rückkehr über seine römische Geliebte erzählt; eine Stelle im Brief vom 1.6.1792 an Ch. v. Stein muß wohl entsprechend verstanden werden: »Was ich in Italien verlaßen habe, mag ich nicht wiederhohlen, du hast mein Vertrauen darüber unfreundlich genug aufgenommen.« (WA IV.9,123) So nimmt es nicht wunder, wenn die Frau Herders in einem Brief an ihren Mann vom 15.8.1788 berichtet: »Die Stein meint, er [Goethe] sei sinnlich geworden.« (Bo 1,358)

Der endgültige Bruch tritt ein, als Ch. v. Stein im Frühjahr 1789 von der Liebesbeziehung erfährt, die Goethe bald nach seiner Rückkehr aus Italien, im Juli 1788, eingegangen ist. Die 23jährige Christiane Vulpius überreicht ihm eine Bittschrift für ihren in großer finanzieller Not befindlichen Bruder, den späteren Verfasser des seinerzeit berühmten Räuberromans *Rinaldo Rinaldini.* Goethe ist offensichtlich sofort in Christiane verliebt und nimmt die in einer Tuchfabrik Beschäftigte bei sich im Gartenhaus auf. Am 25.12.1789 wird der Sohn August geboren. 1791 kommt Christiane mit einem Knaben tot nieder. Drei weitere Kinder, ein 1795 geborener Knabe und zwei 1793 bzw. 1802 geborene Mädchen, werden nur wenige Tage alt.

Über dieses auffällige Kindssterben wurde viel gerätselt und spekuliert.[98] Genauere zeitgenössische Dokumente, insbesondere ärztliche Berichte, liegen nicht vor. Als Ursache wurde die schon erwähnte Vermutung geäußert, Goethe habe von seinem Vater die Syphilis geerbt und diese nun an seine Kinder weitergegeben, was – mit Ausnahme des erstgeborenen Sohnes – deren Lebensunfähigkeit zur Folge gehabt habe. Abgesehen von der Tatsache, daß bei der Lues connata das erstgeborene Kind ernsthaft gefährdet ist, die folgenden dagegen eher gute Lebenschancen haben, also gerade anders, als es hier der Fall ist, hat diese Hypothese auch sonst keinerlei Wahrscheinlichkeit für sich, worauf bereits früher hingewiesen wurde. Viel einfacher und wohl auch zutreffend erklärt sich die Tatsache, daß das älteste Kind gesund ist und überlebt, die nachfolgenden Kinder aber nur wenige Tage alt werden oder gar schon tot zur Welt kommen, mit einer Rhesus-Inkompatibilität, wie schon bald nach Bekanntwerden dieses Pathomechanismus vermutet wurde:[99] Nimmt man an, daß Goethe selbst rhesus-positiv, Christiane Vulpius dagegen rhesus-nega-

98 Zuletzt noch 1961 von Epbinder (20).
99 Häußler (42); Kleine (62), der sogar rhesogene Spätschäden bei Goethes Enkeln postuliert; Hellpach (46) reklamiert übrigens einen »Seminarteilnehmer Dr. Brühl« (46,IV) als Urheber dieser These.

tiv war, so ist aus medizinischer Sicht der Sachverhalt klar. Während der ersten Schwangerschaft findet eine Sensibilisierung des rhesusnegativen mütterlichen Organismus durch Kontakt mit fetalen rhesus-positiven Erythrozyten statt; den stärksten Antigenreiz stellt die Geburt selbst dar, da es hierbei am häufigsten und umfangreichsten zu feto-maternalen Blutübertritten kommt. Die Sensibilisierungsrate steigt mit der Zahl der Schwangerschaften. Das erste Kind ist fast immer gesund, die folgenden Kinder zeigen die bekannten Symptome einer Rhesus-Erythroblastose, den Morbus haemolyticus neonatorum mit Anämie, Hyperbilirubinämie mit Icterus gravis neonatorum und Hydrops fetalis universalis. Therapeutische Möglichkeiten dieses noch heute schweren und nur durch Bluttransfusion zu beherrschenden Krankheitsbildes bestanden bei ohnehin nicht bekanntem Pathomechanismus zu Goethes Zeit nicht.

Über Goethes Beziehung zu Christiane Vulpius finden sich bis in die heutige Zeit abfällige und gehässige Äußerungen.[100] Für manchen Goethe-Liebhaber und professionellen Goethe-Forscher stellt diese Verbindung des »Genies« mit dem »einfachen Mädchen aus dem Volk« – um einige häufig verwendete Schlagwörter zu nennen – offensichtlich eine nur schwer erträgliche Provokation dar, die noch gesteigert wird dadurch, daß Goethe sie im Oktober 1806 durch Heirat legalisierte und so das Kretschmersche »Blumenmädchen«,[101] das für das zeitgenössische Weimarer Gerede schlichtweg eine Hure[102] war, zur Geheimrätin Frau von Goethe machte. In diesen Äußerungen kommt Goethes Geliebte und spätere Frau denkbar schlecht weg: Sie sei ungebildet, kaum des Lesens und Schreibens fähig gewesen, habe von dem Dichter Goethe nichts gelesen, jedenfalls nichts verstanden, zu

100 Manche Goethe-Biographen verbreiten bei der Darstellung dieser Beziehung eindeutige Unwahrheiten. Friedenthal z. B., Verfasser einer zuerst 1963 erschienenen Biographie (30), behauptet mit frivolem Augenzwinkern: »... Christiane wird ihn bis an ihr Ende nie anders als Herr Geheimrat bezeichnen; es ist nicht einmal sicher, ob sie ihn auf dem gemeinsamen Lager je anders als mit Sie angesprochen hat.« (30,328) Friedenthal wird ja wohl nicht dabei gewesen sein ... Auf jeden Fall zeigt er mit diesem Satz, daß er offensichtlich keinen einzigen Brief Christianes an Goethe (36) gelesen hat, denn dann würde er bemerkt haben, daß sie ihn sehr wohl mit »Du« anspricht. Huber hat 1982 (54) diese Unrichtigkeit, wie auch manch anderen Unsinn, wohl von Friedenthal übernommen; überhaupt strotzt sein – zur Entschuldigung könnte man vielleicht vorbringen: nicht ganz ernst gemeinter – Artikel geradezu von sachlichen Fehlern und zeigt eine beträchtliche Unkenntnis Goethes und der Goethe-Zeit.

101 Eine Anspielung auf das Goethe-Gedicht »Der neue Pausias und sein Blumenmädchen« (WA I.1,272ff.).

102 Karoline Herder berichtet ihrem Mann am 8.5.1789: »Er [Goethe] hat sein Herz, wie sie [Ch. v. Stein] glaubt, ganz von ihr gewendet und sich ganz dem Mädchen, die eine allgemeine H- vorher gewesen, geschenkt.« (Bo 1,402)

sehr dem Alkohol zugesprochen – was, wie man noch sehen wird, mit gutem Grund Goethe selbst genauso vorgeworfen werden könnte –, kurz, sei einfach Goethes völlig unwürdig gewesen. Man fragt sich dabei natürlich, warum dann Goethe, allen Widerständen zum Trotz, an dieser Frau bis zu ihrem Tod im Jahr 1816 festgehalten hat. Rein sexuelle Interessen, wie immer wieder behauptet, können vielleicht noch die Beziehung in den ersten Jahren verständlich machen, kaum aber die Dauer eines 28jährigen, schließlich, wenn auch erst nach 18 Jahren, durch förmliche Ehe bekräftigten Verhältnisses.[103]

Daß Ch. v. Stein Goethes Beziehung zu dieser jungen Frau als persönliche Beleidigung auffaßt, die sie über viele Jahre hinweg tief enttäuscht allen sichtbar präsentiert, ist durchaus nachvollziehbar, zeigt aber auch ihre begrenzte Verständnisbereitschaft.[104] Immer wieder gibt sie in ihren Briefen ihrer tiefen Enttäuschung Ausdruck, und besonders wenn sie auf Christiane Vulpius zu sprechen kommt, spürt man förmlich durch die Zeilen, wie angewidert und beleidigt sie ist.[105] Sie läßt sich aber bei aller Abneigung nicht davon abhalten, sich gelegentlich um das Kind dieser gehaßten Frau zu kümmern, über das sie am 14.4.1796 an ihren Sohn Fritz schreibt: »Ich kann manchmal in ihm die vornehmere Natur des Vaters und die gemeinere der Mutter unterscheiden.« (Bo 2,62)

103 Die beste Biographie Christianes hat jüngst Sigrid Damm (13) vorgelegt.

104 Karoline Herder schreibt ihrem Mann am 8.3.1789: »Ich habe nun das Geheimnis von der Stein selbst, warum sie mit Goethe nicht mehr recht gut sein will. Er hat die junge Vulpius zu seinem Klärchen und läßt sie oft zu sich kommen usw. Sie verdenkt ihm dies sehr. Da er ein so vorzüglicher Mensch ist, auch schon 40 Jahr alt ist, so sollte er nichts tun, wodurch er sich zu den andern so herabwürdigt.« (Bo 1,392)

105 Am 13.6.1792 schreibt sie an ihren Sohn Fritz, den Goethe vor einigen Jahren wie einen Sohn bei sich aufgenommen hatte: »Von unserem ehemaligen Freund habe ich wieder etwas Schlechtes gehört. Wenn ich ihn nur aus meinem Gedächtnis wischen könnte!« (Bo 1,439) Sie ereifert sich über ein doch wohl gutgemeintes Geburtstagsgeschenk Goethes in einem Brief an die Frau Schillers vom 3.1.1797: »Stellen Sie sich vor, daß die Jungfer Vulpius [Christianes Schwester, die auch in Goethes Haus lebt] mir eine Torte zum Geburtstag geschickt hat! Goethe ist ein ungeschickter Mensch; er wollte, August sollte mich damit anbinden; könnte er nicht ein Zettelchen dazu schreiben, anstatt daß die Magd mit dem stattlichen Kuchen und einem Kompliment von der Mlle. V. [Christiane] eben da ich Besuch hatte, mir ins Kabinett trat? Das gibt nun eine ordentliche Stadtgeschichte, wo ich drüber ausgelacht werde.« (Bo 2,97) Im Mai 1798 schreibt sie an die gleiche Adressatin: »Die Mutter [nämlich von August] macht sich in Jena auf dem Land lustig. Neulich war sie mit meiner Mutter ihrer Löwern [also wohl einer Dienstmagd] auf einem Ball in Lobeda und bat sich ihren Besuch in Weimar aus, besonders aber bei ihrer Schwester, welche sie recht vor der Verführung der Männer warnt, wie sie sagte. Er mag wohl das arme Wesen recht drücken, dem's mit einer gemeinen Natur gewiß wohler gewesen wäre als mit dem Genie.« (Bo 2,127)

Goethe scheint Ch. v. Steins Reaktion, die Beziehung zu ihm zu beenden, nicht verstehen zu können, jedenfalls zunächst. In einem Brief vom 1.6.1789, aus dem oben bereits ein Satz zitiert wurde, versucht er noch einmal zu retten, was schon längst verloren ist, und sich zu rechtfertigen: »Leider warst du, als ich ankam, in einer sonderbaren Stimmung und ich gestehe aufrichtig: daß die Art wie du mich empfingst, wie mich andre nahmen, für mich äusserst empfindlich war. Ich sah Herdern, die Herzoginn verreisen, einen mir dringend angebotnen Platz im Wagen leer, ich blieb um der Freunde willen, wie ich um ihrentwillen gekommen war und mußte mir in demselben Augenblicke hartnäckig wiederhohlen laßen, ich hätte nur wegbleiben können, ich nehme doch keinen Theil an den Menschen. u.s.w. Und das alles eh von einem Verhältniß die Rede seyn konnte das dich so sehr zu kräncken scheint. – Und welch ein Verhältniß ist es? Wer wird dadurch verkürzt? wer macht Anspruch an die Empfindungen die ich dem armen Geschöpf gönne? Wer an die Stunden die ich mit ihr zubringe? – Frage Fritzen, die Herdern, jeden der mir näher ist, ob ich untheilnehmender, weniger mittheilend, unthätiger für meine Freunde bin als vorher? Ob ich nicht vielmehr ihnen und der Gesellschaft erst recht angehöre. – Und es müßte durch ein Wunder geschehen, wenn ich allein zu dir, das beste, innigste Verhältniß verlohren haben sollte. – Wie lebhaft habe ich empfunden daß es noch da ist, wenn ich dich einmal gestimmt fand mit mir über interessante Gegenstände zu sprechen. – Aber das gestehe ich gern, die Art wie du mich bißher behandelt hast, kann ich nicht erdulden. Wenn ich gesprächig war hast du mir die Lippen verschloßen, wenn ich mittheilend war hast du mich der Gleichgültigkeit, wenn ich für Freunde thätig war, der Kälte und Nachlässigkeit beschuldigt. Jede meiner Minen hast du kontrollirt, meine Bewegungen, meine Art zu seyn getadelt und mich immer mal a mon aise gesetzt. Wo sollte da Vertrauen und Offenheit gedeihen, wenn du mich mit vorsätzlicher Laune von dir stießest. – Ich möchte gern noch manches hinzufügen, wenn ich nicht befürchtete daß es dich bey deiner Gemüthsverfassung eher beleidigen als versöhnen könnte.« (WA IV.9,123ff.)

Eine Woche später folgt dann Goethes für eine Reihe von Jahren letzter Brief an Ch. v. Stein; die späteren Briefe werden im Ton und in der Form ganz anders sein, höflich-distanziert, die Anrede stets »Sie«: »Es ist mir nicht leicht ein Blat saurer zu schreiben geworden, als der letzte Brief an dich und wahrscheinlich war er dir so unangenehm zu lesen, als mir zu schreiben. Indeß ist doch wenigstens die Lippe eröffnet und ich wünsche daß wir sie nie gegeneinander wieder schließen mögen. Ich habe kein größeres Glück gekannt als das Vertrauen gegen dich, das von jeher unbegränzt war, sobald ich es nicht mehr ausüben kann, bin ich ein andrer Mensch und muß in der Folge mich noch mehr verändern. – Ich klage nicht über meine hiesige Lage, ich habe mich gut hinein gefunden und hoffe darin auszuhalten obgleich das Clima schon wieder mich angreift und mich früher oder später zu manchem Guten untüchtig machen wird. – Wen man die kalte, feuchte Sommerzeit, die strengen Winter bedenckt, wenn durch des Herzogs äusseres Verhältniß und durch andre Combinationen alles bey uns inkonsistent und folgenloß ist und wird, wenn man fast keinen Menschen nennen kann, der in seinem Zustande behaglich wäre; so gehört schon Kraft dazu sich aufrecht, in einer gewissen Munterkeit und Thätigkeit zu erhalten, und nicht einen Plan zu machen, der einen nach und nach loslösen könnte; wenn nun aber gar ein übles Verhältniß zu den Nächsten entsteht; so weiß man nicht mehr wohin man soll. Ich sage das so gut in deinem als meinem Sinne und versichre dich: daß es mich unendlich schmerzt, dich unter diesen Umständen noch so tief zu betrüben. – Zu meiner Entschuldigung will ich nichts sagen. Nur mag ich dich gern bitten: Hilf mir selbst, daß das Verhältniß das dir zuwider ist, nicht ausarte, sondern stehen bleibe wie es steht. – Schencke mir dein Vertrauen wieder, sieh die Sache aus einem natürlichen Gesichtspunckte an, erlaube mir dir ein gelaßnes wahres Wort darüber zu sagen und ich kann hoffen es soll sich alles zwischen uns rein und gut herstellen.« (WA IV.9,126f.)

Wie unverstanden sich Goethe zu dieser Zeit in Weimar gefühlt haben muß, geht aus diesen beiden Briefen deutlich hervor. Aus den Briefen der Frau Herders an ihren Mann, der sich in Italien aufhält, kann entnommen werden, welch abschätzige Bemerkungen hinter seinem Rücken über ihn und Christiane Vulpius verbreitet wurden.[106] Schillers im folgenden zitierte erneute Charakterisierung Goethes in einem Brief an Körner vom 2.2.1789 muß vor dem skizzierten Hintergrund gesehen werden: »Öfters um Goethe zu sein, würde mich un-

106 Einige Beispiele: 14.11.1788: »Für Weimar taugt er nicht mehr. Im Gegenteil glaube ich, daß das Gelecke an den jungen Mädchen [bei einem Picknick] dem Herzog, der dabei war, nicht eben die besten Eindrücke gibt.« (Bo 1,370) – 16.1.1789: »Ich kann in den nächsten vier Wochen nicht mit ihm leben; er ist mir fatal.« (Bo 1,376) – 23.2. 1789: »Dann sprachen wir von Goethe und der Stein. Das Verhältnis ist noch immer nicht im Gleis. Sie will nicht verzeihen und er nicht um Verzeihung bitten, so scheint es uns. Ich mag nicht tiefer hineinsehn. Ich denke, er sei's wohl wert, daß man um ihn etwas leidet.« (Bo 1,388) – 2.3.1789: »Über Goethe habe ich wirklich einen großen Aufschluß erhalten. Er lebt eben wie der Dichter mit dem Ganzen oder das Ganze in ihm, und da wollen wir als einzelne Individuen nicht mehr von ihm verlangen, als er geben kann. Er fühlt sich als ein höheres Wesen, das ist wahr, aber er ist doch der Beste und Unwandelbarste unter allen.« (Bo 1,390f.) – 1.5.1789: »Über Goethe leidet die Arme [Ch. v. Stein] noch immer sehr viel, und ich fühle und sehe, daß er's zu toll macht.« (Bo 1,401)

glücklich machen. Er hat auch gegen seine nächsten Freunde kein Moment der Ergießung, er ist an nichts zu fassen. Ich glaube in der Tat, er ist ein Egoist in ungewöhnlichem Grade. Er besitzt das Talent, die Menschen zu fesseln und durch kleine sowohl als große Attentionen sich verbindlich zu machen; aber sich selbst weiß er immer frei zu behalten. Er macht seine Existenz wohltätig kund, aber nur wie ein Gott, ohne sich selbst zu geben – dies scheint mir eine konsequente und planmäßige Handlungsart, die ganz auf den höchsten Genuß der Eigenliebe kalkuliert ist. Ein solches Wesen sollten die Menschen nicht um sich herum aufkommen lassen. Mir ist er dadurch verhaßt, ob ich gleich seinen Geist von ganzem Herzen liebe und groß von ihm denke. Ich betrachte ihn wie eine stolze Prüde, der man ein Kind machen muß, um sie vor der Welt zu demütigen.« (Bo 1,381)

Es ist gut nachvollziehbar, daß das Unverständnis, dem Goethe in diesen Jahren begegnet, die in ihm ohnehin schon angelegte Neigung zu Kühle und Distanziertheit im zwischenmenschlichen Kontakt weiter verfestigt. Um so willkommener muß ihm eine ungezwungen-natürliche Frau wie Christiane Vulpius gewesen sein, von der er emotionale Geborgenheit in einem Ausmaß erfahren konnte, wie es bei Ch. v. Stein nie möglich gewesen wäre.

Kriegsjahre (1790 – 1800)

Im Gegensatz zu vielen seiner bedeutenden deutschen Zeitgenossen stand Goethe der Französischen Revolution von Anfang an ablehnend gegenüber. Gewaltsame Umwälzungen entsprachen nicht seinem Wesen, dem ruhige, behutsame Entwicklung nicht nur in der Natur, sondern auch im gesellschaftlichen Bereich gemäßer war. In den *Tag- und Jahresheften*, geschrieben in den Jahren nach dem Wiener Kongreß, also weit nach den revolutionären Ereignissen, berichtet er, welch »unaussprechlichen Eindruck« die Halsbandgeschichte am französischen Königshof 1785 auf ihn gemacht hat: »In dem unsittlichen Stadt-, Hof- und Staats-Abgrunde, der sich hier eröffnete, erschienen mir die greulichsten Folgen gespensterhaft, deren Erscheinung ich geraume Zeit nicht los werden konnte; wobei ich mich so seltsam benahm, daß Freunde, unter denen ich mich eben auf dem Lande aufhielt, als die erste Nachricht hievon zu uns gelangte, mir nur spät, als die Revolution längst ausgebrochen war, gestanden, daß ich ihnen damals wie wahnsinnig vorgekommen sei.« (WA I.35,11)

Zwar bleibt Thüringen lange Zeit von den Kriegsereignissen im Gefolge der Revolution verschont, aber in vielen Äußerungen Goethes in diesen Jahren schwingt die Sorge mit, daß das Unheil bald hereinbrechen könne. Eine depressive Stimmungslage herrscht oft vor, manchmal scheint es, als erwarte er nichts Besonderes mehr in seinem Leben, und obwohl er noch über zehn Jahre, bis Anfang 1801, von gravierenden Erkrankungen verschont bleibt, scheint er seinen baldigen Tod durchaus für möglich zu halten. Innerlich bereichert ist er aus Italien zurückgekommen und muß nun erleben, daß seinem geplanten künstlerischen und wissenschaftlichen Programm die Zeitumstände nicht günstig sind. Bedenkt man ferner das schon mehrfach erwähnte Unverständnis, dem er in Deutschland nach seiner Rückkehr aus Italien begegnete, so verwundert seine gelegentlich gedrückte psychische Verfassung nicht. Erst Schiller, mit dem er seit 1794 in ein engeres, dennoch aber stets etwas distanziertes Verhältnis tritt, vermag ihn – zumindest zeitweise – dieser Stimmung zu entreißen, und dankbar bekennt er in einem Brief vom 6.1.1798 an ihn: »... Sie haben mich die Vielseitigkeit des innern Menschen mit mehr Billigkeit anzuschauen gelehrt, Sie haben mir eine zweyte Jugend verschafft und mich wieder zum Dichter gemacht, welches zu seyn ich so gut als aufgehört hatte.« (WA IV.13,7)

Seit etwa 1790 beschäftigt sich Goethe intensiv mit optischen Studien, als deren Frucht er 1810 die umfangreiche *Farbenlehre* veröffentlicht. Zeitlebens hält er dieses Werk, nicht etwa den *Faust* oder eine seiner sonstigen dichterischen Schöpfungen, für sein bedeutendstes. Goethe wendet sich darin scharf gegen Newtons *Optik*; gegen Newton selbst spricht er sich vor allem im zweiten, dem »Polemischen Teil«, mit einer bei ihm sonst ungewohnten Heftigkeit aus, bezichtigt ihn der Unredlichkeit, sogar der Verwendung allerlei Tricks und versucht, Newtons Lehre als einen einzigen großen Irrtum zu entlarven. Die wesentlichen Stellen aus Newtons Buch, einem Klassiker der Geschichte der Physik, werden teils Satz für Satz, manchmal gar Wort für Wort zergliedert in der Absicht, diese absurden Behauptungen zu beweisen. Es wurde oft darüber gerätselt, wieso Goethe derart verbissen und leidenschaftlich über Jahrzehnte hinweg gegen Newton angekämpft hat. Schon den physikalisch bewanderten Zeitgenossen fiel auf, daß Goethe eigentlich überhaupt nicht Newtons mathematisch-physikalischen Ansatz verstanden hat. Gelegentlich hat Goethe sogar schlichtweg falsch übersetzt und dann etwas kritisiert, was so gar nicht im Originaltext steht. Seine *Farbenlehre* wurde deshalb bei den zeitgenössischen Fachleuten fast ausnahmslos abgelehnt, aus höflichem Respekt dem großen Dichter gegenüber kaum öffentlich kritisiert, sondern mit Stillschweigen übergangen, was wiederum beim tief gekränkten Goethe zu heftigen Zornesausbrüchen führte.[107] Der Psychoanalytiker Eissler geht, wie bereits im ersten Teil der vorliegenden Arbeit geschildert, angesichts dieser Sachlage sogar so weit, in Goethes Auseinandersetzung mit Newton Symptome einer »partiellen Psychose« sehen zu wollen. Höchst bemerkenswert ist in diesem Zusammenhang eine Eissler wohl unbekannte, nicht in den veröffentlichten Text der *Tag- und Jahreshefte* aufgenommene Stelle, wo Goethe auf die Ablehnung seiner Ansichten durch die Physiker zu sprechen kommt und dabei Eisslers These geradezu wörtlich vorwegnimmt: »Bedeutenden Personen, welche sich bey Männern von Fach darnach erkundigten, ward mit Zuversicht ausdrücklich erwidert: es sey nicht das erste Mal, daß jemand, bey sonst guten Einsichten und vorzüglichen Eigenschaften, durch eine fixe Idee zum partiellen Wahnsinn könne verführt werden.« (WA I.36,415) Man darf vermuten, daß diese Notiz unmittelbare Reaktion auf entsprechende Äußerungen ist.[108] Trotzdem muß Eisslers Ansicht als überzogen und ungerechtfertigt eingeschätzt werden. Goethes in der *Farbenlehre* vorgetragene Auffassungen entspringen einer Weltanschauung, der die

107 Kritik an seinen poetischen Werken nahm Goethe meist gelassen hin, Geringschätzung und Mißachtung seiner wissenschaftlichen Arbeiten, insbesondere der *Farbenlehre*, reizte ihn dagegen immer wieder zu heftigen Reaktionen. Soret notiert am 28.1.1830 in sein Tagebuch: »Bemerkungen über seine literarischen Werke nimmt Goethe willig an. Anders aber ist er, wenn man an seine wissenschaftlichen Ansichten rührt, dann springt der Funke ins Pulverfaß, und man muß sich immer auf eine fürchterliche Explosion gefaßt machen.« (106,359)

108 Derartige Vorwürfe haben Goethe verständlicherweise tief getroffen. Auf einem wohl 1817 von ihm selbst geschriebenen, nur schwer zu entiffernden Blatt, das in seinem Nachlaß gefunden wurde, rechtfertigt er erneut seinen Angriff gegen Newton aus der Überzeugung heraus, Wahres erkannt und daran trotz aller Anfeindungen festgehalten zu haben: »Der historische Theil meiner Arbeit spricht von selbst. Die Geschichte muß klar machen wie der Mensch bald aufgeklärt bald verdüstert wird und leider sich im Düstern mehr gefällt als im Klaren, wie es ihm viel mehr gefällt einen verworrenen Irrthum zu beerben der ihm ewig zu schaffen macht als eine Wahrheit zu bekennen die sogleich ein Gemeingut wird und dem einzelnen nicht mehr angehört. – Dieses nochmals laut auszusprechen ergreife ich die Zeit da vor dreyhundert Jahren ein Deutscher einem andern Papstthum den Krieg ankündigte, ohne mich mit ihm, oder meine Sache mit der seinigen zu vergleichen. Zwar ist keine Wahrheit kleinund keine gros zu machen. Das Wahre ist sich durchaus gleich weil es einmal erkannt unendlich fruchtbare für die Menschheit erfreuliche Folgen hat und was soll ich von der Gefahr sagen sie zu bekennen [Freiraum] war es ein kleines was ich duldete wenn ich meinem Vaterland das mir gewogen ist das mein Bemühen schätzt und liebt, in diesem Falle für halb wahnsinnig als an einer fixen Idee leidend vorkommen mußte. – Nun aber ists anders geworden wir sind vom fremden Herrscher Joche befreyt der deutsche sieht frey umher, und vom politischen Joche befreyt wird auch das Gefühl sich wieder herstellen für wissenschaftliche Ketten. – Ich erkläre also nochmals daß ich was ich seit beynahe dreyßig Jahren öffentlich und im Stillen bekannt für wohlgethan und der Wahrheit sich immer mehr annähernd halte. Meine Beyträge zur Optik enthalten Versuche die jeden der freye Augen hatte auf den rechten Weg führen mußten,

neuzeitliche experimentierende und mit mathematischer Hilfe analysierende Naturforschung letztlich immer fremd blieb[109] – es fehlten ihm allein schon die erforderlichen mathematischen Kenntnisse, was ihm, wie viele Äußerungen bezeugen, durchaus bewußt war. Ohnehin beruhte seine Überzeugung, er würde den gleichen Gegenstand behandeln wie Newton, auf einem Mißverständnis; Newton betrieb objektive Naturwissenschaft, Goethe aber stellte das Subjekt in den Mittelpunkt seiner Forschung, die Wirkung der Farben auf den Menschen, und so erscheint es folgerichtig, daß besonders Maler seine Ansichten begeistert aufgriffen.

Goethes körperlicher Zustand ist über viele Jahre hinweg, wie schon erwähnt, gut. Viele strapaziöse Reisen werden problemlos bewältigt. Bereits im Frühjahr 1790 reist er wieder nach Italien, um in Venedig die Herzoginmutter abzuholen. Im Sommer befindet er sich im Gefolge seines Herzogs bei Truppenmanövern in Schlesien. 1792 nimmt er, ebenfalls im Gefolge des Herzogs, am Koalitionskrieg gegen Frankreich teil und erlebt die Kanonade von Valmy aus nächster Nähe. Er begibt sich bewußt in Gefahr, nur um das »Kanonenfieber« an sich selbst zu erfahren.[110] Die Teilnahme an diesen kriegerischen

mein Entwurf einer Farbenlehre ist und bleibt ein Gerüste wornach ein haltbares Gebäude aufgeführt werden kann. Was ich polemisch ausgeführt wird bald nicht mehr nöthig seyn da das dort gerügte [?] von selbst wegfallen und dem Wahren Platz machen wird [?]« (WA II.5.2,374f.)

109 Goethes Ablehnung der Ansichten Kants, zumindest von dessen Erkenntnistheorie, rührt wesentlich auch daher, um so mehr, als Kant in Newtons Forschungsmethode geradezu das Ideal moderner Wissenschaft verwirklicht sieht.

110 In der »Campagne in Frankreich«, drei Jahrzehnte nach den Ereignissen entstanden, berichtet Goethe: »Ich hatte so viel vom Kanonenfieber gehört und wünschte zu wissen wie es eigentlich damit beschaffen sei. Lange Weile und ein Geist den jede Gefahr zur Kühnheit, ja zur Verwegenheit aufruft, verleitete mich ganz gelassen nach dem Vorwerk la Lune hinaufzureiten ... – Ganz allein, mir selbst gelassen, ritt ich links auf den Höhen weg und konnte deutlich die glückliche Stellung der Franzosen überschauen ... – Ich war nun vollkommen in die Region gelangt wo die Kugeln herüber spielten; der Ton ist wundersam genug, als wär' er zusammengesetzt aus dem Brummen des Kreisels, dem Butteln des Wassers und dem Pfeifen eines Vogels. Sie waren weniger gefährlich wegen des feuchten Erdbodens; wo eine hinschlug blieb sie stecken, und so ward mein thörichter Versuchsritt wenigstens von der Gefahr des Ricochetirens gesichert. – Unter diesen Umständen konnt' ich jedoch bald bemerken daß etwas Ungewöhnliches in mir vorgehe; ich achtete genau darauf und doch würde sich die Empfindung nur gleichnißweise mittheilen lassen. Es schien als wäre man an einem sehr heißen Orte, und zugleich von derselben Hitze völlig durchdrungen, so daß man sich mit demselben Element, in welchem man sich befindet, vollkommen gleich fühlt. Die Augen verlieren nichts an ihrer Stärke, noch Deutlichkeit; aber es ist doch als wenn die Welt einen gewissen braunröthlichen Ton hätte, der den Zustand so wie die Gegenstände noch apprehensiver macht. Von Bewegung des Blutes habe ich nichts bemerken

Ereignissen übersteht er ebenso unverletzt wie im nächsten Jahr, als er mehrere Monate im Rheinland ist und die Belagerung von Mainz miterlebt. Über seine Erlebnisse in dieser Zeit wird er drei Jahrzehnte später in autobiographischen Schriften berichten. 1795 plant er eine erneute längere Reise nach Italien, muß sie aber wegen der Kämpfe und Truppenbewegungen in Oberitalien immer wieder hinausschieben. Als er sich dann 1797 auf den Weg macht, gelangt er nur bis in die Schweiz und kehrt wieder um. Er hat Italien nie mehr gesehen.

Wenden wir uns nun wieder Goethes gesundheitlichen Zuständen in chronologischer Folge zu. Nach seiner Rückkehr aus Venedig berichtet er am 22.6.1790 in einem Brief an den Herzog über eine Wunde am Fuß, bei der es sich wohl nur um eine Blase oder etwas ähnliches gehandelt hat; jedenfalls gibt es für die Annahme eines Ulcus cruris keinen hinreichend konkreten Anhalt.[111] Im Mai 1791 leidet er wieder an Zahnschmerzen. Da er in dieser Zeit kein Tagebuch führt – erst ab 1796 liegen wieder regelmäßige Aufzeichnungen vor –, sind wir darüber nur aus seinen Briefen informiert.[112] Er läßt sich mehre-

können, sondern mir schien vielmehr alles in jener Gluth verschlungen zu sein. Hieraus erhellet nun in welchem Sinne man diesen Zustand ein Fieber nennen könnte. Bemerkenswerth bleibt es indessen, daß jenes gräßlich Bängliche nur durch die Ohren zu uns gebracht wird; denn der Kanonendonner, das Heulen, Pfeifen, Schmettern der Kugeln durch die Luft ist doch eigentlich Ursache an diesen Empfindungen. – Als ich zurückgeritten und völlig in Sicherheit war, fand ich bemerkenswerth, daß alle jene Gluth sogleich erloschen und nicht das Mindeste von einer fieberhaften Bewegung übrig geblieben sei. Es gehört übrigens dieser Zustand unter die am wenigsten wünschenswerthen; wie ich denn auch unter meinen lieben und edlen Kriegskameraden kaum einen gefunden habe der einen eigentlich leidenschaftlichen Trieb hiernach geäußert hätte.« (WA I.33,72ff.)

111 »Eine Wunde am Fuße die mich hindert Stiefel anzuziehen wird auch biß dahin [nämlich bis zur Abreise nach Schlesien] heilen.« (WA IV.9,210)

112 Mai 1791: »Mein geschwollner Backen hat sich noch nicht gesetzt.« – Mai 1791: »Ich sitze mit dem höllischen Feuer einer spanischen Fliege im Nacken. Was thut man nicht um an sich die edle Menschen Gestalt wieder herzustellen.« – Das Spanische-Fliegen- oder Kanthariden-Pflaster war zur Goethe-Zeit sehr gebräuchlich. In der »Allgemeinen deutschen Real-Encyklopädie für die gebildeten Stände«, 1830 in Leipzig erschienen, heißt es im Band 4: »In den Apotheken werden die spanischen Fliegen unter dem Namen Kanthariden zu blasenziehenden Pflastern gebraucht. Man sammelt sie bei regnigem Wetter oder vor Sonnenaufgang, wenn sie ganz still sitzen, thut sie in eine gläserne Flasche, tödtet sie durch Essigdampf oder in einem heißen Ofen, und trocknet sie dann an der freien Luft. Zum Blasenziehen streut man gepulverte spanische Fliegen auf irgend ein klebendes Pflaster und legt dies auf. Man darf sie ohne Nachtheil nicht zu lange ziehen lassen.« – Mai 1791: »Zur Nachricht daß ich zwar aus der Antichambre des Grabes, dem Bette meyn ich, wieder in's gemeine Leben wiedergekehrt; aber doch so schnell als iener würcklich begrabne und stinckend gefundne Fromme nicht aus den Windeln der zweyten Kindheit mich auswickeln können, deßwegen auch noch mit halb verhülltem Haupte herumwandre.« (WA IV.9,266ff.)

re Flaschen Eger Wasser kommen und führt im Sommer eine häusliche Trinkkur durch.[113] Eine nähere Aufklärung über deren aktuellen Grund läßt sich nicht finden. Drei Jahre später wird er sie wiederholen. Im Juli 1791 besucht ihn der Theologieprofessor Münter, der darüber in seinem Tagebuch folgendes notiert: »Bei Goethe war ich auch und fand ihn sehr viel freundschaftlicher als sonst, obgleich immer noch kalt, wie er es gegen jeden ist. Er ist ein sehr unglücklicher Mensch. Muß beständig mit sich selbst in Unfrieden leben.« (Bo 1,429)

Während der Campagne in Frankreich scheint Goethe vorübergehend an Diarrhoe gelitten und an Gewicht verloren zu haben.[114] Nach dem verlorenen Feldzug hält er sich bei seinem Freund Jacobi in der Nähe von Düsseldorf auf und leidet im November 1792 wieder an rheumatischen Beschwerden. In der *Campagne* berichtet er: »Auch ein sehr geschickter, geistreicher Arzt nahm Theil an unsern Halbsaturnalien, und ich dachte nicht in meinem Übermuth, daß ich seiner so bald bedürfen würde. Er lachte daher zu meinem Ärger laut auf, als er mich im Bette fand, wo ein gewaltiges rheumatisches Übel, das ich mir durch Verkältung zugezogen, mich beinahe unbeweglich festhielt. Er, ein Schüler des Geheimerath Hofmann, dessen tüchtige Wunderlichkeiten, von Mainz und dem kurfürstlichen Hofe aus, bis weit hinunter den Rhein gewirkt, verfuhr sogleich mit Kampher, welcher fast als Universalmedicin galt. Löschpapier, Kreide darauf gerieben, sodann mit Kampher bestreut, ward äußerlich, Kampher gleichfalls, in kleinen Dosen, innerlich angewandt. Dem sei nun wie ihm wolle, ich war in einigen Tagen hergestellt.« (WA I.33,204)

Im Frühjahr 1795 berichtet Goethe erneut über rheumatische Beschwerden, die sich offensichtlich über mehrere Wochen hinziehen und ihn schließlich, nachdem auch noch Zahnschmerzen hinzutreten,[115] nach neun Jahren wieder zu einer Kur in Karlsbad veranlassen,

113 Am 8.8.1791 schreibt er an Knebel: »Ich wünschte dich morgen frühe zu sprechen. Wolltest du wohl zu mir kommen. Die angefangne Cur des Eger Wasser leidet nicht daß ich morgens ausgehe.« (WA IV.9,280)

114 In der »Campagne in Frankreich« heißt es unter dem Datum vom 24.10.1792: »Auch ich war von der allgemeinen Krankheit nicht ganz frei geblieben und bedurfte daher einiger Arznei und Schonung.« (WA I.33,151) – In einem Brief an Knebel vom 27.9.1792 schreibt Goethe: »Der Herzog ist recht wohl, ich bin es auch, ob ich gleich täglich etwas von meinem Fette zusetze, wie meine Vesten und Röcke zeugen.« (WA IV. 10,26f.)

115 In Briefen an Schiller berichtet er über seinen Zustand: 11.3.1795: ». . das üble Wetter und ein Rheumatism, den ich mir durch Verkältung zugezogen hatte, haben mich stufenweise gehindert und noch seh ich nicht wann und wie ich abkommen werde.« (WA IV.10,241) – 12.5.1795: »Nach dem guten Leben in Jena, wo ich nebst so mancher Seelenspeise auch der warmen freyen Luft genoß, hat mich hier [in Weimar]

über deren Verlauf er sich in mehreren Briefen an Christiane zufrieden äußert.[116] Sie wird ihn übrigens mit einer Ausnahme im Jahr 1811 nie auf seinen Kurreisen nach Böhmen begleiten.

Für mehrere Monate ist nun keine Klage über eine körperliche Krankheit zu vernehmen. Erst am 30.3.1796 heißt es im Tagebuch (WA III.2,42), daß er etwas eingenommen habe und den Tag zu Hause geblieben sei. In den Sommermonaten macht er eine häusliche Kur mit Pyrmonter Wasser, was er regelmäßig im Tagebuch vermerkt. Sein körperliches Befinden ist über viele Monate hinweg wieder gut, seine psychische Verfassung aber nicht. Eigentlich möchte er nach Italien reisen, was aber wegen der politischen und militärischen Lage als zu gefährlich erscheint, und so schreibt er im August 1796 in gedrückter Stimmung an seinen Freund Meyer, der sich bereits in Florenz aufhält und auf Goethe wartet: »In den seltsamen Zuständen, in denen wir, nicht leben, sondern schweben, kann mir nichts tröstlicheres seyn als Sie in Florenz zu wissen und ich freue mich in jedem Ihrer Briefe die Bestätigung des herrlichen Kunstgenusses zu vernehmen, dessen Sie sich an diesem Orte erfreuen. Meine einzige Hoffnung Sie noch in Italien zu sehen ruht auf Ihrem Aufenthalt in dieser Stadt. Jetzt, da die Zeit herannahet, in der ich abreisen sollte, fühle ich erst recht lebhaft wie nöthig mir die Cultur war, die mir eine so große und schöne Reise gegeben hätte, alles was ich mir statt derselben vornehmen kann ist ein kümmerliches Wesen und bringt mich nicht vom Flecke und doch muß ich an etwas denken, das mich zu Hause beschäftigt und mich nicht ganz verfallen läßt. – Denn die Kriegsaspecten sind die wunderlichsten und traurigsten für unser Vaterland. Würzburg ist,

die kalte Witterung sehr unfreundlich empfangen und einige Stunden, in denen ich dem Zug ausgesetzt war, brachten mir ein Flußfieber zuwege, das mir die rechte Hälfte des Kopfs sehr schmerzlich angriff und zugleich die linke unbrauchbar machte. Nun bin ich so weit wieder hergestellt, daß ich ohne Schmerzen ziemlich zufrieden in meiner Stube an die rückständigen Arbeiten gehen kann.« (WA IV.10,255f.) – 10.6.1795: »Mir ist es gleich bey meiner Rückkunft übel ergangen, ein Recitiv des Backengeschwulstes überfiel mich und da ich die Sache leicht nahm ward sie Stufenweise so arg daß ich von Humbold nicht einmal Abschied nehmen konnte. Jetzt ist das Übel im Fallen.« (WA IV.10,265) – 11.6.1795: »Mein Übel hat meine Plane geändert ... Da ich ungedultig bin körperlich zu leiden, werde ich wohl nach Carlsbad gehen, das mich ehmals auf lange Zeit von gleichen Übeln befreyte.« (WA IV.10,266)

116 Am 25.7.1795 schreibt er ihr: »Nun fängt, mein liebes Herz, die Sehnsucht nach dir und dem Kleinen mich wieder an zu beunruhigen und ich zähle die Tage nach denen ich euch wiedersehen werde. Das Wasser bekommt mir sehr wohl und ich hoffe alles hinwegzuspülen was mich künftigen Winter quälen könnte.« (WA IV.10,280) Vier Tage später heißt es: »Es geht mir sehr wohl und das Wasser ist mir ohngeachtet des abscheulichen Wetters gut bekommen. Ich habe nun zu trincken aufgehört und bereite mich zur Abreise.« (WA IV.10,282)

da ich dieses schreibe, schon seit einiger Zeit in den Händen der Franzosen so wie auch Stuttgard. Der Zeit und den Umständen nach, müssen sie schon viel weiter vorwärts seyn, von Schweinfurt aus sind ihre Seitenpatrouillen bis gegen den Thüringer Wald gegangen, man erwartet sie in Coburg und noch läßt sich die Grenze nicht denken wo sie stille stehen oder wo sie können aufgehalten werden.« (WA IV.11, 146f.)

Im Februar 1797 leidet er wieder für einige Tage an einem Katarrh, der aber wohl ziemlich gravierend gewesen sein muß, da er Loder konsultiert. An Schiller schreibt er am 27.2.1797: »Aus meinen betrübten Umständen muß ich Ihnen noch einen guten Abend wünschen. Ich bin wirklich mit Hausarrest belegt, sitze am warmen Ofen und friere von innen heraus, der Kopf ist mir eingenommen und meine arme Intelligenz wäre nicht im Stande, durch einen freyen Denkactus, den einfachsten Wurm zu produciren, vielmehr muß sie dem Salmiak und dem Liquiriziensaft, als Dingen, die an sich den häßlichsten Geschmack haben, wider ihren Willen die Existenz zugestehn. Wir wollen hoffen daß wir, aus der Erniedrigung dieser realen Bedrängnisse, zur Herrlichkeit poetischer Darstellungen nächstens gelangen werden, und glauben dieß um so sichrer als uns die Wunder der stetigen Naturwirkungen bekannt sind. Leben Sie recht wohl. Hofrath Loder vertröstet mich auf einige Tage Geduld.« (WA IV.12,52f.) Die Behandlung erfolgt also mit Mixtura solvens, einem auch heute noch üblichen Mittel bei Bronchitis. Am 14.3.1797 berichtet er Christiane, daß er wieder genesen ist: »Mein Cathar mag den Leuten schlimmer vorgekommen seyn als er war, da ich ganzer 8 Tage zu Hause blieb, jetzt befinde ich mich wieder völlig hergestellt ...«. (WA IV.12,64f.)

Kurz vor der nun endgültig terminierten Reise, die aber nicht nach Italien, sondern nur in die Schweiz führen wird, zieht er sich wieder eine Erkältung zu. Er schreibt an Schiller am 26.7.1797: »Die Folgen einer Erkältung hatten mich 24 Stunden sehr übel geplagt, nun bin ich aber völlig wieder hergestellt und hoffe noch zu Ende dieser Woche zu reisen.« (WA IV.12,205) Zwei Tage zuvor hat er, um allen Eventualitäten vorzubeugen und im Fall seines Todes seine, wie er einmal ironisch sagte, unheilige Familie abzusichern, ein Testament aufgesetzt und bei der Weimarer Regierung hinterlegt. Darin heißt es u. a.: »Ich setze nämlich den mit meiner Freundin und vieljährigen Hausgenossin, Christianen Vulpius, erzeugten Sohn August zu meinem Universalerben titulo institutionis honorabili hiermit ein; seiner erstgedachten Mutter hingegen vermache ich den Nießbrauch alles dessen, was ich in hiesigen Landen zur Zeit meines Todes besitze, dergestalt daß sie zeitlebens in dem ungestörten Besitz desselben bleibe und davon die Einkünfte erhebe, ohne usufructuarische Caution zu bestellen, doch unter der Bedingung, daß sie auf die Erziehung unsres Sohnes mütterlich das Nöthige verwende.« (WA I.53,325)

Christiane und August reisen zunächst mit und bleiben dann für kurze Zeit bei Goethes Mutter in Frankfurt, wo sich Goethe von ihnen trennt. Über seine dritte Schweizer Reise führt er ein umfangreiches Tagebuch, in dem sich aber keine Klagen über seine Gesundheit finden. Auch beschwerliche Bergwanderungen bereiten ihm keine Probleme, obwohl er inzwischen ziemlich adipös geworden sein muß. Fast stets wird in den Beschreibungen von Goethes Aussehen in diesen Jahren davon gesprochen.[117] Die Bewertungsmaßstäbe sind al-

117 Der junge Berliner Arzt Veit berichtet am 20.3.1793 an Rahel Levin, die spätere Frau Varnhagen von Ense: »Er ist von weit mehr als gewöhnlicher Größe, und dieser Größe proportioniert dick, breitschulterig ... Die Stirn ist außerordentlich schön, schöner, als ich sie je gesehen; die Augenbraunen im Gemälde [von Lips, 1791] vollkommen getroffen, aber die völlig braunen Augen mehr nach unten zu geschnitten als dort. In seinen Augen ist viel Geist, aber nicht das verzehrende Feuer, wovon man so viel spricht. Unter den Augen hat er schon Falten und ziemlich beträchtliche Säcke; überhaupt sieht man ihm das Alter von 44 bis 45 recht eigentlich an, und das Gemälde ist in der Tat zu jugendlich; es müßte denn wahr sein, was man in Weimar allgemein behauptet, daß er während seinem Aufenthalt in Italien merklich gealtert habe. Die Nase ist eine recht eigentliche Habichtsnase, nur daß die Krümmung in der Mitte sich recht sanft verliert ... Der Mund ist sehr schön, klein und außerordentlicher Biegungen fähig; nur entstellen ihn, wenn er lächelt, seine gelben, äußerst krummen Zähne. Wenn er schweigt, sieht er recht ernsthaft, aber wahrhaftig nicht mürrisch, und kein Gedanke, keine Spur von Aufgeblasenheit. Auch dem Dümmsten müßte Aufgeblasenheit an einem Menschen mißfallen, der in Sprache und Manier so ganz simpel wie jeder Geschäftsmann ist. Das Gesicht ist voll, mit ziemlich herabhängenden Backen. Im ganzen ist das Gemälde wohl getroffen; aber es macht doch einen sehr falschen Begriff von ihm. Sie würden ihn gewiß nicht erkennen. Er hat eine männliche, sehr braune Gesichtsfarbe. Die Farbe der Haare ist etwas heller. Er trägt das Vorderhaar ratzenkahl abgeschoren, an den Seiten ausgekämmt und völlig anliegend, einen langen Zopf, weiß gepudert ... Alles zusammengenommen, kann er ein Minister, ein Kriegsrat, ein Geheimrat, allenfalls ein Amtmann sein, nur kein Gelehrter und gewiß kein Virtuose. In Berlin würde ihn jeder einheimisch glauben.« (Bo 1,446f.) – Hölderlin schreibt am 19.1. 1795 nach der ersten Begegnung: »Ruhig, viel Majestät im Blicke, und auch Liebe, äußerst einfach im Gespräche, das aber doch hie und da mit einem bittern Hiebe auf die Torheit um ihn und ebenso bittern Zuge im Gesichte – und dann wieder von einem Funken seines noch lange nicht erloschnen Genies gewürzt wird – so fand ich ihn. Man sagte sonst, er sei stolz; wenn man aber darunter das Niederdrückende und Zurückstoßende im Benehmen gegen unsereinen verstand, so log man. Man glaubt oft einen recht herzguten Vater vor sich zu haben.« (Bo 2,25f.) – Friederike Brun notiert im Juli 1795 in ihr Tagebuch: »Anspruchsloser, wie er es ist in seinem Reden und Schweigen, in seinem Gehen und Stehen, ist es unmöglich zu sein. Sein Gesicht ist edel gebildet, ohne gleich einen innern Adel entgegenzustrahlen; eine bittere Apathie ruht wie eine Wolke auf seiner Stirn. Bei einem schönen, männlichen Wuchs fehlt es ihm an Eleganz und seinem ganzen Wesen an Gewandtheit. Ist das der Günstling der Musen und Grazien?« (Bo 2,34) – Ch. v. Stein schreibt im Februar 1796 an ihren Sohn Fritz: »Ich hatte

lerdings auch Ende des 18. Jahrhunderts unterschiedlich.[118] Immer wieder wird enttäuscht Goethes Adipositas erwähnt; den großen Dichter hätte man sich wohl gern anders vorgestellt. Dorothea Veit, Ehefrau eines Berliner Arztes, später mit Friedrich Schlegel verheiratet, schreibt am 18.11.1799: »Goethe habe ich gesehen! ... Er hat einen großen und unauslöschlichen Eindruck auf mich gemacht ... Von dem zurückschreckenden Wesen, das man so allenthalben von ihm sich erzählt, habe ich wenig gemerkt ... Ewig schade ist es, daß er so korpulent wird; das verdirbt einem ein wenig die Imagination!« (Bo 2,153) Goethe scheint dergleichen Klagen eher belustigt zur Kenntnis genommen zu haben. In einem Brief an Kestner, den Ehemann seiner Wetzlaer Lotte, schreibt er am 16.7.1798: »Wenn wir uns wieder sähen so hoffte ich Ihr solltet mich, dem innern nach, wohl wieder erkennen, was das äußere betrifft so sagen die Leute ich sey nach und nach dick geworden. Ich lege Euch eine Schnur bey, als das Maß meines Umfangs, damit Ihr messen könnt ob ich mich von dieser Seite besser gehalten habe als Ihr, denn sonst waren wir ziemlich von ei-

ihn seit ein paar Monaten nicht gesehen. Er war entsetzlich dick mit kurzen Armen, die er ganz gestreckt in beide Hosentaschen hielt. Schiller hatte seinen schönen Tag und sah neben ihm wie ein himmlischer Genius aus ... Ich möchte nur wissen, ob ich dem Goethe auch so physiognomisch verändert vorkomme als er mir. Er ist recht zur Erde worden, von der wir genommen sind. Der arme Goethe, der uns sonst so liebhatte.« (Bo 2,59) – Karoline Schlegel berichtet am 18.7.1796: »Gestern nachmittag, da ich allein war, meldet man mir den Herrn Geheimrat. Ohngemeldet hätte ich ihn nicht erkannt, so stark ist er seit drei Jahren geworden.« (Bo 2,75) – Ein alter Frankfurter Bekannter berichtet im August 1797 über einen überraschenden Besuch Goethes: »Letzt abgewichenen Freitagmorgen erschien ganz unerwartet ein Fremder in meinem Zimmer, den ich vor seinem wohlgemästeten Bauch nicht erkannte, bis ihn seine Stimme bei der Frage verriet: »Kennen Sie denn Ihren alten Freund nicht mehr?« Und siehe da, es war Goethe in eigener hoher Person! Und ungeachtet er eine geraume Zeit bei mir blieb, so bliebe er doch erbärmlich steif und zurückhaltend.« (Bo 2,110) – Ch. v. Stein schreibt im Herbst 1798 an ihren Sohn Fritz: »Goethe seh ich selten, und wenn es einmal geschieht, so erschrickt mich seine immer zunehmende Dickheit.« (Bo 2,136) – Karl v. Stein, ein anderer Sohn Charlottes, berichtet am 11.6.1799, nachdem er Goethe nach längerer Zeit wieder gesehen hatte: »Wen [die Zeit] aber von seiten des Körpers unkenntlich gemacht hat, ist Goethe. Sein Gang ist überaus langsam, sein Bauch nach unten hervorstehend wie der einer hochschwangeren Frau, sein Kinn ganz an den Hals herangezogen, von einer Wassersuppe dichte umgeben; seine Backen dick, sein Mund in halber Mondsform; seine Augen allein noch gen Himmel gerichtet; sein Hut aber noch mehr und sein ganzer Ausdruck eine Art von selbstzufriedener Gleichgiltigkeit, ohne eigentlich froh auszusehen. Er dauert mich, der schöne Mann, der so edel in dem Ausdruck seines Körpers war.« (Bo 2,146)

118 So schreibt ein Besucher Goethes im Mai 1798: »Goethe ist einer der schönsten Männer, die ich je gesehen habe. Er ist fast einen halben Kopf größer als ich, sehr gut gewachsen, angenehm dick ...« (Bo 2,126)

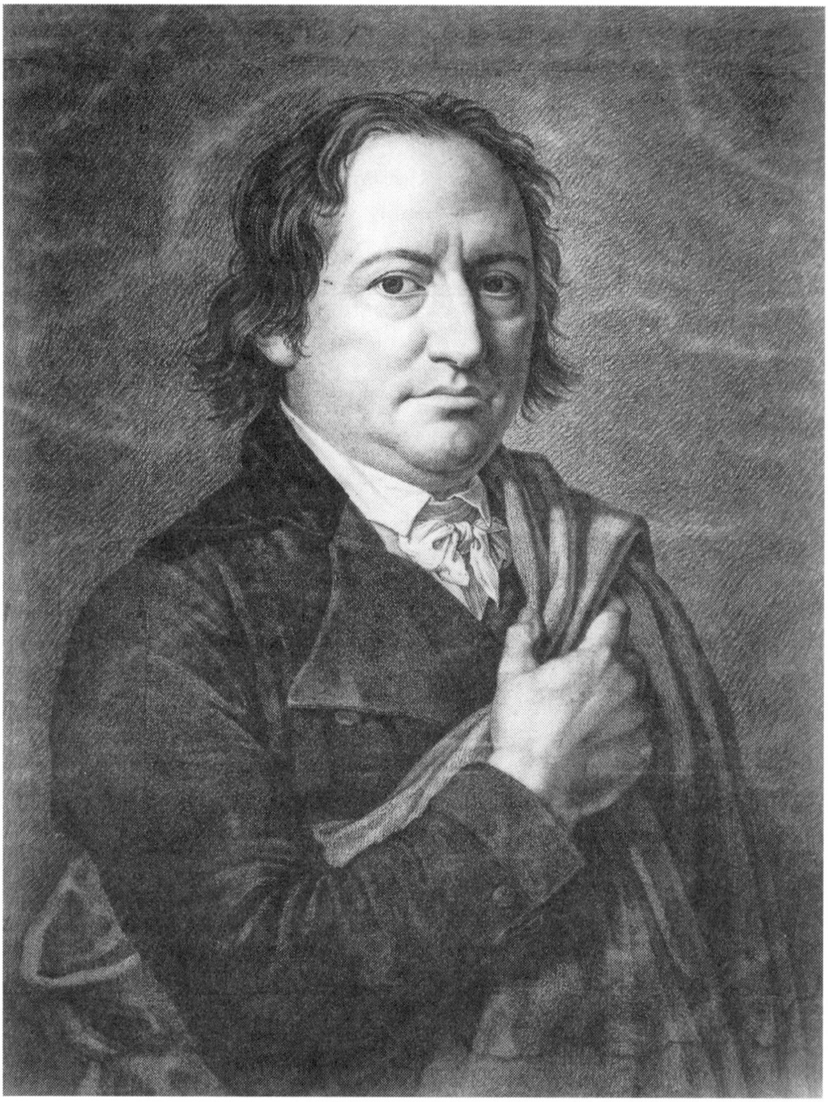

Friedrich Bury (1763 – 1823)
Johann Wolfgang Goethe, 1800
Kreidezeichnung
Stiftung Weimarer Klassik
Goethe-Nationalmuseum, Graphische Sammlung

nerley Taille. Ich befinde mich wohl und thätig, und so glücklich als man es auf diesem Erdenrunde verlangen kann.« (WA IV.13,212)

Anfang 1799 berichtet Goethe von einem »wunden Rücken«, der mit einem Pechpflaster versorgt wird.[119] Worum es sich gehandelt hat, läßt sich schwerlich sagen; vielleicht um ein Furunkel, denn in einem Brief an Christiane vom 19.2.1799 heißt es: »Schicke mir doch ein Stängelchen von des Doctors Pflaster, ich habe wieder einen kleinen Schweren auf den Rücken bekommen der zwar gar nichts bedeutet aber mich doch incommodirt.« (WA IV.14,28) Wenige Tage später kann er aber bereits wieder reiten, wie dem Tagebuch zu entnehmen ist.[120] Im Mai hat er vorübergehend Fußbeschwerden.[121] Im Juni unternimmt er wieder eine häusliche Kur mit Pyrmonter Wasser, was er erneut regelmäßig im Tagebuch vermerkt. Den Sommer verbringt er in seinem Gartenhaus. Um die Jahreswende leidet er an einer Unpäßlichkeit, worüber er mehrmals Schiller schreibt; sein Befinden scheint aber nicht wesentlich beeinträchtigt zu sein. In einem Brief an Schiller vom 22.3.1800 heißt es: »Leider werde ich mich einige Tage zu Hause halten müssen, denn der Doctor dringt auf eine Cur, der ich schon eine ganze Weile ausgewichen bin.« (WA IV.15,41) Am 26.4.1800 schreibt er an Ch. v. Stein: »Da mein Übel nur eine Unbequemlichkeit ist, so kann man es wohl gar am Ende gewohnt werden.« (WA IV.15,61) Mangels genauerer Zeugnisse muß offen bleiben, welches »Übel« gemeint ist und worin die Kur besteht. Das Tagebuch erwähnt in diesen Wochen, wie übrigens später im September erneut, auffällig oft, daß Goethe gebadet hat. Oberhoffer (81,49) behauptet, Goethe habe eine Trink- und Badekur mit Pyrmonter Wasser – also wie 1796 und 1799 – durchgeführt, kann aber dafür keinen Beleg bieten. Ende April reist Goethe für über zwei Wochen zur Leipziger Messe; eine ernsthafte Krankheit kann also kaum vorgelegen haben, denn in dem zuletzt erwähnten Brief bezeichnet er das »Übel« noch als gegenwärtig. Für den Rest des Jahres wird von keinen gesundheitlichen Störungen mehr berichtet. Den Tagebuchnotizen vom Jahresende ist keinerlei Hinweis auf die schwere Erkrankung zu entnehmen, die Goethe gleich in den ersten Tagen des neuen Jahrhunderts befällt und die ihn, wohl zum ersten Mal wieder seit 1768, an den Rand des Todes bringt.

119 Darüber beklagt er sich im Tagebuch am 12.1.1799: »Plage von dem Pechpflaster.« (WA III.2,229) In einem Brief vom gleichen Tag heißt es: »Ich befinde mich bey meinem wunden Rücken nicht in den besten Umständen.« (WA IV.30,69)

120 Tagebuch vom 23.2.1799. (WA III.2,236)

121 An Christiane schreibt er am 7.5.1799: »Die Pferde ... sind mir jetzt ein wahres Bedürfniß, denn mit meinen Fußpromenaden will es gar nicht recht fort.« (WA IV.14,78)

Lebensgefährliche Erkrankung (1801)

Über Goethes schwere Erkrankung zu Beginn des Jahres 1801 liegen derart viele zeitgenössische Dokumente vor, daß im folgenden nur eine Auswahl angeführt werden kann, woraus sich aber bereits ein deutliches Bild über Art, Schwere und Verlauf gewinnen läßt. Zunächst sei aus Goethes Tagebuch zitiert, das in dieser Zeit nur teilweise wirklich von ihm selbst geführt worden sein kann, da er tagelang dazu gar nicht in der Lage gewesen wäre; vielleicht handelt es sich um nachträgliche Aufzeichnungen, in die Befunde seiner behandelnden Ärzte eingegangen sind:

3.1.: »Vermehrte sich mein Katarrh.« – 4.1.: »Mittag Gesellschaft ..., welcher ... ich aber, wegen meines vermehrten Katarrhs nicht beywohnen konnte.« – 5.1.: »Brachte ich meistens den ganzen Tag im Bette zu. Besuchten mich Serenissimus und Herr H.R. Schiller.« – 6.1.: »Das Übel war nicht besser und befand mich deßhalb meist im Bette.« – 7.1.: »War die Entzündung des Auges am höchsten, so wie der Krampfhusten sehr heftig.« – 8.1.: »Vergangne Nacht war sehr unruhig und ohne den geringsten Schlaf noch ein starker Husten.« – 9.1.: »Auch diese Nacht war ... sehr unruhig. Der höchste Moment. Morgens 8 Uhr stellte sich ein 3stündiger Schlaf ein. Die Krämpfe ließen etwas nach, auch das Auge war um N Theil gefallen.« – 10.1.: »Vergangene Nacht ebenfalls einige Stunden Schlaf, der Husten ließ nach, das Schlucken aber fiel beschwerlicher. Aller Thee wurde verbannt.« – 11.1.: »Vergangne Nacht war im Ganzen genommen die ruhigste von allen vorigen, auch fanden sich 3 Stunden Schlaf nach Mitternacht auf dem Bette ein. Der Tag wurde auch meist mit Schlafen zugebracht.« – 12.1.: »Diese vergangne Nacht war sehr unruhig und ohne Schlaf, mit einem abermaligen trocknen Husten verbunden. Der Morgen war wieder leidlich, der übrige Tag wurde meist mit Schlafen zugebracht.« – 13.1.: »Die vergangene Nacht war schlaflos aber doch nicht ohne Transpiration, so daß den Tag über es ganz leidlich ging.« – 14.1.: »Vergangene Nacht wurde meist mit schlafen zugebracht. Die Transpiration fortgesetzt und der Morgen war sehr erträglich.« – 15.1.: »Diese Nacht war ebenfalls nicht ohne Schlaf und alles ging seinen guten Gang weiter fort.« – 16.1.: »Wie gestern.« (WA III.3,1f.) Drei Tage später fängt Goethe wieder zu arbeiten an. Über den weiteren Krankheitsverlauf finden sich im Tagebuch mit Ausnahme einer Notiz vom 24.1.1801 keine Angaben mehr; diese lautet: »Abends ging das Auge zum erstenmal auf.« (WA III.2,3)

Schiller, der Goethe mehrmals am Krankenbett besucht, schreibt über dessen Zustand am 10.1.1801 an Cotta: »Leider ist Goethe in diesem Augenblick sehr krank, und seine Ärzte sind nicht ohne Furcht eines unglücklichen Ausgangs. Auch wenn er für jetzt der Gefahr entrinnt, so könnte ihm doch eine große Schwäche und kränkliche Disposition übrigbleiben, die seine Tätigkeit hemmen würde. Es ist ein katarrhalisches Fieber mit einem heftigen Rotlauf, welches sich ins linke Auge geworfen, und mit einem schmerzhaften Krampfhusten verbunden. Der Arzt fürchtet, daß die äußere Entzündung ins Gehirn schlagen oder daß ein Steck- oder Schlagfluß dazukommen könnte. Heut ist der sechste Tag.« (Bo 2,178f.) Diese hervorragende, das Wesentliche in wenigen Sätzen umreißende Beschreibung läßt den gelernten Mediziner erkennen. Mit der letzten Bemerkung spielt Schiller auf die in die Antike zurückreichende Überzeugung von der Krise bei körperlichen Krankheiten an, wonach der siebte Tag über eine gute oder schlechte Prognose entscheidet.

Ch. v. Stein berichtet in diesen Tagen fortlaufend an ihren Sohn Fritz über Goethes Befinden: »12. Januar. Ich wußte nicht, daß unser ehemaliger Freund Goethe mir noch so teuer wäre, daß eine schwere Krankheit, an der er seit neun Tagen liegt, mich so innig ergreifen würde. Es ist ein Krampfhusten und zugleich die Blatterrose; er kann in kein Bett und muß in einer immer stehenden Stellung erhalten werden, sonst will er ersticken. Der Hals ist verschwollen sowie das Gesicht, und voller Blasen inwendig. Sein linkes Auge ist ihm wie eine große Nuß herausgetreten, und läuft Blut und Materie heraus, oft phantasiert er, man fürchtete vor eine Entzündung im Gehirn, ließ ihm stark zur Ader, gab ihm Senffußbäder; darauf bekam er geschwollne Füße und schien etwas besser. Doch ist diese Nacht der Krampfhusten wiedergekommen; ich fürchte, weil er sich gestern hat rasieren lassen ... Sehr leid tut mir's jetzt, daß, als er mich am Neujahr besuchen wollte, ich leider, weil ich an Kopfweh krank lag, absagen ließ. Und nun werde ich ihn vielleicht nicht wiedersehen! – 14. Januar. ... Gestern hat er mit großem Appetit Suppe gegessen, die ich ihm geschickt habe. Mit seinem Auge soll es auch besser gehen. Nur ist er sehr traurig und soll drei Stunden geweint haben. Besonders weint er, wenn er den August sieht. Der hat indessen seine Zuflucht zu mir genommen. Der arme Jung dauert mich; er war entsetzlich betrübt; aber er ist schon gewohnt, seine Leiden zu vertrinken. Neulich hat er in einem Klub von der Klasse seiner Mutter siebzehn Gläser Champagnerwein getrunken, und ich hatte alle Mühe, ihn bei mir vom Wein abzuhalten. – 15. Januar. Goethe schickt heute zu mir, ließ mir danken für meine Teilnahme, und er hoffte, er würde bald wieder ausgehen können. Die Doktors halten ihn außer Gefahr, aber seine Genesung werde noch lange werden.« (Bo 2,179f.) Am 26.1.1801, nachdem sie Goethe erstmals nach dessen Krankheit wieder gesehen hat, wundert sie sich: »Sonderbar ist, daß er auch nicht um ein Lot hat abgenommen. Aber sein Auge ist noch bös, aber mehr die äußere Haut daran als der Augapfel. Fünf Tage wußte er nichts von sich und weiß sich nur eines sonderbaren Gefühles zu erinnern, als wenn er etwas Ganzes gewesen wäre: eine Landschaft, so etwas Allgemeines etc. Wie er sein Individuum wieder fühlte, war ihm die Empfindung unglücklich.« (Bo 2,181f.)

Karoline Herder schreibt am 22.1.1801 an Knebel: »Der Anfang von Goethes Krankheit soll ein Katarrh gewesen sein, den er den 1. Januar im Theater ... bekommen hatte und der sich allmählich in eine Geschwulst der Rose mit Fieber und einem Krampfhusten verwandelte. Es stieg damit so schnell, daß er den 5. und 6. Januar nicht mehr im Bett bleiben konnte, um nicht zu ersticken. Er wollte sich nicht zur Aderlaß verstehen, die Huschke, sein Arzt, für notwendig hielt. Den 7. Januar war das linke Auge durch die Geschwulst und Eiterung in Gefahr; auch teilte sich die Geschwulst allen Drüsen des Kopfs und Halses mit. Stark erschien den Nachmittag. Eine sehr starke Aderlaß und darauf ein sehr reizendes Fußbad wurde auf seine Verordnung unternommen; beides rettete ihn. In dieser Nacht und den Morgen kannte er die Menschen nicht mehr. Das rechte Auge, das sonst gut war, wurde jetzt mit ergriffen; er sah durch dieses die Adern des Auges an der Wand rot, so wie ihm alles rötlich vorkam. In dieser Nacht nach der Aderlaß und dem Fußbad erschien am Fuß eine rotlaufartige Geschwulst, und die am Gesicht verlor sich nach und nach. Es kam eine Art Bräune, die eben auch sehr gefährlich war. Stark, den wir den ersten Tag selbst gesprochen, hielt ihn für ganz tödlich und befürchtete einen Schlag, da Kopf, Gehirn und Brust so sehr befallen war.« (Bo 2,180f.)

Am 6.2.1801 kann Schiller dem gemeinsamen Verleger Cotta erfreut Goethes Genesung berichten: »Goethe ist wiederhergestellt und befindet sich recht wohl. Seine gute Natur und die Geschicklichkeit des Dr. Stark, seines Arztes, haben ihn gerettet.« (Bo 2,183)

Goethe selbst schreibt am 1.2.1801 seiner Mutter einen ausführlichen Brief über die Erkrankung und seine anhaltende Zustandsbesserung: »Diesmal, liebe Mutter, schreibe ich Ihnen mit eigner Hand, damit Sie Sich überzeugen daß es wieder ganz leidlich mit mir geht. – Das Übel hat mich freylich nicht ganz ungewarnt überfallen, denn schon einige Zeit war es nicht völlig mit mir wie es seyn sollte. Hätte ich im vorigen Jahre ein Bad gebraucht wie ich in früheren Zeiten gethan; so wäre ich vielleicht leidlicher davon gekommen; doch da ich nichts eigentliches zu klagen hatte; so wußten auch die geschicktesten Ärzte nicht was sie mir eigentlich rathen sollten und ich lies mich von einer Reise nach Pyrmont, zu der man mich bewegen wollte, durch Bequemlichkeit, Geschäfte, und Oekonomie abhalten, und so blieb denn die Entscheidung einer Crise dem Zufall überlassen. – Endlich, nach verschiednen katarrhalischen Anzeigen, zu Ende des vorigen Jahrs, brach das Übel aus, und ich erinnere mich wenig von den gefährlichen neun Tagen und Nächten, von denen Sie schon Nachricht erhalten haben. – Sobald ich mich wieder selbst fand ging die Sache sehr schnell besser, ich befinde mich schon ziemlich bey körperlichen Kräften und mit den geistigen scheint es auch bald wieder beym alten zu sein. – Merckwürdig ist daß eine ähnliche Kranckheit sich theils in unsrer Nähe, theils in ziemlicher Entfernung in diesem Monate gezeigt hat. (WA IV.15,172f.)

Am 5.2.1801 schreibt er an Reichardt, der sich anläßlich der schweren Erkrankung wieder mit ihm aussöhnen will, nachdem es wegen der *Xenien* zum Bruch gekommen war: »Von dem was ich gelitten habe weiß ich wenig zu sagen. Nicht ganz ohne vorhergehende Warnung überfiel mich, kurz nach dem neuen Jahre, die Krankheit und bekämpfte meine Natur, unter so vielerley seltsamen Formen, daß meine Genesung, selbst den erfahrensten Ärzten, auf einige Zeit, zweifelhaft werden mußte. Neun Tage und neun Nächte dauerte dieser Zustand, aus dem ich mich wenig erinnere. Das glücklichste war, daß in dem Augenblicke, als die Besinnung eintrat, ich mich selbst ganz wieder fand. – Man erzählt von Hallern daß, als er einmal eine Treppe herunter und auf den Kopf gefallen war, er sogleich, nachdem er aufgestanden, sich die Nahmen der chinesischen Kaiser nach der Reihe hergesagt, um zu versuchen, ob sein Gedächtniß gelitten habe. – Mir ist nicht zu verdenken, wenn ich ähnliche Proben anstellte. Auch hatte ich Zeit und Gelegenheit in den vergangnen vierzehn Tagen mir manche von den Fäden zu vergegenwärtigen, die mich ans Leben, an Geschäfte, an Wissenschaft und Kunst knüpfen. Keiner ist abgerissen wie es scheint, die Combination geht wie vor Alters fort, und die Production scheint auch in einem Winkel zu lauren, um mich vielleicht bald durch ihre Wirkungen zu erfreuen. – Doch wollen wir uns indeß als Genesende behandeln und, zufrieden mit einer so baldigen Wiederherstellung, nach einem so großen Übel, in geschäftigem Müßiggang dem Frühjahr entgegenschlendern.« (WA IV.15,176f.)

Auch in den *Tag- und Jahresheften*, mehr als zwei Jahrzehnte später entstanden, behauptet Goethe, erste Anzeichen der Erkrankung hätten sich bereits im Dezember 1800 gezeigt, denen er aber keine Beachtung geschenkt habe. Schuld gibt er hier dem kalten Jenaer Schloß, in das er sich, wie früher und auch später noch häufig, zur Arbeit zurückgezogen hatte. Besondere Bedeutung gewinnt diese Stelle durch die Erwähnung des seinerzeit bekannten schottischen Arztes Brown: »Zu Anfang des Jahrs überfiel mich eine grimmige Krankheit; die Veranlassung dazu war folgende: ... begab ich mich Hälfte

Decembers nach Jena, wo ich in den großen Zimmern des herzoglichen Schlosses einer altherkömmlichen Stimmung sogleich gebieten konnte. Auch dießmal waren die dortigen Zustände meiner Arbeit günstig; allein die Emsigkeit, womit ich mich daran hielt, ließ mich den schlimmen Einfluß der Localität dießmal wie schon öfter übersehen. Das Gebäude liegt an dem tiefsten Puncte der Stadt, unmittelbar an der Mühllache; Treppe so wie Treppengebäude von Gyps, als einer sehr kalten und verkältenden Steinart, an die sich bei eintretendem Thauwetter die Feuchtigkeit häufig anwirft, machen den Aufenthalt besonders im Winter sehr zweideutig. Allein wer etwas unternimmt und leistet, denkt er wohl an den Ort wo es geschieht? Genug ein heftiger Katarrh überfiel mich, ohne daß ich deßhalb in meinem Vorsatz irre geworden wäre. – Damals hatte das Brownische Dogma ältere und jüngere Mediciner ergriffen; ein junger Freund, demselben ergeben, wußte von der Erfahrung, daß Peruvianischer Balsam, verbunden mit Opium und Myrrhen, in den höchsten Brustübeln einen augenblicklichen Stillstand verursache und dem gefährlichen Verlauf sich entgegensetze. Er rieth mir zu diesem Mittel, und in dem Augenblick war Husten, Auswurf und alles verschwunden. Wohlgemuth begab ich mich in Professor Schellings Begleitung nach Weimar, als gleich zu Anfange des Jahrs der Katarrh mit verstärkter Gewalt zurückkehrte und ich in einen Zustand gerieth, der mir die Besinnung raubte. Die Meinigen waren außer Fassung, die Ärzte tasteten nur, der Herzog, mein gnädigster Herr, die Gefahr überschauend, griff sogleich persönlich ein, und ließ durch einen Eilboten den Hofrath Stark von Jena herüberkommen. Es vergingen einige Tage, ohne daß ich zu einem völligen Bewußtsein zurückkehrte, und als ich nun durch die Kraft der Natur und ärztliche Hülfe mich selbst wieder gewahr wurde, fand ich die Umgebung des rechten Auges geschwollen, das Sehen gehindert und mich übrigens in erbärmlichem Zustande. Der Fürst ließ in seiner sorgfältigen Leitung nicht nach, der hocherfahrne Leibarzt, im Praktischen von sicherm Griff, bot alles auf, und so stellte Schlaf und Transpiration mich nach und nach wieder her.« (WA I. 35,87ff.)

John Brown, der von 1735 bis 1788 lebte, begründete eine Lehre, die auf die zeitgenössische Medizin von großem Einfluß war. Ausgangspunkt des »Brownianismus«[122] ist die Annahme, daß alle Leiden durch ein Mißverhältnis zwischen Reizstärke und Erregbarkeit bedingt seien, wodurch entweder eine zu schwache oder zu starke, als

122 Kuhn (64) hat sich mit Goethes Erkrankung unter dem Gesichtspunkt des Brownianismus beschäftigt.

Asthenie bzw. Sthenie bezeichnete Erregung ausgelöst werde. Goethe selbst ist nach seiner schlechten Erfahrung verständlicherweise von dieser Lehre nicht angetan; in einem früheren Entwurf der obigen Stelle bezeichnet er das Vorgehen des nicht namentlich genannten Brownianers als »unbesonnen« (WA I.35,293).[123]

Faßt man die zeitgenössischen Dokumente zusammen, so läßt sich folgender Verlauf von Goethes Erkrankung im Januar 1801 rekonstruieren: Nach einem Katarrh mit Fieber entwickelt sich in der linken Gesichtshälfte, vor allem in der Umgebung des Auges, eine heftige Entzündung; es bilden sich größere, Flüssigkeit absondernde Blasen; es kommt zu einer Lymphknotenschwellung im Halsbereich, schließlich zu einem Glottisödem, was zu schwersten Erstickungsanfällen führt und »Krampfhusten« hervorruft; vorübergehend bildet sich eine »rotlaufartige Geschwulst« am Bein; ferner kommt es zu einer Meningitis, der bis zur Entdeckung der Antibiotika so gefürchteten, weil therapeutisch nicht zu beeinflussenden Komplikation, die zu Bewußtseinstrübung, deliranten Erscheinungen und wohl auch zu zeitweisem Koma führt. Diese Symptomatik und der Verlauf der Erkrankung lassen eigentlich keinen Zweifel daran, daß es sich um ein Erysipel gehandelt hat und die zeitgenössische Diagnose (Blatterrose, Rotlauf) richtig ist. Goethes Bemerkung im Brief an seine Mutter, daß eine ähnliche Krankheit in näherer und weiterer Umgebung gleichzeitig aufgetreten sei, kann durchaus zutreffend sein, braucht aber nicht, wie Möbius vermutet, auf eine »epidemische Zerebrospinalmeningitis« (75,121) hinzudeuten, die auch Goethe erfaßt habe; Möbius hält aber dann diese Diagnose doch für »allzu kühn« und spricht sich schließlich für eine »Influenza mit Meningitis-Symptomen und starkem Herpes facialis« aus – eine etwas eigenartige, nicht überzeugende Diagnose. Angesichts der Gesamtsymptomatik als eher unwahrscheinlich dürfte auch die Vermutung Wenzels (117,55) zu bewerten sein, es könnte sich um eine Entzündung der Schädelknochen, die von Zahnabszessen oder einer chronischen Angina ihren Ausgang nahm, also eine Osteomyelitis gehandelt haben. Goethe war für Streptokokken-Infektionen anfällig, wie seine immer wieder auftretenden Anginen zeigen, und vielleicht sind die in den letzten Jahren gelegentlich erwähnten »Fußwunden« als ein rezidivierendes Ulcus cruris zu deuten, was eine bevorzugte Eintrittspforte für die Erysipel-Erreger darstellt; ein Bein ist jedenfalls auch diesmal im Verlauf der Erkrankung infiziert.

123 Brown wird auch in dem Gedicht »Des neuen Alcinous zweiter Theil« (WA I.5.1,167ff.) spöttisch erwähnt.

Der Genesungsverlauf ist langwierig; vor allem die Schwellung am linken Auge bildet sich nur sehr langsam zurück. Auch psychische Veränderungen als Folge der Erkrankung werden beschrieben. Böttiger schreibt in einem Brief vom 13.3.1801: »Goethe ist zwar völlig genesen, und die kleinen Überreste einer Beule, die er noch über einem Auge hat, sind von gar keiner Bedeutung. Indessen will man doch bemerken, daß er äußerst reizbar und wieder in andern Rücksichten weicher und menschlicher sei.« (Bo 1,188) Goethe berichtet dem Herzog, der rege Anteilnahme an der schweren Erkrankung seines Freundes genommen hat, am 9.3.1801: »Was mich betrifft, suche ich mich einer völligen Genesung immer mehr zu nähern und es scheint zu gelingen; das eintretende Frühjahr giebt die beste Hoffnung. Geschwulst und Mißfarbe des untern Augenlids haben sich noch nicht ganz verloren.« (WA IV.15,194)

Anfang April hält er sich auf dem Gut Oberroßla auf, das er wenig später kaufen wird, und schreibt an Schiller: »Mein hiesiger Aufenthalt bekommt mir sehr gut, theils weil ich den ganzen Tag mich in freyer Luft bewege, theils weil ich durch die gemeinen Gegenstände des Lebens depotentiirt werde, wodurch eine gewisse Bequemlichkeit und Gleichgültigkeit in meinen Zustand kommt, die ich lange nicht mehr kannte.« (WA IV.15,212f.) Goethe datiert diesen Brief erstaunlicherweise auf den 6.3.1800, obwohl er ihn tatsächlich am 3. oder 4. 4.1801 schreibt. Es fällt schwer, dies einfach als belanglosen Irrtum hinzustellen bei einem in vielerlei Hinsicht derart zur Pedanterie[124] neigenden Menschen, der am 3. April in seinem Tagebuch z. B. den Preis verschiedener Holzscheite und -stöcke notiert. (WA III.3,11) Dennoch dürfte es überinterpretiert sein, in dieser merkwürdigen Fehldatierung noch eine Folge seiner Erkrankung, etwa eine kurzfristige Störung der zeitlichen Orientierung, zu sehen, da der Brief insgesamt völlig geordnet und klar wirkt.

Auf Anraten seiner Ärzte geht Goethe schließlich im Juni und Juli zu einer Kur nach Pyrmont, wo er sich bisher noch nicht aufgehalten hat, dessen Wasser ihm aber bereits bekannt ist. Warum die Wahl auf diesen Kurort fällt, begründet Goethe in den *Tag- und Jahresheften* mit dem Brownianismus der Ärzte: »Ärzte sowohl als Freunde verlangten, ich solle mich in ein Bad begeben, und ich ließ mich, nach dem damaligen Stärkungssystem, um so mehr für Pyrmont bestimmen,

124 Zu dieser bei Goethe mit zunehmendem Alter sich verstärkt zeigenden Pedanterie will allerdings nicht recht passen, daß er die Buchausgaben seiner eigenen Werke jahrzehntelang nicht sammelt und sich in einem Brief vom 21.8.1797 beklagt: »Ich habe schon seit mehreren Jahren kein Exemplar meiner Schriften im Hause ...« (WA IV. 12,251)

als ich mich nach einem Aufenthalt in Göttingen schon längst gesehnt hatte.« (WA I.35,94) Er möchte nämlich in der Göttinger Universitätsbibliothek Studien zu seiner *Farbenlehre* betreiben, da ihn die Bibliothek in Jena nicht zufriedenstellt. Sein bald zwölfjähriger Sohn geht mit auf die Reise. Über die Kur ist Goethe schon bald unzufrieden; er ist ungeduldig, daß sich sein Zustand nicht in der gewünschten Geschwindigkeit bessert, und beklagt eine »krankhafte Reizbarkeit«, wofür er, bereits wieder auf der Rückreise in Göttingen befindlich, in den *Tag- und Jahresheften* ein amüsantes Beispiel liefert: »... aus tiefem Schlafe weckte mich der ungeheure Ton eines Hornes, als wenn es mir zwischen die Bettvorhänge hineinbliese. Ein Nachtwächter unter meinem Fenster verrichtete sein Amt auf seinem Posten, und ich war doppelt und dreifach unglücklich, als seine Pflichtgenossen an allen Ecken der auf die Allee führenden Straßen antworteten, um durch erschreckende Töne uns zu beweisen, daß sie für die Sicherheit unserer Ruhe besorgt seien. Nun erwachte die krankhafte Reizbarkeit, und es blieb mir nichts übrig, als mit der Polizei in Unterhandlung zu treten, welche die besondere Gefälligkeit hatte, erst eins, dann mehrere dieser Hörner um des wunderlichen Fremden willen zum Schweigen zu bringen ...«. (WA I.35,111f.)

Zu seiner Unzufriedenheit über den Verlauf der Kur trägt auch das fast stets schlechte Wetter bei. Schließlich beschuldigt er seine Ärzte, sie hätten ihm falsch geraten: »Ich hatte die letzten Tage bei sehr unbeständigem Wetter nicht auf das angenehmste zugebracht und fing an zu fürchten, mein Aufenthalt in Pyrmont würde mir nicht zum Heil gedeihen. Nach einer so hochentzündlichen Krankheit mich abermals im Brownischen Sinne einem so entschieden anregenden Bade zuzuschicken, war vielleicht nicht ein Zeugniß richtig beurtheilender Ärzte. Ich war auf einen Grad reizbar geworden, daß mich Nachts die heftigste Blutsbewegung nicht schlafen ließ, bei Tage das Gleichgültigste in einen excentrischen Zustand versetzte.« (WA IV.35, 105) Nach solchen Äußerungen muß man erstaunen, wenn Goethe seine Rückkehr nach Weimar dann folgendermaßen beschreibt: »In der besten Stimmung kehrte ich am 30. August nach Weimar zurück, und vergaß über den neuandringenden Beschäftigungen, daß mir noch irgend eine Schwachheit als Folge des erduldeten Übels und einer gewagten Cur möchte zurückgeblieben sein.« (WA I.35,115) Aufschluß gibt vielleicht eine Stelle in einem Brief an Jacobi vom 23.11. 1801: »Was mich betrifft, so habe ich mich, nach meinem vorjährigen großen Übel [gemeint ist natürlich die Erkrankung im Januar dieses Jahres], ganz leidlich erholt und diesen Sommer fünf, meist regnigte und unangenehme Wochen in Pyrmont; dagegen fünf sehr lehrreiche und zufriedene in Göttingen zugebracht.« (WA IV.15,280)

Schiller sieht Goethe nach einem Vierteljahr erstmals wieder und gewinnt einen günstigen Eindruck, wie er an Körner am 23.9.1801 schreibt: »Goethen habe ich wohl aussehend und gesünder als vor der Reise gefunden.« (Bo 2,194) Ihm fällt jedoch eine Veränderung in Goethes Wesen auf, worüber er am 10.12.1801 an Cotta schreibt, der sehr daran interessiert ist, neue Werke Goethes zu veröffentlichen, insbesondere den *Faust*: »Sie fragen mich nach Goethen und seinen Arbeiten. Er hat aber leider seit seiner Krankheit gar nichts mehr gearbeitet und macht auch keine Anstalten dazu. Bei den trefflichsten Planen und Vorarbeiten, die er hat, fürchte ich dennoch, daß nichts mehr zustande kommen wird, wenn nicht eine große Veränderung mit ihm vorgeht. Er ist zu wenig Herr über seine Stimmung; seine Schwerfälligkeit macht ihn unschlüssig, und über den vielen Liebhaberbeschäftigungen, die er sich mit wissenschaftlichen Dingen macht, zerstreut er sich zu sehr. Beinahe verzweifle ich daran, daß er seinen ›Faust‹ noch vollenden wird.« (Bo 2,196)

Goethe arbeitet in diesen Monaten allerdings sehr wohl, wie ein Blick in sein Tagebuch zeigt, und ist durchaus auch mit poetischen Werken beschäftigt. Er dichtet am *Faust* fort und beendet bis zum Jahresende den ersten Akt der »Natürlichen Tochter«. Über dieses Drama teilt er Schiller so lange nichts mit, bis es fertig ist. In den *Tag- und Jahresheften* begründet er seine – keineswegs stets angewendete – Handlungsweise folgendermaßen: »... durch einen auf Erfahrung gestützten Aberglauben, daß ich ein Unternehmen nicht aussprechen dürfe, wenn es gelingen solle, verschwieg ich selbst Schillern diese Arbeit und erschien ihm daher als untheilnehmend, glauben- und thatlos.« (WA I.35,91)

Der jetzt 52jährige Goethe übersteht die lebensgefährliche Erkrankung vom Januar 1801 offensichtlich ohne nennenswerte Beeinträchtigung seines körperlichen und geistigen Zustandes und kann sein gewohntes arbeitsreiches Leben bald wieder fortführen. Welche berechtigten Ängste ihn rückblickend angesichts der tagelangen Bewußtseinstrübung zumindest vorübergehend bewegt haben müssen, klingt in dem oben schon einmal zitierten Satz aus dem Brief vom 5.2.1801 an: »Das glücklichste war, daß in dem Augenblicke, als die Besinnung eintrat, ich mich selbst ganz wieder fand.« (WA IV.15,176)

Stabilisierung und erneute Lebensgefahr (1802 – 1805)

Die drei folgenden Jahre treten keine gravierenden Erkrankungen auf. Goethe fühlt sich aber oft unpäßlich und verläßt mehrmals wochenlang nicht sein Haus. Besonders im Dezember und Januar klagt er immer wieder über sein Unwohlsein. Bis an sein Lebensende wird er auf diese beiden Monate schlecht zu sprechen sein; seinen Mißmut gibt er öfters in drastischen Äußerungen kund.[125] Mehrmals drängt sich freilich der Verdacht auf, daß er auch in diesen Jahren zu einem von ihm schon früher gern verwendeten Mittel greift, nämlich durch Vortäuschen einer Erkrankung sich unangenehmen Pflichten und vor allem unerwünschten Besuchern zu entziehen. Auch gegenüber Madame de Stael, die im Winter 1803/04 Weimar und Jena besucht, nennt er »indispositions physiques« (WA IV.16,382) an, da sie ihm nicht sympathisch ist und er den Kontakt mit ihr auf das Allernötigste beschränken will.[126] Schiller gibt sich in seinen Briefen aus dieser Zeit ratlos, wenn er auf Goethe zu sprechen kommt, und zweifelt immer wieder, ob von diesem noch produktive Leistungen erwartet werden können. An Wilhelm von Humboldt schreibt er am 17.2.1803: »Es ist zu beklagen, daß Goethe sein Hinschlendern so überhandnehmen läßt und, weil er abwechselnd alles treibt, sich auf nichts energisch konzentriert. Er ist jetzt ordentlich zu einem Mönch geworden und lebt in einer bloßen Beschaulichkeit, die zwar keine abgezogene ist, aber doch nicht nach außen produktiv wirkt. Seit einem Vierteljahr hat er, ohne krank zu sein, das Haus, ja nicht einmal die Stube verlassen.« (Bo 2,235)

Christiane Vulpius, die im Dezember 1802 ihr letztes Kind zur Welt gebracht hat, ein Mädchen, das nach drei Tagen wieder stirbt, muß in dieser Zeit wohl viel unter den Launen ihres Partners leiden; sie bezeichnet ihn mehrmals als »hypochonder«, was Goethe selbst gelegentlich von sich behauptet. In einem Brief an den jungen Arzt Meyer,

125 So schreibt er am 20.12.1803 an Ch. v. Schiller: »Gerade zu einer Zeit, die mir die verdrießlichste im Jahre ist; wo ich recht gut begreife wie Heinrich III. den Herzog von Guise erschießen ließ, bloß weil es fatales Wetter war, und wo ich Herdern beneide, wenn ich höre daß er begraben wird.« (WA IV.16,386) – Herder war zwei Tage zuvor gestorben. Auch von Goethes späterem Hausarzt Vogel ist eine ähnliche Bemerkung überliefert, die an späterer Stelle zitiert wird.

126 Die Abneigung ist übrigens gegenseitig, wie einem Brief Madame de Staels vom 11.3.1804 zu entnehmen ist: »Goethe ist ein Mann von erstaunlichem Geist. Sein Charakter und seine Ansichten sind mir nicht sympathisch. Aber für seine Fähigkeiten hege ich eine tiefe Bewunderung.« (Bo 2,267)

der während seines Studiums in Jena freundschaftlich in Goethes Haus verkehrt hatte und mit dem sie über Jahre hinweg einen vertraulichen Briefwechsel führt, schreibt sie am 21.4.1803: »Ich lebe ganz still und sehe fast keinen Menschen. Das Theater ist noch einzig und allein meine Freude, ich lebe aber sehr in Sorge wegen des Geheimen Rats. Er ist manchmal ganz hypochonder, und ich stehe viel aus. Weil es aber Krankheit, so tue ich alles gerne. Habe aber so gar niemanden, dem ich mich vertrauen kann und mag. Schreiben Sie mir aber auf dieses nichts; denn man muß ihm ja nicht sagen, daß er krank ist. Ich glaube aber, er wird wieder einmal recht krank.« (Bo 2,244)

Was mag der Grund gewesen sein für Goethes oft mürrische Stimmung in diesen Jahren? Eine wesentliche Ursache ist vermutlich in der politischen Lage zu sehen, die Goethe mit Skepsis und zunehmender Sorge verfolgt. Der Aufstieg Napoleons, der sich in dieser Zeit vollzieht, läßt ihn ahnen, daß dieser Dynamik die alten schwerfälligen Strukturen des Deutschen Reiches, die er bereits in Wetzlar näher kennengelernt hat, nicht gewachsen sein werden. Er erwartet eine baldige Umwälzung auch in Deutschland, er, der doch gewaltsamen Änderungen so ablehnend gegenübersteht. Er weiß nicht, was dann aus ihm, aus dem Weimarer Herzogtum werden wird, dessen Regierung er angehört und das mit Preußen verbündet ist. Er hat das Gefühl, in einer Endzeit zu leben, und er wird dann nach der Schlacht von Jena und Auerstedt im Jahr 1806 die vorausgegangene Zeit als die »antediluvianische« bezeichnen.[127] Der junge Voß, Sohn des Homer-Übersetzers, ist in diesen Jahren ein häufiger Gast in Goethes Haus und bekommt besser als mancher andere Gelegenheit, tief in Goethes Innere zu blicken. Er schreibt am 10.10.1804: »Goethe ist jetzt mit der neuen Ausgabe seiner gesamten Werke beschäftigt ... Wir haben bei dieser Gelegenheit Hoffnung, daß der ganze ›Faust‹ erscheint; Goethe wird ihn jetzt schwerlich als Fragment drucken lassen, besonders da er so manchmal die Empfindung im Herzen nährt, daß man jetzt eilen müsse, bevor die ewige Nacht eintritt.« (Bo 2,283)

Es wäre auch jetzt ein falscher Eindruck, wenn man Goethe in diesen Jahren für überwiegend passiv und unproduktiv halten würde. Er ist nicht nur poetisch und wissenschaftlich tätig, sondern auch in seinem – gegenüber der voritalienischen Zeit allerdings erheblich ein-

127 An den Altphilologen Wolf schreibt Goethe am 28.11.1806: »Tausend Lebewohl, mit lebhaftem Wunsch eines baldigen Wiedersehens und längeren Zusammenseyns, als leider das letzte antediluvianische war.« (WA IV.19,239) In einem Widmungsgedicht für die Prinzessin Karoline von Weimar zum 17.1.1807 finden sich die Zeilen: »... Da brach die Sündfluth auf einmal herein: / Es hätte nicht können schlimmer sein.« (WA I.4,234)

geschränkten – amtlichen Wirkungskreis, und daß er sich persönlich auch anders geben kann, als man es aufgrund dieser zitierten Zeugnisse annehmen möchte, zeigt eine Äußerung des jungen Voß aus dem Dezember 1804: »Diese beiden Monate [Dezember und Januar] sind Goethes ›Faulenzermonate‹. Er kränkelt da fast jedes Jahr, ohne eben krank zu sein, ist aber dabei äußerst gesellig und liebenswürdig. Denn, selbst unfähig zu arbeiten und zu schaffen, lebt er in dieser Zeit für häusliche Geselligkeit.« (Gespr I,978)

In der ersten Hälfte des Jahres 1805 ist Goethe wieder mehrmals ernsthaft krank, und noch im Juli wird die Meinung verbreitet, er werde »nach aller Ärzte Aussage dies Jahr nicht mehr zu Ende leben« (Bo 2,306), obwohl sich sein Zustand zu diesem Zeitpunkt bereits wieder gebessert hat. Aber nicht Goethe stirbt, sondern überraschend am 9.5.1805 Schiller. Goethe führt in diesem Jahr nur sehr lückenhaft Tagebuch, so daß dieses nicht viel Informationen vermittelt.[128] Im Januar ist er im chemischen Laboratorium tätig, wo er wohl die Dämpfe nicht verträgt und, begünstigt durch das kalte Wetter, eine Angina bekommt, wobei aber diffuse Schmerzen in verschiedenen Körperregionen hinzutreten und auch ein Auge in Mitleidenschaft gezogen wird. Mitte des Monats berichtet er Ch. v. Stein: »Ich war auf recht gutem Wege, habe mir aber Donnerstag Abends in Dr Friesens chemischer Stunde ein Halsweh gehohlt das nicht nachläßt und mich Donnerstags verhindern wird Sie und die Freundinnen zu sehen.« (WA IV.30,84) Am 18.1.1805 schreibt er ihr: »Tausend Danck für Ihren Antheil. Mancherley Übel sind an mir herumgezogen, nicht zuletzt nach den Augen das mir das verdrieslichste war. Nun aber scheint es wieder leidlich zu gehen.« (WA IV.17,243f.) An Schiller schreibt er am 17.1. 1805: »Ob nun nach der alten Lehre die humores peccantes im Körper herumspazieren, oder ob nach der neuen die verhältnißmäßig schwächeren Theile in Désavantage sind, genug bey mir hinkt es bald hier, bald dort, und sind die Unbequemlichkeiten aus den Gedärmen ans Diaphragma, von da in die Brust, ferner in den Hals und so weiter ins Auge gezogen, wo sie mir denn am allerunwillkommensten sind.« (WA IV.17,242) Riemer, der in Goethes Haus als Privatlehrer Augusts lebt und daher fast täglichen Umgang mit Goethe hat, schreibt am nächsten Tag: »Unser teurer Goethe ist gar nicht wohl. Die chemische Stunde ist ihm schlecht bekommen. Es war stark eingeheizt; er ging zu Fuß nach Hause, und es war kalt. Dies brachte ihm Hals-

128 Nur an drei Tagen finden sich Eintragungen hinsichtlich des Gesundheitszustandes: 11.1.: »... befand mich nicht wohl.« – 12.1.: »Blieb im Bette.« – 22.1.: »Bisher Kranckheit und Reconvalescenz.« (WA III.3,110f.)

weh und Katarrh; hierauf hat sich das Übel nach dem linken Auge gezogen und es inflammiert. Er muß es daher schonen und sich meiner zum Schreiben bedienen. Doch scheint es weiter nichts auf sich zu haben und wird sich geben, wenn er sich nur zu Hause halten kann. Er selbst will nicht, daß man groß Aufhebens davon mache.« (Bo 2,288)

Die diagnostische Zuordnung von Goethes Erkrankung ist trotz dieser relativ differenzierten Aussagen schwierig. Kühn (65,33) spricht von einer Halsentzündung und faßt die Entzündung des linken Auges, ebenso wie Veil (114,32), als Rezidiv des Erysipels aus dem Jahr 1801 auf. Goethes etwas humoristische Beschreibung im zitierten Brief an Schiller kann aber damit allein eigentlich nicht erklärt werden. Oberhoffer (81,57) hält deshalb auch einen unspezifischen grippalen Infekt für möglich, der das Auge als locus minoris resistentiae besonders angegriffen habe; die eigenartig ziehenden Schmerzen ließen sich dann wohl als rheumatische Beschwerden deuten. Dies dürfte die wahrscheinlichste Diagnose sein.

Goethe scheint bereits wieder weitgehend hergestellt, als er Anfang Februar erneut schwer erkrankt und seine Umgebung täglich seinen Tod erwartet. Er erleidet im Verlauf der nächsten Wochen rezidivierende Nierenkoliken, die auch in den folgenden Jahren immer wieder auftreten. Über die Vorgänge sind wir vor allem durch einen ausführlichen Bericht des jungen Voß informiert: »Stark kam aus Jena – es war am Freitag [8. Februar] abend – der erklärte, wenn Goethe bis Sonntag früh lebte, so sei Hoffnung da. Ich wagte den folgenden Morgen nicht vorzufragen; ich tat es nach vieler Überwindung. Aber wie wurde ich angenehm überrascht. Schon in dieser Nacht hatte die Krankheit umgeschlagen, die Krämpfe hatten nachgelassen, das Fieber war sanfter gewesen, und der Geliebte hatte über die Hälfte der Nacht ruhig geschlafen. Um elf Uhr forderte er mich zu sich, weil er mich in drei Tagen nicht gesehn hatte. Ich war sehr bewegt, als ich zu ihm trat, und konnte aller Gewalt ungeachtet, die ich mir antat, die Tränen nicht zurückhalten. Da sah er mir gar freundlich und herzlich ins Gesicht, und reichte mir die Hand und sagte die Worte, die mir durch Mark und Gebein gingen: ›Gutes Kind, ich bleibe bei Euch, Ihr müßt nicht mehr weinen.‹ ... Von dem Tage an ist Goethe zusehends besser geworden. Die Nacht vom Sonnabend bis zum Sonntag wachte ich bei ihm, und da hab' ich recht die Fortschritte beobachten können, die er machte, habe ihn so eigentlich genesen sehen. Als er um zwölf Uhr zum ersten Mal aufwachte, fragte er mit ängstlicher Stimme: ›Hab' ich auch wieder im Schlaf gesprochen?‹ Wohl mir, daß ich mit gutem Gewissen der Wahrheit gemäß verneinen konnte, was ich jedenfalls gelogen hätte. ›Gut‹, sagte er nach einer Pause, ›das ist wieder ein Schritt zur Besserung.‹ – Wenn ich ihm dann recht schmeichelte, so nahm er jedesmal ganz geduldig seine Medizin, aber mit innerer Überwindung. Nun sollte ich ihm aber auch den Leib mit scharfem Spiritus einreiben, und, wie der Arzt befohlen hatte, zweimal des Nachts. Dazu konnte ich ihn nur mit Mühe bringen ... Wenn er dann wieder einschlief und sein Gesicht matt beleuchtet wurde, schien er mir immer so leidend auszusehen, wie einer, der eben anfängt, sich aus einem unermeßlichen Jammer heraus zu arbeiten, und noch die Spuren davon in seinen Mienen trägt ... Zwei Tage nach jener Nacht stand er zum ersten Mal wieder auf und aß ein gesottenes Ei.« (Gespr I,985f.) Zwei Wochen später berichtet Voß von einer Unterhaltung, in der Goethe eine bemerkenswerte Äußerung macht: »Er kam wieder auf seine Krankheit zu reden; da sagte er: ›Ich habe da ein Experiment gemacht, das beinahe schlimm abgelaufen wäre.‹« (Gespr I,992)

Neben rezidivierenden Nierenkoliken lag also, da Goethe vorübergehend auch Fieber hat, vermutlich noch eine Nierenbeckenentzündung vor. Der hinzugezogene Arzt ist sich zunächst offensichtlich über die Diagnose nicht im klaren, wie aus seiner Bemerkung geschlossen werden kann, daß man hoffen könne, wenn Goethe die beiden nächsten Tage überstehe. Er erwägt wohl differentialdiagnostisch einen mit den damaligen therapeutischen Mitteln nicht beherrschbaren intraabdominellen Prozeß, etwa eine Darmperforation, einen paralytischen Ileus oder dergleichen. Christiane schreibt am 12.4.1805 ihrem vertrauten Briefpartner, dem Arzt Meyer: »Der Geheime Rat hat nun seit einem Vierteljahr fast keine gesunde Stunde gehabt und immer Perioden, wo man denken muß, er stirbt. Denken Sie also mich, ich, die außer Sie und dem Geheimen Rat keinen Freund auf dieser Welt habe, und Sie, lieber Freund, sind wegen der Entfernung für mich doch so gut wie verloren. Sie können sich denken, wenn so ein unglücklicher Fall käme und ich so ganz allein stünde, wie mir zumute ist. Ich bin wahrhaftig ganz auseinander. Und dann kommt noch dazu, daß die Ernestine sich abzehrt und auch dem Grabe sehr nahe ist, und die Tante ist auch sehr schwach. Es ist also die ganze große Last der großen Haushaltung auf mich gewälzt, und ich muß fast unterliegen. Es wollen zwar die Leute behaupten, man sehe mir es nicht an; aber lange kann es doch nicht so fortgehen. Und hier ist kein Freund, dem ich so alles, was mir am Herzen liegt, sagen könnte! Ich könnte Freunde genug haben; aber ich kann mich an keinen Menschen wieder so anschließen und werde wohl so für mich allein meinen Weg wandeln müssen. Vor zwei Tagen begleitete ich August, der mit einer Gesellschaft nach Frankfurt geht zur Messe, bis Erfurt. Ich verließ den Geheimen Rat wohl. Ich war kaum ein paar Stunden da, als ich einen Boten erhielt, daß er sich sehr übel befände. Ich reiste gleich zurück und fand ihn sehr schlecht. Itzo, daß ich Ihm das schreibe, befindet er sich durch Hülfe des Hofrat Stark besser, aber nicht außer Bette, und stelle mir nichts Gutes vor ... Ich glaube, die Ärzte kennen seine Krankheit nicht recht, oder es ist ihm nicht mehr zu helfen. – Ich weiß gar nicht, was ich denken soll. Der Zufall kommt gewöhnlich alle vier Wochen mit den größten Schmerzen, wobei er gewiß noch unterliegen muß. Ich glaube, es sind Hämorrhoidal-Umstände, denn der Schmerz ist im Unterleibe, aber Starke will nichts wissen ... Wenn dieser Brief nicht so geschrieben ist, als er sollte, so verzeihen Sie einer Krankenwärterin. Soeben, als ich dieses schreibe, schläft er ein bißchen.« (Bo 2,290f.) Der Ausdruck »Hämorrhoidal-Umstände« ist damals gängig gewesen; Goethe spricht einmal 1825 in seinem Tagebuch von einem »heftigen Hämorrhoidalzufall« (WA III.10,11) des Herzogs. Wieso Christiane auf diese Ansicht gekommen ist, bleibt fraglich. Es wird z. B. nirgendwo erwähnt, Goethe habe in dieser Zeit Blut im Stuhl gehabt. Ohnehin könnten Hämorrhoiden das vorliegende Krankheitsbild natürlich nicht erklären.

Starks vorher erwähnte Befürchtungen bewahrheiten sich zwar nicht, er bleibt aber dennoch skeptisch, wie aus einem Brief Schillers vom 25.4.1805 hervorgeht: »Goethe war sehr krank an einer Nierenkolik mit heftigen Krämpfen, welche zweimal zurückkehrte. Dr. Stark zweifelt, ihn ganz herstellen zu können. Jetzt hat er sich wieder ganz leidlich erholt.« (Bo 2,294) Es ist nur eine vorübergehende Besserung, wie einem Brief von Christianes Bruder vom 20.5.1805 zu entnehmen ist: »Leider, so gesund er auch wieder zu sein schien, so kamen vorgestern seine Krämpfe doch so schrecklich wieder, daß Stark von Jena um Mitternacht herbei mußte. Es hat sich jetzt wieder gegeben, und Stark meint, das Übel wird chronisch werden, doch so, daß es immer nur nach längeren Pausen wiederkäme, um endlich zu verschwinden. Aber bis dahin? – Seine Kräfte gehen sehr darauf. Er hört ungern davon reden, und man muß sich hüten, Briefe sehen zu lassen, in welchen davon gesprochen wird.« (Bo 2,297)

Vier Wochen später tritt ein erneuter Anfall auf. August berichtet darüber am 24.6.1805: »Der Vater befindet sich jetzt wieder recht wohl, ob er gleich am 21. dieses Monats den sechsten Anfall von den ihn sehr quälenden Krämpfen hatte. Dieser Anfall war aber sehr schwach, und er ging schon den andern Tag wieder aus.« (Bo 2,300) Der junge Voß berichtet der Witwe Schillers wenige Tage später über den gleichen Anfall: »Goethe hat vorigen Sonnabend einen Anstoß seiner Krankheit gehabt, aber schon wieder schwächer als das letztemal. Starks Prophezeiung trifft ein: die Anfälle kehren von Zeit zu Zeit seltener und schwächer zurück, ehe sie ganz aufhören. Nur zwei Stunden hat Goethe gelitten, dann ruhig geschlafen, und am andern Morgen ist er wieder spazierengegangen.« (Bo 2,303)

Veil sieht, wie früher schon erwähnt, bereits die Kolik vom Dezember 1768 als Folge einer Nephrolithiasis. Für einen 19jährigen Menschen wäre eine solche Krankheit äußerst ungewöhnlich; wenn Goethe aber tatsächlich schon in seiner Jugend daran gelitten hätte, wäre es noch ungewöhnlicher, daß dann fast 40 Jahre lang kein erneuter Anfall aufgetreten wäre. Jetzt kann aber an der Diagnose einer Nephrolithiasis mit daraus resultierenden Nierenkoliken kein Zweifel bestehen. Goethes Eß- und Lebensgewohnheiten der letzten Jahre – fett- und eiweißreiche Kost bei eher geringer körperlicher Bewegung – stellen bekannte prädisponierende Faktoren für diese Krankheit dar. Seine Ärzte wissen um die Zusammenhänge und wollen ihn deshalb zu einer Änderung seiner Nahrungsgewohnheiten veranlassen.[129] Er möchte sich aber seine liebgewordenen Gepflogenheiten nicht nehmen lassen; Vulpius berichtet am 28.12.1805: »Die Ärzte sagen, er halte sich in Essen und Trinken nicht nach ihren Vorschriften.« (Bo 2,314) An eine, bei Steinleiden sehr sinnvolle, ärztliche Empfehlung hält sich Goethe allerdings, wie aus einem Brief vom 26.4.1805 hervorgeht: »Als Hauptkur hat man mir das Reiten empfohlen, die ich auch alle Tage gebrauche und die mir, für die kurze Zeit, ganz wohlthätig gewesen ist.« (WA IV.17,275) Am 2.5.1805 schreibt er in einem Brief: »Wenn ich gleich wegen meiner Gesundheit noch immer in einiger Sorge bin, so wächst doch immer die Hoffnung, daß ich über die bösen, drey bis vierwöchentlichen Epochen des Rückfalls hinauskommen werde. Ich reite täglich, um durch die Bewegung den ganzen Körper dergestalt in Contribution zu setzen, daß er die fehlenden Capitel der Einnahme übertragen werde.« (WA IV.17,280) Seiner Mutter berichtet er am 6.5.1805: »... ich befinde mich, bey mehrerer Bewegung, in diesen bessern Tagen recht wohl.« (WA IV.17,283)

Drei Tage später stirbt Schiller. Aus Angst, diese Nachricht könne Goethe zu sehr erschüttern, versucht man sie ihm zunächst zu verschweigen. Nachdem er sie erfahren hat, bemüht sich Goethe, Fassung zu bewahren, und er greift zu einem Schutzmechanismus, den er in ähnlichen Situationen schon früher und auch noch in späteren Jahren, besonders beim Tod seines Sohnes 1830, gebraucht: Nicht

129 Allerdings schreibt Knebels Schwester am 17.4.1805 kritisch an ihren Bruder, der sich in diesen Jahren vorübergehend Goethe entfremdet hat: »Wir werden den Goethe durch seine Freunde warnen lassen ... Ich habe es auch oft bemerkt, daß unsre hiesigen Ärzte auf Lebensart zu wenig Rücksicht nehmen. Ich glaube, daß sie hierzuland nur immer an Hunger denken. Da kommt ihnen das Entgegengesetzte gar nicht in den Sinn.« (Bo 2,293)

davon reden und arbeiten.[130] An Zelter schreibt er am 1.6.1805: »Ich dachte mich selbst zu verlieren, und verliere nun einen Freund und in demselben die Hälfte meines Daseyns. Eigentlich sollte ich eine neue Lebensweise anfangen; aber dazu ist in meinen Jahren auch kein Weg mehr. Ich sehe also jetzt nur jeden Tag unmittelbar vor mich hin, und thue das Nächste, ohne an eine weitre Folge zu denken.« (WA IV.19,8) In den *Tag- und Jahresheften* berichtet er, wie er zunächst daran denkt, Schillers *Demetrius* zu vollenden, und gibt dann, als er dieses Vorhaben nicht verwirklichen kann, seiner Erschütterung in bei ihm ungewohnt krassen Worten Ausdruck: »Nun war mir Schiller eigentlich erst entrissen, sein Umgang erst versagt. Meiner künstlerischen Einbildungskraft war verboten sich mit dem Katafalk zu beschäftigen, den ich ihm aufzurichten gedachte, der länger als jener zu Messina, das Begräbniß überdauern sollte; sie wendete sich nun und folgte dem Leichnam in die Gruft, die ihn gepränglos eingeschlossen hatte. Nun fing er mir erst an zu verwesen; unleidlicher Schmerz ergriff mich, und da mich körperliche Leiden von jeglicher Gesellschaft trennten, so war ich in traurigster Einsamkeit befangen. Meine Tagebücher melden nichts von jener Zeit; die weißen Blätter deuten auf den hohlen Zustand, und was sonst noch an Nachrichten sich findet, zeugt nur, daß ich den laufenden Geschäften ohne weitern Antheil zur Seite ging und mich von ihnen leiten ließ, anstatt sie zu leiten. Wie oft mußt' ich nachher im Laufe der Zeit still bei mir lächeln, wenn theilnehmende Freunde Schillers Monument in Weimar vermißten; mich wollte fort und fort bedünken, als hätt' ich ihm und unserm Zusammensein das erfreulichste stiften können.« (WA I.35, 192f.)

Im Sommer begibt sich Goethe zur Kur nach Bad Lauchstädt und unternimmt von hier aus zwischenzeitlich längere Reisen. Riemer berichtet am 5.8.1805 über einen befriedigenden Verlauf der Kur: »Goethe ist wohl, und seine Gesundheit scheint, als wolle sie von nun an beständiger bleiben. Die Duschbäder bekommen ihm sehr wohl. Er hält auf Diät und ißt des Abends nichts, außer Tee und vielleicht späterhin eine Suppe. Aber lange wird es wohl nicht dauern, denn der

130 Riemer schreibt in einem Brief vom 18.5.1805: »Goethe ist sehr fleißig und war bis auf gestern abend immer wohl. Von dem Eindruck, den Schillers Ableben auf ihn gemacht, ließ er sich nichts merken. Es ward ihm künstlich beigebracht. Bei dem ersten Eindruck war niemand als die Vulpius zugegen. Den Tag über durfte niemand davon reden. Am dritten Tage sprach er zuerst selbst mit mir von dem Verlust, den die Literatur erlitten, was Schiller noch alles vorgehabt zu tun und zu leisten. Vorigen Abend aber befiel ihn sein alter Seitenschmerz, doch nicht so stark wie das vorige Mal. Er hat auch geschlafen und will nur heute noch sich ruhig verhalten.« (Bo 2,296)

Hausgeist wird ihm so lange zureden, daß der Tee ihn schwäche und er etwas Ordentliches genießen müsse usw., wie wir es schon erlebt haben.« (Bo 2,307) Es liegt wohl nicht nur am »Hausgeist«, womit Christiane gemeint ist, auch Goethe selbst ist nicht gewillt, zu lange und zu sehr Diät zu halten. Ein Vierteljahr später, am 20.11.1805, schreibt Riemer: »Goethe ist wieder vollkommen besser und sonst immer wohl und heiter. Der Würzburger als gewöhnlicher Tischwein und zu fetten Braten das englische Gewürz Piccalillo bekommen seinem Magen ... vortrefflich.« (Bo 2,312) Dieses Gewürz läßt sich Goethe gelegentlich von seinem Berliner Freund Zelter schicken; desgleichen wegen seiner habituellen Obstipation jedes Jahr Teltower Rübchen.

Es scheint, daß Goethe auch während der Kur noch leichtere Koliken erleidet, was ihm die persönliche Bekanntschaft eines neuen Arztes, des Hallenser Medizinprofessors Reil,[131] verschafft, über den er sich in einem Brief vom 10.8.1805 an den Herzog lobend äußert: »Das auf Starckens Anrathen gebrauchte Tusch-Bad, das auf Reils Vorschlag genommene Eger-Wasser sind mir sehr wohl bekommen und wenn ich nicht mich und die Theilnehmenden abermals mit falschen Hoffnungen zu täuschen fürchtete; so würde ich mein jetziges Befinden gegen das vorige loben und erheben. – An Reil habe ich einen sehr bedeutenden Mann kennen lernen; er beobachtete meine Übel vierzehn Tage ohne ein Recept zu verschreiben, als etwa eins das er selbst für palliativ erklärte. Tröstlich kann es für mich seyn daß er gar keine Achtung vor meinen Gebrechen haben will und versichert das werde sich alles ohne großen medizinischen Aufwand wieder herstellen.« (WA IV.19,34) Auch in »Was wir bringen« (WA I.13.1,93ff.), ein Jahr nach Reils Tod 1814 zur Eröffnung des Theaters in Halle gedichtet, sowie in den *Tag- und Jahresheften* äußert sich Goethe sehr rühmend über Reil und erwähnt dabei, daß dieser ein Gutachten über seinen Gesundheitszustand verfaßt habe, das unter seinen »Papieren noch mit Achtung verwahrt wird« (WA I.35,205). In diesem Gutachten mit Datum vom 13.9.1805[132] finden sich weitere Einzelheiten über Goe-

131 Reil gilt durch seine »Rhapsodien über die Anwendung der psychischen Kurmethode auf Geisteszerrüttungen« als wichtiger Wegbereiter der deutschen Psychiatrie. Er sandte 1803 an Goethe ein Exemplar, der sich in einem Brief vom 15.8.1803 (WA IV.16,269) dafür bedankte.

132 Goethe gibt in den *Tag- und Jahresheften* fälschlich eine andere Datierung an. Das Gutachten wurde erstmals 1937 von Hecker (44) veröffentlicht und sei als medizinhistorisches Dokument besonderen Ranges in voller Länge zitiert: »Die beiden Haupterscheinungen der Krankheit waren 1. periodischer Schmerz, krampfhafter Natur, von der Lendengegend entspringend, zum Unterleibe, den Generationstheilen und dem Schenkel der leidenden Seite sich ausdehnend, 2. blutrothe Farbe des Urins, die durch erschütternde Bewegung erregt wurde. Man schloß aus dieser Farbe auf Haematurie,

thes Erkrankung in diesem Jahr, die sonst nirgends überliefert sind und die Diagnose einer Nephrolithiasis praktisch beweisen, obwohl es scheint, daß sich Reil für eine rheumatische Genese von Goethes Leiden ausgesprochen hat.[133]

hat aber keine anderen Entdeckungsmittel des Bluts im Urin angewandt. Beide Erscheinungen weisen, wenn sie berichtiget sind, zuverlässig auf Krankheit der Nieren hin. Aber auf welche? 1. Rheumatalgia renum (exaltirtes Gemeingefühl, dolor spontaneus, ohne irgend eine sichtbare Verletzung des Organismus); die Entstehungsart des Übels, sein Verschwinden durch Bäder, Douche und wärmere Bedeckung der Lendengegend sprechen für diese Idee; aber Haematurie von erschütternder Bewegung ist wenigstens ein sehr seltenes Product der rheumatalgie. Rheumatismus ist in der Regel Krankheit der Muskeln; befällt er wider seine Natur ein Eingeweide, so setzt dies Schwäche des respectiven Eingeweides voraus. Mittel a, solche, die die Nierenschwäche verbessern. Herba Uvae ursi, Hedera terrestris, Urtica minor, Eisenwasser, örtliche Einreibungen. b, Frottiren des ganzen Körpers, Bäder, Douche, warme Bedeckung der Nierengegend mit Fellen, Flanell. Cadet de Veaux Mittel wider die Gicht, laues Wasser? – 2. Steinkrankheit, unter welchen Nahmen ich beides, den Proceß der übermäßigen Absonderung von Harn- und Phosphorsäure und den dadurch erzeugten todten Absatz (das coagulirte Residuum des Processes) nemlich den Nierenstein begreife. Diese Idee begünstiget die Haematurie, ihr Entstehen von Erschütterung und überhaupt die Dauer der Krankheit – Ofte Beobachtung der Erscheinungen des Urins in Beziehung auf Farbe, Consistenz, Geruch, Art der Fäulung, Veränderlichkeit und die Anwendung von Reagentien auf denselben führen zur sichern Diagnostik. Mittel, Thermae Carolinae, Aqua calcis, Seife, Soda crystallisata, Herbae subadstringentes, Uva ursi etc. – Noch erwähne ich des besonderen Consenses zwischen Nieren und Darmkanal, der leicht im Heilgeschäft irre führt. Die Nierenkrankheit erregt als entfernte Ursache Darmkrankheit: Colica nephritica. Nun bildet sich aber die ursprünglich consensuelle Darmkrankheit zur eignen Selbstständigkeit aus, durch die verletzte Function des Darmkanals. Er erzeugt in sich eine Ursache des Krankseyns, besonders wenn vita sedentaria dazu kömmt, und wirkt in dieser Qualität wieder zurück auf die Nierenkrankheit und vermehrt sie. So entsteht eine reciproke Wechselwirkung zwischen Ursach und Wirkung. – Auf diese Art ist es möglich, daß die Anfälle des Schmerzes, wenn sie gleich ursprünglich von den Nieren ausgingen, sich durch Mittel heilen lassen, die auf den Darmkanal wirken, z. B. durch Viscerolclistiere, Digestive in Verbindung mit stomachicis amaris. Auf diese Art ist es möglich, daß die Heilung der Darmkrankheit zugleich auch das ursprüngliche Nierenübel vermindern kann, weil sie auf dasselbe zurückwirkt. – Der Major Knoblauch hieselbst leidet selbst offenbar an Stein. Er bekam eine zusammengesetzte Krankheit, in welcher die Harnbeschwerden vorwalteten, Schleim-, Eiter-, Blut-, Stein-abgang durch die Harnwege mit seltenen Anfällen von Colica nephritica. Alle Mittel, die auf Steinkrankheit gingen, thaten nichts. Meckel kehrte um, gab Mittel gegen Darmkrankheit, und er genaß von Stund an. – Im Paroxismus müssen Mittel zur palliativen Linderung, laue Bäder, in [unleserlich] Cataplasmen, oehligte Einreibungen von Oleum foliorum Hyoscyomi mit Tinctura Opii – innerlich milde Oehle, Opium, Hyoscyamus, Arum u.s.w. angewandt werden.« (44,59f.)

133 Dies muß man nach einer Äußerung Goethes vermuten, die der Kanzler von Müller unter dem 28.5.1825 notiert; es sei über folgende Themen gesprochen worden: »... über Goethes tödliche Krankheit im Jahr 1801, bloß aus einem Brownianischem zurückgetriebenen Katarrh entstanden, über Reils Gutachten hinsichtlich seiner Nieren-

Chronisches Leiden (1806 – 1813)

Die folgenden Jahre sind gekennzeichnet durch häufig rezidivierende Koliken aufgrund der Nephrolithiasis. Goethe wird immer wieder von seinen Anfällen als »meinem alten Übel« sprechen, dem sich ab 1808 auch noch ein »gichtisches Übel« hinzugesellt, wobei es sich aber vermutlich nicht um Gicht, sondern um muskel- und gelenkrheumatische Beschwerden handeln dürfte, die zwar in früheren Jahren auch schon gelegentlich aufgetreten sind, sich jetzt aber zu häufen und zu verschlimmern scheinen. Seine chronischen Leiden veranlassen Goethe, fast jedes Jahr zur Kur nach Karlsbad zu fahren, wo er mit Ausnahme des Jahres 1809 jeden Sommer von 1806 bis 1812 verbringen wird; zur Nachkur begibt er sich mehrmals nach Teplitz. 1813 wird er nur hier kuren. 1814 reist er zunächst nach Berka, ehe er anschließend und dann erneut 1815 nach vielen Jahren wieder in seine Heimat fährt und dabei in Wiesbaden kurt. Auch 1816 plant er eine Fahrt an Rhein, Main und Neckar, der Reisewagen hat aber kurz hinter Weimar einen Achsenbruch, woraufhin Goethe seine Absicht aufgibt. Er wird seine Heimat, Frankfurt und die Umgebung, nie mehr sehen. 1816 fährt er dann nach Tennstedt, in den Jahren von 1818 bis 1820 wieder nach Karlsbad, 1821 und 1822 nach Marienbad und Eger. 1823 wird er zum letzten Mal die drei böhmischen Kurorte besuchen. Danach wird er, von einem Sommeraufenthalt in Dornburg 1828 nach dem Tod des Großherzogs abgesehen, Weimar und Jena bis zu seinem Lebensende zu größeren Reisen nicht mehr verlassen. Die häufigen Rezidive seines schweren Steinleidens scheinen Goethe schließlich doch veranlaßt zu haben, konsequenter auf Diät zu achten. Seine Adipositas, die in den vorangegangenen Jahren außergewöhnliche Ausmaße angenommen haben muß, bildet sich zunehmend zurück, wie befriedigt und gelegentlich erstaunt von seiner Umgebung bemerkt wird.

Aus der Fülle der vorliegenden Dokumente soll im folgenden für die Jahre 1806 bis 1813 nur auswahlweise zitiert werden, da sich sonst zu viele Wiederholungen ergäben. Das Tagebuch berichtet 1806 von mehreren Anfällen: 3.2.: »Üble Nacht Verlohrner Tag« – 27.2.: »Eintretendes Übel.« – 28.2.: »Böse Nacht Meist verlohrner Tag« – 25.5.: »Üble Nacht Verlohrner Morgen« (WA III.3,117ff.) Der junge Voß schreibt am 30.1.1806: »Goethe ist nicht, wie er sein sollte. Seine Nie-

krämpfe, ebenfalls aus katarrhalischem Stoff hergeleitet ...« (77,145) Oberhoffer behauptet allerdings unter Hinweis auf die verordnete Therapie (81,61), Reil habe sich für die Alternative »Steinleiden« entschieden, kann dies aber nicht belegen.

ren sind wahrscheinlich desorganisiert; er hat täglichen Blutabgang durch den Urin; oft aber stockt dieser, und dann ist er sehr krank. Ich glaube, daß er alt werden kann, aber gesund wird er nie wieder. Gott erhalte ihm nur seine frohherzige Laune! Neulich sagte er: ›Wenn mir doch der liebe Gott eine von den gesunden Russennieren schenken wollte, die zu Austerlitz gefallen sind!‹« (Bo 2,321) Neben Makrohämaturie ist es also gelegentlich auch zu Harnverhaltung gekommen, was natürlich ebenfalls sehr starke Schmerzen verursacht wie Koliken allein. Goethe muß deshalb öfters fürchterlich laut geschrien haben.[134] Zur Schmerzlinderung nimmt er Opium und Hyoscyamus (Bilsenkraut), das ihm auch im höheren Alter noch oft verordnet werden wird. Ch. v. Stein schreibt am 3.3.1806: »Goethe war wieder recht krank. Seine Krankheit ist periodisch; er bekommt sie alle drei, vier Wochen. Er sagte mir, er nähme Bilsenkraut statt Opium dafür, und täte ihm letzteres besser.« (Bo 2,323)

Am 14.3.1806 berichtet Goethe Knebel (WA IV.19,116), daß er fast nur von Fleisch und Wein lebe, und an Christiane schreibt er am 17.6.1806 aus Jena: »... sende mir noch einige Würzburger; denn kein andrer Wein will mir schmecken und ich bin verdrüßlich wenn mir mein gewohnter Lieblingstranck abgeht.« (WA IV.19,134) Einer vorgeschlagenen Kur in Karlsbad ist er zunächst abgeneigt, wie aus einem Brief an Zelter vom 22.3.1806 hervorgeht: »Die Ärzte wollen mich ein für allemal nach Carlsbad haben und ich muß wohl hingehen, obgleich ohne Vertrauen zu dergleichen Mitteln.« (WA IV.19,117) Schließlich fährt er dann doch und berichtet am 3.7.1806 Christiane über die Hinreise: »Das gewaltsame Rütteln und Schütteln auf der Reise hat, glaube ich, schon die Hälfte der Kur vollbracht.« (WA IV.19,154) Mehrere Steinkonkremente sind also wohl per vias naturales abgegangen. Aus einem Brief an Christiane vom 7.7.1806 geht hervor, daß Goethe die letzte Zeit zur besseren Verdauung Tropfen eingenommen hat: »Seitdem ich den Sprudel trinke, habe ich keine Tropfen eingenommen und die Verdauung fängt schon an recht gut ihren Gang zu gehen. Ich werde nun so weiter fortfahren und abwarten, was es werden kann.

134 Falk berichtet am 25.3.1806: »Goethe hat monatliche Anfälle von der güldenen Ader, die bei ihm den Weg durch den Urin nimmt. Sonst, wenn sie kamen, waren sie höchst schmerzhaft, und er schrie so, daß ihn die Wachen am Tor hören konnten. Jetzt ist es gelinder damit. Kutsche und Pferde hat er abgeschafft und geht, wie die thüringischen Landleute sagen: eben auch proper zu Fuß. Auf jede Weise ist ihm dieses auch zuträglicher.« (Bo 2,324f.) Die Ansicht, Goethes Leiden beruhe auf Hämorrhoiden – darauf weist der Ausdruck »güldene Ader« eigentlich hin –, scheint von Christiane Vulpius übernommen, die am 3.3.1806, wie schon einmal im vorigen Jahr, von »Hämorrhoidal-Zuständen« (Bo 2,323) spricht. Vielleicht hat sie den Ausdruck »Hämaturie«, den die Ärzte wohl gebrauchen mochten, mißverstanden?

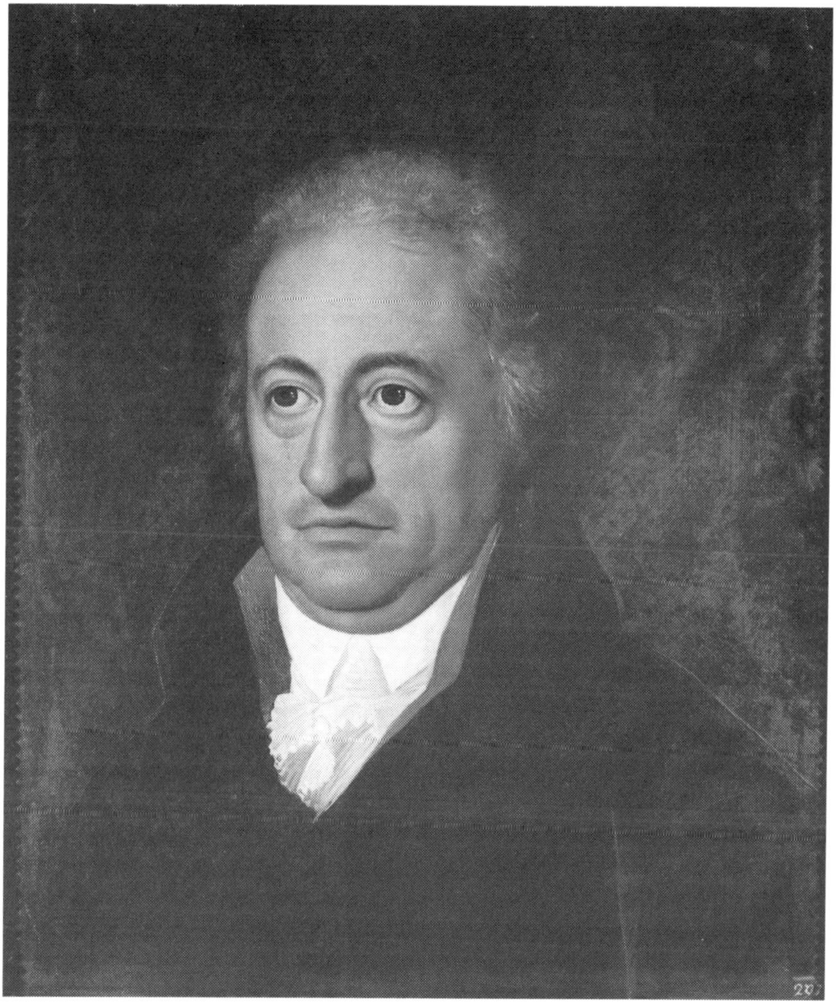

Ferdinand Jagemann (1780 – 1820)
Johann Wolfgang Goethe, 1806
Ölgemälde
Stiftung Weimarer Klassik
Goethe-Nationalmuseum

Übrigens muthet man sich hier viel mehr zu, als zu Hause. Man steht um 5 Uhr auf, geht bey jedem Wetter an den Brunnen, spaziert, steigt Berge, zieht sich an, macht Aufwartung, geht zu Gaste und sonst in Gesellschaft. Man hütet sich weder vor Näße, noch Wind, noch Zug und befindet sich ganz wohl dabey.« (WA IV.19,155f.)

Trotz teilweise schlechten Wetters ist er über den Verlauf der Kur, seiner pessimistischen Aussage im Frühjahr zum Trotz, zufrieden.[135] Er nimmt sich mehrere Flaschen Eger Wasser mit nach Hause. Bei meist gutem Gesundheitszustand kann er intensiv an seiner *Farbenlehre* arbeiten. Am 16.10.1806 heißt es dann allerdings in einem Brief: »In dem schrecklichen Augenblicke ergreift mich mein altes Übel.« (WA IV.19,197) Zwei Tage zuvor fand die Schlacht bei Jena und Auerstedt statt. Die siegreichen französischen Truppen plündern anschließend Weimar. Goethes Haus bleibt zwar verschont,[136] aber betrunkene Soldaten bedrängen ihn, bringen ihn vielleicht sogar in Lebensgefahr, aus der ihn Christianes mutiges Eingreifen befreit.[137] Aus Dankbarkeit und wohl auch aus Fürsorge, um sie im Fall seines Todes, womit er in diesen stürmischen Zeiten rechnen mochte, versorgt zu wissen, heiratet er sie, mit der er nun schon 18 Jahre zusammenlebt und die

135 An Ch. v. Stein schreibt er am 21.7.1806: »Mit meinem Befinden geht es recht gut. Ich habe mich ohne Arzney, blos durch Trinken und Baden, bis jetzt hingebracht und keine Erneuerung meiner Übel erlebt.« (WA IV.19,163) – Auch in einem Brief an W. v. Humboldt äußert er sich nach Beendigung der Kur sehr zufrieden: »Zuvörderst also will ich von meinem Befinden reden, weil ich melden kann, daß es sich sehr gebessert hat. Ich habe während der ganzen Kurzeit und auch nachher keinen Anfall meines Übels, ja nicht einmal eine Andeutung gehabt, und was man mir von diesem Wasser versprochen und was ich in frühern Zeiten freilich selbst schon erfahren hatte, ist völlig eingetroffen. Wenn ich mich diät und ordentlich halte, so hoffe ich durch diesen Winter glücklich durchzukommen und auf künftiges Frühjahr die Kur noch etwas regelmäßiger und länger vorzunehmen.« (HaBr 4,482) Der Brief wurde erstmals 1965 veröffentlicht und befindet sich deshalb nicht in der WA. – An Zelter schreibt er am 15.8.1806: »Von meiner Carlsbader Cur kann ich nur kürzlich soviel sagen, daß es mich reut, sie nicht früher angestellt zu haben. Der Gebrauch des Trinkens und Badens ist mir sehr wohl bekommen und da ich sehr auf mich Acht gebe, so ist wirklich etwas wundersames in alle diesem, und ich freue mich, daß ich meinen Unglauben aufgeben kann.« (WA IV.19,172)

136 Noch 25 Jahre später, am 13.1.1831, notiert er anläßlich eines Besuchers in sein Tagebuch: »Ein junger Franzos, von Frau Generalin Dentzel in Erinnerung alter Zeiten einen Gruß bringend. General Dentzel war 1806 in den bedenklichen Tagen Kommandant in Weimar gewesen und hat sich überhaupt, besonders auch gegen mich sehr gut benommen. Er quartirte Herrn Denon bey mir ein und machte dadurch die unglücklichen Tage zu frohen Festtagen, indem auch der Genannte wegen früherer Verhältnisse und einem herkömmlichen Zutrauen mir das Lästige des Augenblicks nicht fühlen ließ.« (WA III.13,9f.)

137 Siehe hierzu Riemers Bericht (Gespr II,138ff.) über die Vorgänge dieser Tage.

ihm fünf Kinder geboren hat, wenige Tage später. Er hat auch früher schon die Beziehung zu ihr als Ehe aufgefaßt.[138] Nun aber, wo die staatliche Ordnung zusammenzubrechen scheint und das seit vielen Jahren befürchtete Unheil eingetreten ist, möchte er auch nach außen hin zumindest in seinem Haus geordnete Verhältnisse schaffen. An den Weimarer Hofprediger schreibt er am 17.10.1806: »Dieser Tage und Nächte ist ein alter Vorsatz bey mir zur Reife gekommen; ich will meine kleine Freundinn, die so viel an mir gethan und auch diese Stunden der Prüfung mit mir durchlebte völlig und bürgerlich anerkennen, als die Meine.« (WA IV.19,197) Die Trauringe werden auf den Tag der Schlacht datiert. Goethes und Christianes täglicher Umgang scheint sich durch die Heirat nicht zu ändern. In Anwesenheit von Besuchern sagt sie weiterhin »Sie« zu ihm, wie immer wieder erstaunt und belustigt beschrieben wird.[139] Privat hat sie ihn aber, wie bei früherer Gelegenheit schon erwähnt, durchaus mit »Du« angesprochen.

Die Heirat wird mit hämischen, manchmal schon als geschmacklos zu bezeichnenden Bemerkungen der Zeitgenossen kommentiert, besonders natürlich in Adelskreisen. Ch. v. Stein fühlt sich erneut von Goethe hintergangen, da er ihr wohl zu Beginn ihres Verhältnisses – das liegt jetzt also 30 Jahre zurück – versprochen haben muß, niemals zu heiraten.[140] Der höflich-distanzierte, dennoch merklich wohlwollende Umgang zwischen beiden bleibt allerdings bis zu ihrem Tod im Jahr 1827 bestehen. Ch. v. Schimmelmann, die Ehefrau eines dänischen Ministers, schreibt am 15.12.1806 empört an Schillers Witwe: »Goethes skandalöse Hochzeit hat einen jeden geärgert. Man schrieb uns gleich, daß die Kanonen von Jena sein Hochzeitlied und sieben brennende Häuser in Weimar seine Hochzeitfackeln gewesen wären! Und eine solche Wahl der Person! Alles war in Harmonie, nur keine Muse war dabei!« (Bo 2,342) Ein im November erschienener Bericht in

138 So heißt es in einem Brief an Schiller vom 13.7.1796: »Heute erlebe ich auch eine eigne Epoche, mein Ehstand ist eben 8 Jahre und die französische Revolution 7 Jahre alt.« (WA IV.11,126)

139 Der junge Voß schreibt am 26.4.1807: »Übrigens leben Goethe und seine Frau wie vorher. Er nennt sie »liebes Kind« wie vorher und sie ihn »lieber Geheimrat« und »Sie« wie vorher.« (Bo 2,355) – W. v. Humboldt schreibt am 9.1.1809 an seine Frau: »Habe ich Dir schon erzählt, daß er die Frau »Du« und sie ihn »Sie« nennt? Das, siehst Du, liebes Kind, ist ein Respekt!« (Bo 2,420)

140 Ein Besucher Weimars schreibt am 13.10.1810 an Knebel: »Mein Aufenthalt in hiesiger Gegend ist der lehrreichste meines Lebens. Nirgends bin ich mit so viel Vertraulichkeit mißhandelt worden als hier. So hat z. B. die alte Stein mir alle ihre Geheimnisse vertraut, weil sie sich in ihren Fehlern geehrt glaubte. Sie klagte mir Goethens Untreue, der ihr versprochen, ihren Sohn zu Breslau [also Fritz] zum Erben zu machen und nie zu heuraten und Gott weiß was alles …« (Bo 2,469)

der von Cotta herausgegebenen Augsburger *Allgemeinen Zeitung* hätte fast zum Bruch des verständlicherweise schwer beleidigten Goethe mit seinem Verleger geführt. Die Zeitungsnotiz lautet: »Goethe ließ sich unter dem Kanonendonner der Schlacht mit seiner vieljährigen Haushälterin, Dlle. Vulpius, trauen, und so zog sie allein einen Treffer, während viele tausend Nieten fielen. Nur der Ununterrichtete kann darüber lächeln. Es war sehr brav von Goethe, der nichts auf gewöhnlichem Wege tut.« (zitiert nach 59,480) Eine derartige Erfahrung mag nicht unwesentlich zu Goethes Abneigung gegenüber Forderungen nach »Preßfreiheit« beigetragen haben, wie sie dann nach den Befreiungskriegen immer lauter erhoben wurden; er befürchtete deren Mißbrauch zu »Preßfrechheit«. (nach 12, Bd. 2,421)

Am Weimarer Hof ist Christiane, obwohl sie nun »Frau Geheimrätin« ist, weiterhin unerwünscht, und so muß es Goethe um so mehr freuen, als die weltoffene Witwe Schopenhauer, die Mutter des Philosophen, die sich Ende 1806 in Weimar niederläßt, nicht zögert, Christiane in die vornehme bürgerliche Gesellschaft einzuführen. Sie berichtet ihrem Sohn darüber am 24.10.1806: »Goethe hat sich Sonntag mit seiner alten geliebten Vulpius, der Mutter seines Sohnes, trauen lassen. Er hat gesagt, in Friedenszeiten könne man die Gesetze wohl vorbeigehen, in Zeiten wie die unsern müsse man sie ehren. Den Tag drauf schickte er Dr. Riemer, den Hofmeister seines Sohnes, zu mir, um zu hören, wie es mir ginge; denselben Abend ließ er sich bei mir melden und stellte mir seine Frau vor. Ich empfing sie, als ob ich nicht wüßte, wer sie vorher gewesen wäre. Ich denke, wenn Goethe ihr seinen Namen gibt, können wir ihr wohl eine Tasse Tee geben. Ich sah deutlich, wie sehr mein Benehmen ihn freute.« (Bo 2,334) Ein paar Wochen später, nach mehreren Begegnungen mit Goethe, schildert sie ihrem Sohn mit begeisterten Worten dessen Erscheinung: »Welch ein Wesen ist dieser Goethe! wie groß und wie gut! Da ich nie weiß, ob er kommt, so erschrecke ich jedesmal, wenn er ins Zimmer tritt; es ist, als ob er eine höhere Natur als alle übrigen wäre; denn ich sehe deutlich, daß er denselben Eindruck auf alle übrigen macht, die ihn doch weit länger kennen und ihm zum Teil auch weit näherstehen als ich. Er selbst ist immer ein wenig stumm und auf eine Art verlegen, wenn er kommt, bis er die Gesellschaft recht angesehen hat, um zu wissen, wer da ist. Er setzt sich dann immer dicht neben mir, etwas zurück, so daß er sich auf die Lehne von meinem Stuhle stützen kann; ich fange dann zuerst ein Gespräch mit ihm an; dann wird er lebendig und unbeschreiblich liebenswürdig. Er ist das vollkommenste Wesen, das ich kenne, auch im Äußeren; eine hohe, schöne Gestalt, die sich sehr gerade hält, sehr sorgfältig gekleidet, immer schwarz oder ganz dunkelblau, die Haare recht geschmackvoll frisiert und gepudert, wie es seinem Alter ziemt, und ein gar prächtiges Gesicht mit zwei klaren braunen Augen, die mild und durchdringend zugleich sind. Wenn er spricht, verschönert er sich unglaublich; ich kann ihn dann nicht genug ansehen. Er spricht von allem mit, erzählt immer zwischendurch kleine Anekdoten, drückt niemand durch seine Größe. Er ist anspruchslos wie ein Kind; es ist unmöglich, nicht Zutrauen zu ihm zu fassen, wenn er mit einem spricht, und doch imponiert er allen, ohne es zu wollen. Letztens trug ich ihm eine Tasse Tee zu, wie das in Hamburg gebräuchlich ist, daß sie nicht kalt würde, und er küßte mir die Hand; ... alle, die in der Nähe waren, sahen mit einer Art Erstaunen zu. Es ist wahr, er sieht so königlich aus, daß bei ihm die gemeinste Höflichkeit wie Herablassung erscheint, und er selbst scheint das gar nicht zu wissen, sondern geht so hin in seiner stillen Herrlichkeit wie die Sonne.« (Bo 2,340)

Ganz anders berichtet Ch. v. Stein fast zur selben Zeit ihrem Sohn Fritz: »Manchmal ist er ganz wie verrückt, und nicht allein mir kommt er so vor, sondern mehreren Menschen.« (Bo 2,338) Sie wird das vermutlich im Hinblick auf die vor wenigen Wochen erfolgte Heirat geschrieben haben, vielleicht aber drückt sich in dieser von Ch. v. Stein beschriebenen Verstörung Goethes vor allem sein Entsetzen über die politischen Ereignisse dieser Tage aus. Das seit langem von ihm befürchtete »grimmigste Unheil«, wie er es in den *Tag- und Jahresheften* (WA I.35,259) nennt, war nun auch über Weimar hereingebrochen. Seine Erschütterung spricht auch aus den Worten im Brief an den Herzog vom 25.12.1806: »Hypochondrisch möchte ich nicht gern endigen, da es genugsam Anlässe zu traurigen Stimmungen giebt. – Gern sag ich deßwegen daß Carls-Bad mir sehr wohl gethan, daß ich keinen Haupt Anfall diesen Winter erlitten. Aber erlitten habe ich etwas vom 14. Octbr an, auch etwas physisches das mir noch zu nahe steht um es ausdrücken zu können. Geb uns allen der Himmel Jahre um diesen Gegenstand in den Sehewinckel zu bringen.« (WA IV.19,248; die Datierung berichtigt nach HaBr 3,528)[141]

Im Januar und April 1807 erleidet Goethe erneut Koliken. Am 13.1. 1807 erbittet er sich vom Weimarer Hofapotheker ein bewährtes Abführmittel: »Ew. Wohlgeb. haben die Gefälligkeit, nach beykommendem Briefe, den ich mir wieder zurück erbitte, die darin verordnete Salbe für mich zu besorgen, ingleichen etwa 2 Loth Carlsbader Salz in Portionen von H Quäntchen theilen zu lassen.« (WA IV.19,261) Dem Brief war also offensichtlich ein – nicht überliefertes – Rezept beige-

141 Was Goethe mit »etwas physisches« gemeint hat, muß offen bleiben. Möbius (75, 134) interpretiert diese Stelle als einen verklausulierten Hinweis auf Impotenz.

geben. Um welche Salbe es sich handelt, läßt sich ebenso wenig ermitteln wie der konkrete Anlaß der Verordnung. Vermutlich waren zusätzlich zu den Anfällen rheumatische Beschwerden aufgetreten. Das Karlsbader Salz nimmt Goethe auch sonst öfters zur Förderung der Verdauung ein. Besonders schlimme Anfälle erfolgen im April. Im Tagebuch heißt es: 16.4.: »Gegen Abend unwohl und Anfall des alten Übels.« – 17.4.: »Verlorner Tag. Abends leidlich.« (WA III.3,205) Riemer führt dieses Rezidiv auf seelische Belastung und eine »Übertretung der gewohnten Diät« (Bo 2,353) zurück. Goethe selbst schreibt am 18.4.1807 an Ch. v. Stein: »Das Fallen des Barometers hat sich auch an meinem Unglauben gerächt indem es mir ein großes Übel angedeutet hat. Von Vorgestern auf gestern hatte ich einen Anfall so heftig als je. Es war in der letzten Zeit so viel zusammengekommen und ich hatte mich nicht geschont.« (WA IV.19,310) Zwei Tage später heißt es in einem Brief an sie: »Dießmal hat mich mein Übel sehr hart behandelt. Ich habe es aber offenbar durch Verwogenheit herbeygelockt, indem ich mich die letzten 8 Tage gar nicht schonte und sehr vieles zusammenkam. Der Arzt verbietet mir, die angenehme Gesellschaft Mittwochs bey mir zu sehen.« (WA IV.19,311f.) Johanna Schopenhauer schreibt ihrem Sohn am 28.4.1807: »Ein großes Unglück hat über uns geschwebt; es ist vorübergezogen. Goethe ist dem Tode nahe gewesen.« (Bo 2,355)

Von Ende Mai bis Anfang September hält sich Goethe zur Kur in Karlsbad auf, diesmal also ungewöhnlich lange. Am 2.6.1807 schildert er seiner Frau seinen Tagesablauf: »Morgens um 5 Uhr stehe ich auf und gehe an den Brunnen. Zwischen 8 und 9 wird gefrühstückt; dann etwas geruht, angezogen, dictirt, wieder ein wenig spaziert und dann gegessen. Nach Tische wird im Zimmer gezeichnet, gegen Abend auf der Promenade und sonst die Zeit auf eine oder die andre Weise hingebracht. Das Essen ist leidlich, so auch der Wein; doch wird man eben nicht verführt, sich zu übernehmen.« (WA IV.19,342) Auf Anraten seines Badearztes, des Leipziger Mediziners Kapp, ändert Goethe seine Kurmethode; Trink- und Badekur werden getrennt, nicht gleichzeitig durchgeführt, und Goethe, für derartige Änderungen immer dankbar und für die Anordnungen eines neuen Arztes suggestibel, äußert sich nach anfänglicher Skepsis zufrieden über den Verlauf. Der Arzt rät ihm auch, zu Hause Spaawasser zu trinken, woraufhin Goethe, wie er seiner Frau berichtet, sofort an seine Mutter schreibt, sie möge ihm in Frankfurt eine Kiste besorgen. Am 1.7.1807 teilt er Knebel mit: »Das Wasser bekommt mir sehr wohl, besonders seitdem ich eine Veränderung in der Curart gemacht und den Sprudel gegen mildere Quellen vertauscht habe.« (WA IV.19,364) An Zelter schreibt er am 27.7.1807: »Ich kam nach Carlsbad in dem übelsten Befinden, das sich durch einen zwar gewöhnlichen, aber für meine Zustände nicht passenden, schlendrianischen Gebrauch des Wassers anfänglich so vermehrte, daß ich in einen höchst peinlichen Zustand gerieth. Durch eine Abänderung der Cur und den Gebrauch einiger Mittel, nach Verordnung des Dr. Kapp von Leipzig, wendete sichs auf einmal ins Bessere; wobey es denn auch schon sechs Wochen anhaltend verharrt, welches ich sehr gern meinen Freunden zu wissen thue.« (WA IV.19, 376) Am 30.8.1807 zieht er etwas zurückhaltender in einem Brief an Zelter Bilanz: »Meine Gesundheit ist leidlich und bey einem sehr strengen diätetischen Verhalten kann ich meine Zeit sehr wohl nutzen und angenehme Tage zubringen.« (WA IV.19,404) Riemer berichtet am 14.10.1807 über Goethes Diät: »Von Goethes Befinden kann ich Ihnen das Beste melden. Er ist wohlauf. Die Diät, strenger als je, bekommt ihm sehr gut. Er ißt bloß zu Mittag, aber gut und hinlänglich. Des Abends genießt er Tee mit Wein, des Morgens, außer seinem Spaawasser, abwechselnd Kaffee, Schokolade oder Fleischbrühe. Des Weins täglich nur ein Nößel.« (Bo 2,374f.) Wie mag da wohl Goethes weniger strenge Diät zu anderen Zeiten ausgesehen haben?

Während des diesjährigen Kuraufenthaltes kommt Goethe in näheren, bis zu seinem Lebensende anhaltenden Kontakt mit dem in französischen Diensten stehenden Diplomaten Reinhard, dessen Frau in einem Brief vom 10.7.1807 über den Eindruck berichtet, den sie von Goethe gewinnt: »Es ist an ihm zuviel Aufgetragenes und ein Mangel an Natürlichkeit, die kein Vertrauen erwecken und vielmehr jede Ergießung ausschließen ... Er schwebt über dem menschlichen Elend gleich dem Bewohner eines andern Himmelskörpers. Nie spricht er von sich selber, und nie habe ich ihn an den Freuden und Kümmernissen anderer Anteil nehmen sehen. Selten entlockt man ihm ein Zeichen der Billigung oder des Mißvergnügens ... Nichts erregt ihn. Er lebt völlig im Kreise seines Denkens und Wissens; wahrlich: einem ungeheuren Kreise, der alle Wissenschaften in sich faßt ...«. (Bo 2, 362f.)

1808 zeigen sich offensichtlich keine Anfälle. Die ersten Monate des Jahres kann Goethe in stabilem körperlichen Zustand verbringen. Am 14.4.1808 heißt es im Tagebuch: »Nicht wohl.« (WA III.3,328) Worum es sich handelt, beschreibt Riemer zwei Tage später: »Es ist noch ein gichtisches Übel dazugekommen, oder vielmehr der Anteil Gicht bei dem bisherigen hat sich auf die Beine geworfen, welches ihm große Schmerzen macht und weswegen er je eher, je lieber ins Bad eilt. Karlsbad hat ihm schon einmal diesen Zufall vertrieben; es war, wie er nach Italien ging.« (Bo 2,386) Kurz darauf, am 20.4.1808, berichtet Riemer: »Ohne bettlägrig zu sein, fühlt Goethe denn doch alle Tage, gewöhnlich mittags und abends, wie man seinem Gesicht und sonstigen Gebärden abmerken kann, große Schmerzen. Es ist auch noch eine Art von Gicht, die ihn an den Schienbeinen sehr inkommodiert.« (Bo 2,387) Es wurde schon erwähnt, daß die Diagnose einer Gicht zweifelhaft ist. Eine Purinstoffwechselstörung wäre angesichts Goethes Lebensweise zwar durchaus möglich, die Beschwerden passen aber nicht recht dazu, ebensowenig der weitere Verlauf. Vermutlich hat es sich also wieder um rheumatische Beschwerden gehandelt, was der Hinweis auf 1786 annehmen läßt.

Aus Karlsbad schreibt Goethe seinem Sohn, der sich zum Studium in Heidelberg aufhält, am 3.6.1808: »Ich befinde mich sehr wohl, besser als seit langer Zeit, und besteige die Berge wie ehedem ... – Wir leben nach unserer alten Weise still und fleißig, in allem etwas mäßiger als vorm Jahre, besonders auch was den Wein betrifft; wobey mir denn lieb ist, aus deinem Briefe zu sehen, daß du dich auch vor diesem so sehr zur Gewohnheit gewordenen Getränk in Acht nimmst, das mehr als man glaubt einem besonnenen heitern und thätigen Leben entgegen wirkt.« (WA IV.20,71 u. 73) Goethe äußert sich wieder sehr zufrieden über seinen ihn auch dieses Jahr betreuenden Arzt Kapp. Zwischenzeitlich macht er noch eine Kur in Franzensbrunn und kehrt in gutem Zustand nach Weimar zurück.[142]

Am 13.9.1808 stirbt seine Mutter in Frankfurt. Vulpius berichtet über Goethes Reaktion auf die Mitteilung: »Er war ganz hin.« (Bo 2, 400) W. v. Humboldt kommt am Jahresende zu Besuch; er sieht Goethe erstmals nach vielen Jahren wieder und findet ihn »überaus wohl« (Bo 2,418). Auch Christiane, die zur Regelung der Erbangelegenheiten von Goethe allein nach Frankfurt geschickt worden war, schreibt in einem Brief vom Februar 1809: »Goethe befindet sich diesen Winter außerordentlich wohl, welches er doch den heilsamen Quellen zu danken hat. Bei meiner Zurückkunft kam er mir ordentlich jünger vor ...«. (Bo 2,424)

Baudissin, der Shakespeare-Übersetzer, schreibt nach einem Besuch bei Goethe im Frühjahr 1809: »Ich schwöre, daß ich nie einen schöneren Mann von sechzig Jahren gesehn habe. Stirn, Nase und Augen sind wie vom olympischen Jupiter, und letztere besonders ganz unmalbar und unvergleichbar ... Seine ehemalige Korpulenz hat er verloren, und seine Figur ist jetzt im vollkommensten Ebenmaß und von höchster Schönheit.« (Bo 2,430f.)

142 Vulpius schreibt am 21.9.1808 an August: »Dein Vater ist recht wohl aus dem Bade gekommen, schmal und sine Bauch. Er bewegt sich viel leichter.« (Bo 2,401) – Franzensbrunn hieß später Franzensbad.

In diesem Jahr fährt Goethe nicht nach Karlsbad, obwohl er im April, als er sich in Jena aufhält, eine erneute Kolik erleidet.[143] Er versucht, so gut es gehen will, in Jena zu kuren und läßt sich dafür eine Badewanne kommen.[144] Am 11.8.1809 schreibt er an Meyer: »Das Wetter begünstigt endlich meinen hiesigen Aufenthalt. Ich wünsche mir ein solches noch vier Wochen, um mit Baden und Brunnentrinken mich über die fehlgeschlagene Reise nach Carlsbad trösten zu können.« (WA IV.21,31) Am 21.9.1809 heißt es im Tagebuch: »Befand mich nicht ganz wohl, doch ging der Anfall bald vorbey ... Gespräch mit Hofrath Stark über ausländische Medicinalien für die keine inländischen Surrogate zu finden.« (WA III.4,63) Einen Monat später leidet er, offensichtlich erstmals nach langer Zeit, unter Zahnschmerzen.[145] Im Dezember macht ihm mehrere Tage ein »starker Katarrh« (Tagebuch vom 5.12.1809; WA III.4,82) zu schaffen, der nach Riemer (Bo 2,447) »zwei Nächte durch große Brustschmerzen verursachte.« Schließlich erleidet Goethe eine erneute Kolik.[146] Wilhelm Grimm berichtet, Goe-

143 Im Tagebuch finden sich folgende Notizen: 29.4.: »Abend und Nacht schlimm zugebracht.« – 30.4.: »Früh im Bette geblieben.« (WA III.4,24) – An seine Frau schreibt Goethe am 30.4.1809: »Ich muß dir, mein liebes Kind, nur selbst Nachricht geben, daß mir meine Fahrt [von Weimar nach Jena] nicht sonderlich bekommen ist, damit du es nicht etwa von andern erfährst und dir die Sache schlimmer vorstellst. Schon vier Wochen, wie leicht zu bemerken war, befinde ich mich nicht sonderlich wohl, und in den letzten Tagen habe ich mich mehr als billig angegriffen. Ich dachte hier zu mehr Gemüths- und körperlicher Ruhe zu kommen, mich zu pflegen und mit Starke zu unterhandeln. Leider griff mich das Übel schon den ersten Abend an, das ich unterwegs beym Fahren schon empfand. Leider war Starke der Onkel und auch der Neffe nicht hier; doch sah ich mich für die Nacht vor mit allerley Salben und Balsamen und bin noch so ganz erträglich durchgekommen. Ich bin auch heute schon wieder auf und will mich diät und ruhig halten. Mache dir also keine Sorge und komme nicht etwa herüber, denn ich wüßte nicht wo ich dich unterbringen sollte.« (WA IV.20,320f.) – Drei Tage später berichtet er ihr: »Da das Übel einmal seyn sollte, so ist es mir tröstlich, den geheimen Hofrath Starke in der Nähe zu haben, welcher mir große Sorgfalt beweist. Der Hauptfehler war, daß ich in den letzten vier Wochen, da ich das Übel kommen sah, nicht öfters kleine Dosen Carlsbader Salz oder dergleichen genommen habe. Man macht sich freylich, insofern es nur einigermaßen möglich, bald von aller Arzney los.« (WA IV.20,323)

144 Am 4.8.1809 schreibt er ihr: »Auch könntest du mir, je eher je lieber, durch Gottschalk die Badewanne herübertransportiren lassen, der mir sie schon einmal gebracht hat. Zugleich wünsche ich aber die Apothekerwaren, die in meinem Acten Schranke stehen, im Schächtelchen und in den kleinen Gläsern.« (WA IV.21,23)

145 Im Tagebuch heißt es am 27.10.1809: »Litt an einem dicken Backen.« (WA III.4,73)

146 Riemer schreibt in einem Brief vom Dezember 1809: »Mit Goethes Gesundheit wackelt es wieder. Er hat vorigen Montag einen heftigen Anfall von seinen alten Krämpfen gehabt, wovon er sich freilich gleich den andern Tag insoweit erholt fand, daß er bei dem schönen Wetter eine halbe Stunde in seinem sonnigen Garten spazierte. Aber es retardiert ihn doch in seinen Arbeiten.« (Bo 2,450)

the sei »gefährlich mit Blutspeien« (Bo 2,455) krank gewesen. Diese Hämoptoe kann natürlich durch die Bronchitis bedingt sein, es wäre aber denkbar, wenn auch sehr unwahrscheinlich, daß sich hier eine späte Folge der Lungentuberkulose, etwa durch Arrosion eines Gefäßes, bemerkbar macht. Allerdings können die über Jahrzehnte hinweg besonders in den Wintermonaten rezidivierenden Bronchitiden – von Goethe meist als »Katarrh« bezeichnet – durchaus in Zusammenhang mit Goethes schwerer Jugenderkrankung gesehen werden. Jedoch finden sich in all diesen Jahren keine hinreichend überzeugenden Hinweise auf ein Rezidiv oder ein Spätsymptom der Lungentuberkulose. Erst im höchsten Alter, im Jahr 1830, wird Goethe Symptome zeigen, die als Folge der Tuberkulose gedeutet werden können, obgleich auch dann eine andere Diagnose wahrscheinlicher ist.

Die folgenden Monate kann Goethe in zufriedenstellendem Gesundheitszustand verbringen. Im Frühjahr 1810 geht er für längere Zeit wieder zum Arbeiten nach Jena. In einem Brief vom 17.4.1810 an seine Frau beklagt er sich über das seiner Meinung nach schlechte Essen und bittet sie, ihm regelmäßig etwas Gutes zu schicken: »Unsere Geschäfte gehen hier sehr gut; nur bringt mich leider das Essen beynahe zur Verzweiflung. Ich übertreibe nicht, wenn ich sage, daß ich vier fünf Tage blos von Cervelatwurst Brodt und rothem Wein gelebt. Auch sehe ich unter den hiesigen Umständen gar keine Rettung und wäre, weil es mir zuletzt doch schädlich werden muß, schon wieder hinübergefahren, wenn es unser Geschäft nur einigermaßen zuließe. Ich bitte dich also aufs allerinständigste, mir mit jedem Boten-Tage etwas Gutes Gebratenes, einen Schöpsenbraten, einen Kapaun, ja einen Truthahn zu schicken, es mag kosten was es will, damit wir nur zum Frühstück, zum Abendessen, und wenn es zu Mittag gar zu schlecht ist, irgend etwas haben was sich nicht vom Schweine herschreibt. Ich mag dir nicht sagen, wie verdrießlich und ärgerlich ich die Zeit her gewesen bin, wenn ich mit einem übertriebenen und ganz unschicklichen Aufwand entweder hungern oder etwas genießen mußte was mir offenbar schädlich war.« (WA IV.21,232)

Ch. v. Stein berichtet aus der Zeit, daß Goethe beim Tanzen schwindelig geworden und gestürzt sei.[147] Veil (114,42) faßt diesen Schwindelanfall – wenn es denn überhaupt einer war – bereits als Symptom von Hypertonie und Arteriosklerose auf, die sich beide in der Folgezeit allerdings tatsächlich mit hinlänglicher Sicherheit nachweisen

147 Sie schreibt am 27.4.1810 an ihren Sohn Fritz: »Goethe hält sich schon lange in Jena auf, schreibt mir nicht ein Wort, aber er ist wohl, hat sogar in Drakendorf bei Ziegesars getanzt – wurde aber schwindlig, fiel hin; es hat ihn aber nichts geschadet. Es ist schade, daß eine so ausgezeichnete Natur nicht immer jung bleiben kann.« (Bo 2,472)

lassen. Goethe fühlt sich jedenfalls in diesen Wochen in mehrerlei Hinsicht nicht wohl und sehnt sich schon der Kur in Karlsbad entgegen, die er diesmal nicht ausfallen lassen möchte.

Einen bemerkenswerten Brief schreibt er am 27.4.1810 an Ch. v. Schiller: »Wir haben diese Zeit her ganz eigentlich gemühet, getrieben das was gethan seyn mußte und weiter keine Freude daran gehabt als daß es gethan war. So gingen die schönen und mitunter sehr schönen Tage hin, ohne innere Belohnung und ohne Hoffnung einer äußern. – Dabey zeigte sich noch etwas sehr Bedenkliches, was aber, wie mich däucht, blos durch eine einsam-krittliche Hypochondrie erzeugt wird. Mir erschienen nämlich nicht allein das Publicum, sondern auch Gönner, Freunde, Freundinnen, selbst die nächsten, immer unter jener Gestalt des Tyrannen, der den Becher so lange in den Strudel wirft bis der arme Taucher zugleich mit dem Becher ausbleibt. – Da ich mir ein so kühnes Gleichniß erlaubt habe; so verzeihen Sie mir gewiß, wenn ich nur weniges hinzufüge. Was zunächst hier zu thun ist, beschäftigt uns noch einige Wochen; dann will ich möglichst eilen, nach Carlsbad zu kommen, weil mein jetziger leidlich behaglicher Zustand doch nur ein Scheinwesen ist, das ehe man sich's versieht, in eine sehr unerfreuliche Wirklichkeit umschlagen kann. – Indessen muß ich nothwendig noch einmal meine Weimarischen Lieben besuchen und sehen: denn ich finde höchst nöthig mich von gewissen hypochondrischen Einflüssen zu befreyen. Denken Sie einmal, daß mir seit einiger Zeit nichts mehr Vergnügen macht, als Gedichte zu schreiben, die man nicht vorlesen kann! Das ist denn doch, wenn man's genau besieht, ein pathologischer Zustand, von dem man sich je eher je lieber befreyen soll. Leben Sie recht wohl, gedenken und verzeihen Sie.« (WA IV.21,248f.) Aus Goethes Tagebuchnotizen geht hervor, daß in dieser Zeit sein Stanzengedicht *Das Tagebuch* (WA I.5.2,345ff.) entsteht, worin eine funktionelle Impotenz thematisiert wird. Bei aller Problematik, die ein Schluß von der Dichtung auf das Leben impliziert – Goethes Brief an den Herzog einige Tage später verweist eine solche Vermutung nicht völlig ins Reich der Spekulation; es heißt hier: »Ich brachte den Abend zu, mehrere Blätter mit der Schilderung meines Zustandes zu füllen, heute Morgen als sie der Bote abhohlen will kann ich sie nicht wegsenden. Unsre heimlichen Lasten, geheime Gebrechen, stillen Leiden nehmen sich auf dem Papiere nicht ergötzlich aus und warum soll ich nicht lieber, wie so vieles andre auch die Erlaubnis grade von hier in's Carlsbad gehen zu dürfen ganz allein Ihrer Güte und Nachsicht verdancken.« (WA IV.21, 276)

Tatsächlich reist Goethe, entgegen seiner Ankündigung im Brief an Ch. v. Schiller, von Jena aus direkt zur Kur nach Karlsbad und Teplitz, ohne vorher noch mit Christiane zusammenzutreffen. In Karlsbad erleidet er mehrere Anfälle, weshalb er diesen Ort verläßt und nach Teplitz weiterreist, wo sich auch der Herzog aufhält. Am 20.8.1810 schreibt er seiner Frau: »Die Bäder bekommen mir noch sehr wohl und ich vermuthe fast, daß mich Töplitz künftig von Carlsbad abziehen wird: denn da ich dort von meinen Übeln nicht ganz frey geblieben bin; so hat sich der unbedingte Glaube und die Sicherheit etwas vermindert.« (WA IV.21,372) Er kehrt, Vulpius zufolge, »kerngesund« (Bo 2,492) nach Weimar zurück und ist, wie Riemer berichtet, »bester Laune« (Bo 2,493). Seine Gesundheit bleibt den Winter über stabil. Trotz der negativen Erfahrung vom Vorjahr und entgegen seiner im eben zitierten Brief geäußerten Vermutung fährt er auch 1811 wieder zur Kur nach Karlsbad, wo er zeitweise zum ersten und einzigen Mal mit Christiane verweilt und wovon er diesmal wieder zufrieden zurückkommt. Ohne besondere gesundheitliche Störungen kann er an seiner Autobiographie *Dichtung und Wahrheit* arbeiten, die stetig voranschreitet. Auch den folgenden Winter werden keine größeren gesundheitlichen Beschwerden berichtet. 1812 kurt Goethe wieder in Karlsbad, für einige Jahre vorerst zum letzten Mal. Nach fast drei Jahrzehnten sieht ihn hier F. L. Stolberg erstmals wieder und schreibt am 12.6.1812 seinem Bruder: »Nachmittags kam Goethe zu uns. Da ich ihn in 28 Jahren nicht gesehen hatte, fand ich ihn sehr verändert. Er, der so schlank und blaß war, ist dick und rot, sieht sehr gesund aus.« (Bo 2,561) Goethes gerötetes Gesicht weist wohl weniger auf seine gute Gesundheit hin als vielmehr auf Hypertonie oder Polyglobulie, vielleicht auch auf beides, wofür in späteren Jahren noch deutlichere Hinweise zu finden sein werden. Einen weniger günstigen Eindruck erhält W. v. Humboldt, der am 15.6.1812, also nur drei Tage später, an seine Frau schreibt: »Auch in Goethen spürt man das Alter sehr. Nicht im Geistigen. Er ist noch ebenso munter, so rüstig, so leicht beweglich zu Scherz und Schimpf, in welch letzterem er sich gegen die neuen Sekten, besonders die christ-katholische, mit großem Wohlbehagen ergeht. Allein man sieht, daß er oft an seinen Körper erinnert wird. Mitten in Gesprächen, auch die ihn interessieren, unterbricht er, geht hinaus, ist sichtbar angegriffen. Gestern machte ich einen langen Spaziergang mit ihm, aber er mußte sich alle paar tausend Schritte setzen und ausruhen.« (Bo 2,562)

Am 26. Juni erleidet Goethe wieder, wie seinem Tagebuch und einem Brief an Ch. v. Stein zu entnehmen ist,[148] eine heftige Kolik, von

148 Im Tagebuch heißt es in diesen Tagen: 26.6.: »Nach Tische Andeutung meines Übels. Spatzieren gefahren. Ausbruch des Übels und böse Nacht.« – 27.6.: »Den Tag im Bette zugebracht.« – 28.6.: »Ziemliche Reconvalescenz.« (WA III.4,298)

deren Folgen er sich nur langsam erholt.[149] In diesen Monaten kehren resignative Äußerungen über seinen Gesundheitszustand immer wieder; so schreibt er am 24.11.1812 an die Hofdame der österreichischen Kaiserin, auf den letzten Anfall im Sommer zurückblickend: »Ich befinde mich so wohl als ich's verlangen kann, habe seit jener Zeit an keinem entschiedenen Übel gelitten und schicke mich, wie billig, in das, was die Jahre nicht mehr bringen sondern nehmen.« (WA IV.23, 166)

Die schwere Kolik vom Sommer 1812 scheint allerdings Goethes letzter derartiger Anfall gewesen zu sein; jedenfalls läßt sich für die beiden nächsten Jahrzehnte, die Goethe noch leben wird, kein einziger mehr nachweisen. Ein solcher Verlauf bei Nephrolithiasis ist durchaus nicht ungewöhnlich; da Goethe aber seine Ernährungsgewohnheiten und Lebensweise kaum geändert hat, doch erstaunlich.

In diesen Jahren bereitet Goethe die politische Situation in größerem Ausmaß Sorgen, als er sich dies wohl anmerken läßt. Napoleons Herrschaft neigt sich dem Ende zu, der in Deutschland in Zusammenhang mit den Befreiungskriegen auftretende Nationalismus ist ihm verdächtig, und so geht es ihm vorwiegend darum, seine Arbeit vorwärtszubringen. Er tut dies mit bewundernswerter Energie, und es grenzt geradezu an ein Wunder, wenn man bedenkt, wie viele Werke der an so vielen Gebrechen leidende, nun schon weit über 60jährige Mann noch bis zu seinem Tod schaffen wird.

Im November 1812 teilt ihm Zelter in einem langen Brief den Selbstmord des Stiefsohns mit. Goethe antwortet am 3.12.1812, redet seinen Berliner Freund erstmals mit »Du« an und spricht, wegen seiner Autobiographie mit der *Werther*-Zeit beschäftigt, in seltener Offenheit von sich, so daß mit einem Mal wieder deutlich wird, wie sehr viele seiner sonst gezeigten Verhaltensweisen auf bewußter Fassade und Abwehr beruhen: »Dein Brief, mein geliebter Freund, der mir das große Unheil meldet, welches deinem Hause widerfahren, hat mich sehr gedrückt, ja gebeugt, denn er traf mich in sehr ernsten Betrachtungen über das Leben, und ich habe mich nur an dir selbst wieder aufgerichtet. Du hast dich auf dem schwarzen Probirstein des Todes als ein ächtes, geläutertes Gold aufgestrichen. Wie herrlich ist ein Charakter, wenn er so von Geist und Seele durchdrungen ist, und wie schön muß ein Talent seyn, das auf einem solchen Grunde ruht! – Über die That oder Unthat selbst weiß ich nichts zu sagen. Wenn das

149 Am 13.8.1812 schreibt er an Ch. v. Stein: »Unversehens trat mein altes Übel mit solcher Gewalt hervor, daß ich mehr als billig ist gelitten habe. Ich brachte vierzehn Tage zu, um mich einigermaßen zu erholen ...« (WA IV.23757)

taedium vitae den Menschen ergreift, so ist er nur zu bedauern, nicht zu schelten. Daß alle Symptome dieser wunderlichen, so natürlichen als unnatürlichen Krankheit auch einmal mein Innerstes durchrast haben, daran läßt Werther wohl niemand zweifeln. Ich weiß recht gut, was es mich für Entschlüsse und Anstrengungen kostete, damals den Wellen des Todes zu entkommen, sowie ich mich aus manchem spätern Schiffbruch auch mühsam rettete und mühselig erholte. Und so sind nun alle die Schiffer- und Fischergeschichten. Man gewinnt nach dem nächtlichen Sturm das Ufer wieder, der Durchnetzte trocknet sich, und den andern Morgen, wenn die herrliche Sonne auf den glänzenden Wogen abermals hervortritt, hat das Meer schon wieder Appetit zu Feigen. – Wenn man sieht, wie die Welt überhaupt und besonders die junge, nicht allein ihren Lüsten und Leidenschaften hingegeben ist, sondern wie zugleich das Höhere und Bessere an ihnen durch die ernsten Thorheiten der Zeit verschoben und verfratzt wird, so daß ihnen alles, was zur Seligkeit führen sollte, zur Verdammniß wird, unsäglichen äußern Drang nicht gerechnet, so wundert man sich nicht über Unthaten, durch welche der Mensch gegen sich selbst und andere wüthet. Ich getraute mir, einen neuen Werther zu schreiben, über den dem Volke die Haare noch mehr zu Berge stehn sollten als über den ersten. Laß mich noch eine Bemerkung hinzufügen. Die meisten jungen Leute, die ein Verdienst in sich fühlen, fordern mehr von sich als billig. Dazu werden sie aber durch die gigantische Umgebung gedrängt und genöthigt. Ich kenne deren ein halb Dutzend, die gewiß auch zu Grunde gehn und denen nicht zu helfen wäre, selbst wenn man sie über ihren wahren Vortheil aufklären könnte. Niemand bedenkt leicht, daß uns Vernunft und ein tapferes Wollen gegeben sind, damit wir uns nicht allein vom Bösen, sondern auch vom Übermaaß des Guten zurückhalten.« (WA IV.23,185ff.)

Im Januar 1813 leidet Goethe an einem fieberhaften Infekt, über den sich nichts Näheres ermitteln läßt. In einem Brief vom 10.1.1813 spricht er von einem »sehr unangenehmen Anfall« (WA IV.23,237), weshalb ihm der Arzt Malagawein verordnet habe, den er sich aus dem herzoglichen Keller erbittet. Um eine Nierenkolik handelt es sich offenbar nicht. Oberhoffer (81,85) vermutet einen Angina-pectoris-Anfall, ohne dafür hinreichende Belege bieten zu können. Allerdings ist es durchaus möglich, daß Goethe zu dieser Zeit, begünstigt durch die mit ziemlicher Sicherheit bestehende Hypertonie, gelegentliche stenokardische Beschwerden hat. Für mehrere Monate fährt er zur Kur nach Teplitz. Er fühlt sich wohl und scheint es wieder einmal mit der Diät nicht gar so ernst zu nehmen, wie aufgrund eines Briefes vom 6.6.1813 an seine Frau vermutet werden kann: »Das Baden bekommt mir sehr gut, auch habe ich einen guten Wein gefunden und kann alle Tage Krebse haben ...«. (WA IV.23,362) Wenige Wochen später aber behauptet er, daß er sehr wohl auf Diät achte: »Ich habe mich sehr lange nicht so gut befunden, aber freylich auch schon fünf und vierzig Mal gebadet und mich sehr diät gehalten, wozu die hiesige Küche freylich den besten Anlaß giebt.« (WA IV.23,378) Wegen der guten Wirkung läßt er sich noch von Teplitz aus Franzensbrunner Wasser nach Weimar schicken, um zu Hause weiterhin Nutzen davon zu ziehen. Im Oktober, nach der Völkerschlacht bei Leipzig, ist Goethe wieder sehr besorgt, daß die kriegerischen Ereignisse erneut auch Weimar in Mitleidenschaft ziehen könnten; es bleibt aber diesmal weitgehend verschont. Im Dezember besucht ihn der Jenaer Medizinprofessor Kieser und berichtet darüber in einem bemerkenswerten Brief vom 12.12.1813: »Um 6 Uhr ging ich zu Goethe. Ich fand ihn allein, wunderbar aufgeregt, glühend, ganz wie im Kügelgenschen Bilde. Ich war zwei Stunden bei ihm, und ich habe ihn zum ersten Male nicht ganz verstanden. Mit dem engsten konfidentiellen Zutrauen teilte er mir große Plane mit und forderte mich zur Mitwirkung auf. Ich glaubte, es sei die Zeit nach Tische; aber es gab kein Tröpfchen, und dennoch wurde er immer lebendiger ... Ich fürchtete mich beinahe vor ihm; er erschien mir, wie ich mir als Kind die goldenen Drachen der chinesischen Kaiser dachte, die nur die Majestät tragen können. Ich sah ihn nie so furchtbar heftig, gewaltig, grollend; sein Auge glühte, oft mangelten die Worte, und dann schwoll sein Gesicht, und die Augen glühten, und die ganze Gestikulation mußte dann das fehlende Wort ersetzen. Ich habe seine Worte und Plane, aber ihn selbst nicht verstanden ... Er sprach über sein Leben, seine Taten, seinen Wert mit einer Offenheit und Bestimmtheit, die ich nicht begriff.« (Bo 2,579f.) Goethes eigenartigen Zustand zu deuten, ist schwierig. Der Besucher, ein erfahrener Arzt, enthält sich auffälligerweise jeglichen Versuchs einer Interpretation. Ist Goethe schlicht betrunken gewesen? Hat es sich um eine flüchtige zerebrale Durchblutungsstörung gehandelt, in deren Folge es durchaus zu vorübergehender Verwirrtheit, Erregung und Wortfindungsstörungen kommen kann? Da keinerlei sonstige Zeugnisse vorliegen, muß die Antwort offen bleiben.

Liebe, Entsagung, Verlust (1814 – 1816)

Die letzten Tage des Jahres 1813 ist Goethe krank.[150] An Silvester läßt er deshalb den »Hofmedicus« Stark rufen; es handelt sich dabei um den Neffen des ihn in früheren Jahren häufig behandelnden Arztes Stark, der 1811 gestorben war. Auch Kieser wird im Tagebuch erwähnt. Um welche Krankheit es sich handelt, läßt sich nicht ermitteln. Aus einem im Konzept erhaltenen Brief an den Herzog, geschrieben am Neujahrstag 1814,[151] geht nur der Rat der Ärzte hervor, sich einige Tage zu pflegen. Da Goethe dieses Frühjahr zunächst zur Kur nach Berka fährt, dessen Bäder schwefelhaltige Quellen enthalten, läßt sich vermuten, daß es sich um rheumatische Beschwerden gehandelt hat. Auch ein Brief an Meyer vom 7.3.1814 legt dies nahe: »Ich habe mich diesen Winter sehr wohl befunden, und um dem geringen gichtischen Wesen, das mir manchmal durch die Glieder fährt, zu steuern, halte ich das Berkaische Bad für hinlänglich; und allenfalls könnte ich mich ja, gegen den Herbst, noch einige Wochen nach Böhmen wenden.« (WA IV.24,183) Dazu kommt es aber nicht. Nach der Kur in Berka, über die er sich sehr zufrieden äußert, ist er längere Zeit in Zweifel, wohin er sich zur erneuten Kur wenden soll. An Cotta schreibt er am 19.7.1814: »Ich bereite mich in ein Bad zu reisen, und bin noch zweifelhaft wohin. Die Ärzte sind nicht einig unter sich, und ich nicht mit mir selbst ...«. (WA IV.24,321) Eine Woche später reist er dann nach Wiesbaden, wo er sich sechs Wochen aufhält, besucht in seiner Heimat alte Freunde und kommt dabei auch wieder in seine Geburtsstadt Frankfurt, die er seit 17 Jahren nicht mehr gesehen hat. Er wohnt dort bei seiner Schwägerin, der Schwester Schlossers, des Mannes seiner früh verstorbenen Schwester Cornelia. In einem Dankschreiben vom 30.12.1814 für die gastfreundliche Aufnahme erklärt er, warum er so lang nicht in seine Heimatstadt gekommen ist: »... so muß ich denn vor allem bekennen, daß ich Frankfurt seit einigen Jahren fürchtete und vermied, weil ich meine Mutter daselbst vermissen würde, ohne welche ich mir diese Stadt niemals gedacht hatte.« (WA IV.25,124) Auch über den Erfolg der Wiesbadener Kur ist er sehr zufrieden. Regelmäßig vermerkt er in seinem Tagebuch, daß er Schwalbacher Wasser trinkt und badet. Nur am 29.8.1814, einen Tag nach

150 Am 30.12.1813 heißt es im Tagebuch: »Böser Abend und Nacht.« (WA III.5,89)

151 »Nicht die Verordnung der Ärzte mich einige Tage zu Hause zu pflegen hält mich ab Ew. Durchl. heute schuldigst aufzuwarten, sondern die Sorge daß ich an einem öffentlich festlichen Tage, in Gegenwart mehrerer Menschen, die schickliche Fassung nicht finden möchte um meinen gebührenden Dank ohne scheinbare Übertreibung abzustatten.« (WA IV.24,79)

seinem 65. Geburtstag, heißt es: »Nicht wohl. Im Bette geblieben ... Zeitig zu Bette.« (WA III.5,128) Am gleichen Tag schreibt er an seinen Sohn: »Da mir das Bad sehr wohl thut und das Land so schön als bedeutend ist werde ich übers Jahr wohl wiederkommen.« (WA IV.25,25)

Es ist eine produktive Zeit. Viele Gedichte des *West-Östlichen Divan* entstehen. Am 4. August trifft Goethe erstmals die 1784 geborene Marianne Jung, die im Haus des Frankfurter Kaufmanns Willemer lebt, der sie als 16jähriges Waisenkind bei sich aufgenommen hatte. Noch ist nichts zu merken von der tiefen Leidenschaft, die er ihr gegenüber im nächsten Jahr entwickeln wird. Trotzdem fällt auf, daß Willemer während einer kurzfristigen Abwesenheit Goethes ohne Frist und ohne Aufgebot, also ziemlich überstürzt, Marianne heiratet; es ist seine dritte Ehe. Ob er wohl gewisse Befürchtungen hatte?

Karoline von Humboldt sieht Goethe im September in Heidelberg nach einem Jahrzehnt erstmals wieder und berichtet ihrem Mann: »Er sieht sehr wohl aus; ich finde ihn in den zehn Jahren, wo ich ihn nicht sah, kaum gealtert.« (Bo 2,614)

Goethes stabiler Gesundheitszustand hält bis in das Frühjahr 1815 an, wo er wieder einen Katarrh und rheumatische Beschwerden bekommt, die ihm tagelang sehr zusetzen.[152] Er nimmt längere Zeit in hohen Dosen Bilsenkraut und erfährt typische Nebenwirkungen; in einem Brief vom 22.3.1815 spricht er von seinem »durch Hyoscyamus gar sehr umnebelten Gedächtniß« (WA IV.25,237), etwas später heißt es, daß sein »Geist ... mit rheumatischen Nebeln umhüllt ist« (WA IV.25, 244), und in einem weiteren Brief gar, »daß mir der Kopf nicht auf dem rechten Fleck steht« (WA IV.25,246). Er bittet um »Verzeihung meiner catharralischen Hypochondrie« (WA IV.25,247) und beklagt sich noch am 15.4.1815, daß er eine »fatale Heiserkeit ... nicht ganz loswerden« (WA IV.25,264) kann. Sorgen bereitet ihm auch der Gesundheitszustand seiner Frau, die im Januar und Februar 1815 todkrank ist und sich nur allmählich wieder erholt.[153]

152 Aus dem Tagebuch: 6.3.: »Böser Katharr.« – 11.3.: »Nachmittag wegen Übelbefindens in das hintere Zimmer.« – 12.3.: »Den Tag über in meiner Stube geblieben.« – 22.3.: »Dauerte der Catharr gewaltsam fort.« – 27.3.: »Im Bett geblieben.« – So auch die nächsten beiden Tage. (WA III.5,152f.)

153 Riemer schreibt in einem Brief aus jenen Tagen recht geschmacklos: »Der Schlag oder eine Art von Schlag im Wagen hat seine Richtigkeit, wiewohl die Dame das selbst nicht weiß. Unterdes ist alles wieder gut, und es sind schon Supplikationen angestellt worden oder vielmehr herumgeschickt, Visitenkarten mit der Inschrift: »Für genommenen Anteil höchlich dankbar.« Das Gegenteil wäre für ihn vielleicht gut gewesen, für uns andre gewiß.« (Bo 2,623) – Ch. v. Schiller berichtet am 8.2.1815 über Christianes Leiden: »Der arme Geheime Rat Goethe hat jetzt viel Not. In der Nacht von Sonnabend, den 4., auf den Sonntag war die Frau einige Stunden (fast) tot, und Huschke hat dem

Ende Mai 1815 befindet sich Goethe wieder zur Kur in Wiesbaden. Er trinkt zunächst Schwalbacher Wasser und wechselt dann zeitweise zu Weilbacher Wasser mit Milch, was ebenso wie das regelmäßige Baden genau im Tagebuch vermerkt wird. Mehrmals beklagt er sich über rheumatische Beschwerden vor allem in der linken Schulter und im linken Arm.[154] Sein Unbehagen wird noch verstärkt durch eine Erkrankung seines Dieners, wodurch er gezwungen ist, einige tägliche Verrichtungen, die sonst dessen Aufgabe sind, selbst auszuführen. Am 17.7.1815 schreibt er: »Auch die Übel sind nicht ohne Vortheil geblieben; denn ich habe gelernt daß man bey meiner Taille, mit Rheumatismus in der Schulter doch noch, wenn's Noth thut, enge seidne Strümpfe selbst anziehen kann.« (WA IV.26,42) Nach der Kur in Wiesbaden hält er sich noch einige Wochen in Frankfurt, Heidelberg und Umgebung auf, ist oft täglich mit Marianne Willemer zusammen, entbrennt in heftiger Liebe zu ihr, wobei nur gemutmaßt werden kann, wie eng die Beziehung wird. Goethe und Marianne geloben sich, stets bei Vollmond einander zu gedenken. Briefe werden noch bis zu Goethes Tod gewechselt. Marianne läßt von ihren Briefen Abschriften machen und vernichtet die Originale, die sie sich Anfang 1832 von Goethe zurückerbittet.[155] Die beiden werden sich nach ihrer letzten Begegnung in Heidelberg am 26. September nie wieder sehen. Marianne leidet in den folgenden Jahren immer wieder an depressiven Zuständen, über die sich Willemer in Briefen an Goethe besorgt äußert. Er wird mit seiner Frau nicht glücklich, und es scheint, daß er den Grund dafür in deren Liebe zu Goethe sieht, dem er schließlich öfters eine gemeinsame Reise vorschlägt und in vorsichtigen Worten andeutet, daß er bereit wäre, seine Frau Goethe zu überlassen.[156]

Sohn in Vertrauen eröffnet, sie könnte nicht leben. Doch hat es sich gebessert. Aber der Anfall von Krampf kann immer bei jeden Veranlassungen wiederkommen. Ich fürchte für ihn. Er kann das widerliche Leiden des Lebens nicht ertragen, ohne angegriffen zu werden, und viel Kräfte hat er nicht mehr. Ein guter Schutzgeist walte über unsern Freund!« (Bo 2,624) Es könnte sich also um epileptische Anfälle gehandelt haben.

154 Am 17.6.1815 heißt es in einem Brief: »Um von mir zu reden, waren die ersten vierzehn Tage sehr erwünscht und angenehm, nun brechen aber die Übel, denen zu entgehen ich die Reise hierher machte, sehr fatal auf mich los, die gichtischen Schmerzen nehmen zu, daß ich den linken Arm kaum bewegen kann, und ich soll das Douchebad brauchen, das mir ganz zuwider ist. Der Arzt versichert aber das sey alles ganz vortrefflich, man müsse nur aushalten. Dieß ist nun keineswegs meine Absicht ...« (WA IV.26,16)

155 Niemand weiß, ob die Abschriften wortgetreu und ohne Auslassungen sind.

156 Oder wie sonst ist etwa folgende Stelle in einem Brief vom 2.11.1828 zu verstehen, überschrieben mit »Ein schöner Traum«: »Meine Frau ist ein Engel ohne Flügel in ihrem Hauswesen, aber ein Engel mit Flügel, wenn sie reist. Daß wir doch eine solche Reise zusammen machen könnten, Sie und Mariane in einer leichten Chaise und Ihr

Goethes Erschütterung nach dem Abschied von Marianne dringt noch durch die ironische Verkleidung, die er in einem Brief an Willemers Tochter aus erster Ehe vom 27.9.1815 gebraucht: »In Hoffnung daß Sie den theuren Freunden alles getreulich ausrichten werden, wovon ich nicht den tausendsten Theil auszusprechen im Stande bin, schreib ich, liebe Rosette, diesen Brief. Da ich denn gleich, wie bisher, mich in die Poesie flüchten und ausrufen muß: Wo war das Pergament? der Griffel wo? / Die alles faßten; doch so war's – ja so! – Nachdem uns denn die Freunde verlassen hatten, fingen die bisher nur drohenden Übel an förmlich auszubrechen, es entstand ein Brustweh, das sich fast in Herzweh verwandelt hätte, natürliche Folge der Heidelberger Zugluft und veränderlichen Schloßtemperatur, worüber mir unberufen und ungefragt Herr Dr. Nägeli [ein Heidelberger Medizinprofessor] die genauste Auskunft gab, so daß ich, mit einiger Resignation die gegenwärtigen, mit einiger Vorsicht die künftigen Gebrechen in lauter Heil und Glück umwandlen könnte. Inwiefern es gelingt kann ich vielleicht zukünftig vertrauen. – Aus dem Niedergeschriebnen aber ist ersichtlich daß ich mit grundgelehrten Leuten umgehe, welche sich zwar an dem was uns mit äusseren Sinnen zu fassen erlaubt ist gerne ergötzen, zugleich aber behaupten daß hinter jenen Annehmlichkeiten sich noch ein tieferer Sinn verstecke; woraus ich, vielleicht zu voreilig schließe, daß man am besten thäte etwas ganz unverständliches zu schreiben, damit erst Freunde und Liebende einen wahren Sinn hineinzulegen völlige Freyheit hätten.« (WA IV.26,83f.) Sulpiz Boisserée ist in diesen Tagen bei Goethe und findet ihn seltsam verändert. Am 6. und 7. Oktober notiert er in sein Tagebuch: »Goethe will plötzlich fort; sagte mir: ›Ich mache mein Testament.‹ Wir bereden ihn mit großer Mühe, noch einen Tag auszuruhen und übermorgen zu reisen. Er fürchtet den Herzog. Er ist sehr angegriffen, hat nicht gut geschlafen. Muß flüchten. – Morgens ganz früh Goethe unruhig – fürchtet eine Krankheit, will schon zu Mittag fort. Ich biete mich zum Begleiter an, und bereite mich vor, ihm nach Weimar zu folgen. Trauriger, schwerer Abschied.« (nämlich von Heidelberg; zitiert nach 59,651)

Wieder in Weimar angekommen, läßt Goethe sein aufgewühltes Innere selbst engen Vertrauten nicht erkennen und flüchtet sich in die Arbeit.[157] In den folgenden Wintermonaten fühlt er sich mehrmals

Bedienter mit 3 Pferden, ich und mein Bedienter mit 2 Pferden; aber ich erwache, und ... Doch zur Verwirklichung meines Traums ist nur eins erforderlich: Ihre Beistimmung.« (118,203)

157 Meyer schreibt am 29.10.1815 an Hufeland: »Goethe ist vor etwa vierzehn Tagen vom Rheine zurückgekommen, so munter, froh und wohl, wie ich seit zehn und mehr

unwohl, eine ernsthaftere Erkrankung bricht aber erst wieder im April 1816 aus. In einem späteren Brief spricht er davon, daß er am 2. April »von einem wunderlichen, nicht gefährlichen, aber doch starken rheumatischen Übel befallen [wurde], daß ich mich zu Bette legen mußte.« (WA IV.27,5) Es scheint sich um einen fieberhaften Infekt gehandelt zu haben, der schließlich auch das linke Auge in Mitleidenschaft zieht. Vermutlich ist es zu einer Konjunktivitis, vielleicht auch zusätzlich zu einer Lidschwellung gekommen, da es in einem Brief vom 8.4.1816 heißt: »Indem ich so eben mich hinsetze, ... spüre ich, daß der böse Dämon, der mich verfolgt, zuletzt sich in's linke Auge geworfen und dasselbe unbrauchbar gemacht hat, woraus er denn durch medicinische und chirurgische Beschwörung zu vertreiben seyn wird.« (WA IV.26,334) Ch. v. Stein weiß am nächsten Tag zu berichten, daß Goethe »durch eine große Menge Blutigel, spanische Fliegen usw. erzwungen« (Bo 2,647) habe, an einer Hofzeremonie teilnehmen zu können.

Anfang Juni liegt Goethes Frau im Sterben. Es wird von Anfällen berichtet, die Goethes Tagebuch vom 3.6.1816 zufolge auch die Köchin zeigt, was die Vermutung nahelegt, daß in seinem Haus eine Infektion umging, die bei Christiane und der Köchin vielleicht zu einer Meningitis oder Meningoenzephalitis, bei ihm selbst nur zu einem »plötzlichen heftigen Fieberanfall«, wie er am nächsten Tag notiert (WA III.5,239), geführt hat.[158] Vermutlich tritt bei Christiane eine Serie von epileptischen Anfällen, zuletzt wohl ein Status epilepticus auf, denn in einem Bulletin vom 6.6.1816, das auf einer Kondolenzliste steht, die Goethe hat auslegen lassen, heißt es: »Die Frau Geheimerätin liegt noch immer äußerst schwach, besinnungslos, von fürchterlichsten Krämpfen gefoltert darnieder, wahrscheinlich ist ihre Auflösung nicht mehr fern.« (Gespr II,1142) Aus den zeitgenössischen

Jahren ihn nicht gesehen. Er ist vielfach tätig, welches eben ein guter Beweis seines völligen Wohlbefindens ist.« (Bo 2,640)

158 Aus Goethes Tagebuch seien einige Stellen zitiert: 29.5.: »Gefährlicher Zustand meiner Frau.« – 31.5.: »Rückfall meiner Frau.« – 1.6.: »Gefährliches Befinden meiner Frau während der Nacht.« – 2.6.: »Verschlimmerter Zustand meiner Frau.« – 3.6.: »Eine unruhige sorgenvolle Nacht verlebt. Die Köchin dieselben Anfälle, zu Bette. Frau von Heygendorf bey meiner Frau, die noch immer in der größten Gefahr.« – 4.6.: »Meine Frau noch immer in äußerster Gefahr ... Plötzlicher heftiger Fieberanfall. Ich mußte mich zu Bett legen.« – 5.6.: »Den ganzen Tag im Bett zugebracht. Meine Frau in äußerster Gefahr ... Mein Sohn Helfer, Rathgeber, ja einziger haltbarer Punct in dieser Verwirrung.« – 6.6.: »Gut geschlafen und viel besser. Nahes Ende meiner Frau. Letzter fürchterlicher Kampf ihrer Natur. Sie verschied gegen Mittag. Leere und Todtenstille in und außer mir.« – 7.6.: »Nicht besonders geschlafen. Zahlreiche Condolenzen. Außer Bett.« (WA III.5,236ff.)

Berichten über Christianes Sterben – der Tod tritt am Mittag dieses 6. Juni ein – spricht tiefe Bestürzung und Betroffenheit. Sie habe »unendlich gelitten«, schreibt Ch. v. Schiller (Bo 2,650); Christianes Bruder spricht von »Blutkrämpfen der schrecklichsten Art« (Bo 2,651); Johanna Schopenhauer meint gar, »der Tod der armen Goethe ist der furchtbarste, den ich je nennen hörte.« (Bo 2,652) Riemer schreibt am 9.6.1816: »Der Tod gleicht alles aus, und so müssen wir mit Anteil und Bedauern gestehen, daß es ein hartes und schreckliches Ende war, welches die Frau genommen; ob man gleich voraussehen konnte, daß es über kurz oder lang so kommen müßte. Das Detail weiß Goethe selbst schwerlich so wie wir, und zu seinem Glücke bleibe es ihm ferner verhüllt. Bei seiner Art zu sein und zu leben wird er sie nur zu oft vermissen. Ob er gleich gefaßt erscheint und von allem andern spricht, so überfällt ihn doch mitten unter anderm der Schmerz, dessen Tränen er umsonst zurückzudrängen strebt. Die Einsamkeit wird immer größer werden, sobald der Sohn erst wieder seinen Geschäften und – Vergnügungen nachgeht.« (Bo 2,650)

Den zeitgenössischen Berichten zufolge scheint Goethe seine Frau in deren letzten Tagen nicht mehr gesehen zu haben, obwohl sie doch nur wenige Zimmer entfernt war.[159] An ihrem Todestag notiert er ins Tagebuch: »Leere und Todtenstille in und außer mir.« (WA III.5,239) Er dichtet einen Vierzeiler, den er – durchaus ungewöhnlich für ihn bei Versen intim-persönlichen Inhalts – 1827 unter dem Datum des Todestages seiner Frau mit der Erläuterung »Grabschrift: der Gatte der Gattin« (WA I.4,84) veröffentlicht:

»Du versuchst, o Sonne, vergebens
Durch die düstren Wolken zu scheinen!
Der ganze Gewinn meines Lebens
Ist ihren Verlust zu beweinen.« (WA I.4,61)

An Sulpiz Boisserée schreibt er am 24.6.1816: »Leugnen will ich Ihnen nicht, und warum sollte man großthun, daß mein Zustand an die Verzweiflung gränzt ...«. (WA IV.27,63) Über zwei Wochen verläßt er sein Haus nicht, und als erste besucht er dann Johanna Schopenhauer, die zehn Jahre zuvor geholfen hat, Christiane in die Weimarer Gesellschaft einzuführen. Sie schreibt am 26.6.1816: »Seit dem Tode seiner Frau habe ich ihn heute zum erstenmal gesehen, denn es ist seine Art,

159 Johanna Schopenhauer schreibt in einem Brief vom 25.6.1816, aus dem bereits der obige Satz zitiert wurde: »Allein, unter den Händen fühlloser Krankenwärterinnen, ist sie, fast ohne Pflege, gestorben. Keine freundliche Hand hat ihr die Augen zugedrückt. Ihr eigner Sohn ist nicht zu bewegen gewesen, zu ihr zu gehn, und Goethe selbst wagte es nicht.« (Bo 2,652) – Ähnliche Berichte existieren auch von anderen.

jeden Schmerz ganz in der Stille austoben zu lassen und sich seinen Freunden erst wieder in völliger Fassung zu zeigen; er scheint mir recht im innersten Gemüt niedergeschlagen.« (Bo 2,652)

Nach längerem Zögern, wohin er sich dieses Jahr zur Kur wenden soll, bricht Goethe zusammen mit Meyer am 20. Juli nach Wiesbaden auf. Der Reisewagen stürzt jedoch kurz nach dem Verlassen Weimars um, da die hintere Achse zerbricht, wie im Tagebuch (WA III.5,255) genau verzeichnet wird. Goethe zieht sich zwar im Gegensatz zu seinem Freund keine nennenswerte Verletzung zu, verzichtet aber nun auf die Ausführung seines Plans und geht zur Kur nach Tennstedt. An Zelter schreibt er am 22.7.1816: »Ich sehne mich unsäglich in's Wasser, und zwar dießmal in Schwefelwasser, denn weder Gelenke noch Haut wollen mehr dem Willen gehorchen und spielen ihr eignes unbequemes Spiel ... – ... ich habe mich daher, um den besten Monat nicht zu verlieren, ganz kurz entschlossen nach Tennstedt zu gehen. Hofmedicus Rehbein, der diese Wasser genau kennt, bestärkte mich darin und verspricht mir die beste Wirkung.« (WA IV.27,119 u. 121) Er badet regelmäßig und trinkt Schwalbacher, Eger und Schwefelwasser, was er wieder genau im Tagebuch vermerkt. Trotz teilweise schlechten Wetters fühlt er sich sehr wohl. Seinem Sohn berichtet er am 5.8. 1816 über erste Erfolge: »Das Frisel[160] am rechten Arm, das mich schon über ein viertel Jahr quält, ist so gut wie weggezehrt. Auch in Gliedern und Gelenken fühl ich mich freyer. Doch muß man erst die zwey und zwanzig Bäder abwarten und sehen was hernach zu thun ist.« (WA IV.27,132f.) Ende August zieht er zufrieden Zwischenbilanz: »Vierzehn Tage werde ich noch hier ganz allein seyn; das Wasser leistet mir vorzüglich gute Wirkung. Freylich kann man von einem Besuche nicht fordern was ein längerer Aufenthalt wahrscheinlich gewährte.« (WA IV.27,154)

Nach seiner Rückkehr von der Kur kommt es zu einer Begegnung mit Charlotte Kestner, geb. Buff, die ihre Schwester in Weimar besucht. Goethe hat sie über vier Jahrzehnte lang nicht mehr gesehen. Er tritt höflich-korrekt, förmlich und sehr distanziert auf, so daß Frau Kestner mit einer bis in den holprigen Stil hineinwirkenden Enttäuschung ihrem Sohn schreibt: »Ich habe eine Bekanntschaft von einem alten Mann gemacht, welcher, wenn ich nicht wüßte, daß er Goethe wäre, und auch dennoch, hat er keinen angenehmen Eindruck auf mich gemacht. Du weißt, wie wenig ich mir von diesem Wiedersehen

160 Bei dem »Frisel« dürfte es sich wohl um ein Furunkel gehandelt haben. Im »Deutschen Wörterbuch« (Band 4,203) heißt es zum Stichwort »Friesel«: »febris, ein ausschlag, man unterscheidet weiszen und rothen, febris miliata und pupurata.«

oder vielmehr dieser neuen Bekanntschaft versprach. War daher sehr unbefangen. Auch tat er nach seiner steifen Art alles mögliche, um verbindlich gegen mich zu sein ... Er ist nicht wohl und geht nicht aus.« (Bo 2,662) Welche Saiten dieses Wiedersehen in Goethe zum Klingen gebracht hat, wissen wir nicht; er schweigt darüber. In seinem Tagebuch wird der Besuch nur sachlich-nüchtern erwähnt, ohne jeglichen Kommentar, der eine Gefühlsregung erkennen ließe. Aber nicht zuletzt aus seinem großen Brief an Zelter vom 3.12.1812 wird deutlich, daß die Erinnerung an die *Werther*-Zeit nicht verschüttet ist. Jetzt möchte Goethe die damaligen Gefühle nicht zum Ausbruch kommen lassen. Sieben Jahre später wird er sich aber ihrer nur mit großer Anstrengung erwehren können.

Altersjahre (1817 – 1822)

Mit dem Tod seiner Frau ergeben sich vielfältige Änderungen in Goethes nächster Umgebung. Für seinen Sohn August wird nun der Weg frei für die Heirat mit Ottilie von Pogwisch, die er schon seit mehreren Jahren kennt. Ihre Eltern haben sich, so wird vermutet, zu Lebzeiten Christianes der Heirat widersetzt, zu der es nun, nach Ablauf des Trauerjahres, im Juni 1817 kommt. Aus der Ehe gehen drei Kinder hervor: 1818 wird Walther Wolfgang geboren, 1820 Wolfgang Maximilian und 1827 als einzige Tochter Alma. Sie stirbt bereits als 17jährige, vermutlich an Typhus, während ihre beiden Brüder 67 bzw. 63 Jahre alt werden. Beide bleiben ledig, kinderlos, wechseln oft den Wohnort, kränkeln immer wieder, angeblich auch an »Nervenleiden«. Das Schicksal dieser beiden letzten direkten Nachkommen Goethes wurde oft als vermeintlicher Beweis für die auch in ihm angelegte Degeneration herangezogen. Eingehende pathographische Studien mit überzeugenden Belegen fehlen aber. Die Enkel an diesem Großvater zu messen, mußte stets zu deren Nachteil gereichen.

Goethe hat die Ehe seines Sohnes mit Ottilie gewünscht und tatkräftig mit vorbereitet. Für ihn war es nach dem Tod Christianes nicht nur wichtig, wieder eine »tüchtige Hausfrau« in sein Haus zu bekommen – wobei er allerdings, wie er bald erkennen mußte, wenig Erfolg haben sollte, da Ottilie sich nicht besonders zum Haushaltswesen verstehen wollte -; nicht weniger wichtig war ihm sicherlich, daß diese Heirat seines Sohnes mit der Tochter eines preußischen Majors und einer Gräfin den standesgemäßen Rang betonte, den er für sich und seinen Sohn beanspruchte. Die Weimarer Hofgesellschaft war zwar gern bereit, ihm selbst diesen Rang zuzuerkennen, ihm, der inzwischen, nach dem Wiener Kongreß, zum »Staatsminister« geworden war und Anspruch auf die Anrede »Exzellenz« hatte; seinem Sohn aber, dem Sprößling einer »vulgären« Mutter, nur ungern.

Die Ehe verläuft nicht harmonisch. Immer wieder leben August und Ottilie, die in den Räumen über Goethes Zimmern Wohnung nehmen, getrennt voneinander, nach außen meist getarnt durch Reisen zu Bekannten, zu Kuren und dergleichen. Ottilie spricht mehrmals davon, daß ihr eine Scheidung am liebsten wäre.[161] August lehnt dies aber ab. Er verfällt immer mehr seiner Suchtkrankheit, und Ottilie geht immer wieder Liebschaften ein, wobei sie besonders Engländer bevorzugt, die nach Weimar gekommen sind, um ihren Schwiegervater verehrend zu besuchen. 1830 stirbt August während einer Italienreise in Rom im 41. Lebensjahr; darauf wird später ausführlich einzugehen sein. Ottilie erweist sich nun als zuverlässige Pflegerin des über 80jährigen Goethe. Nach dessen Tod wird sie viele Jahrzehnte Weimar fernbleiben und erst 1872, kurz vor ihrem Ableben, zurückkehren.

Man muß Goethes häusliche Situation in den letzten anderthalb Jahrzehnten seines Lebens bedenken, um manches, zunächst vielleicht befremdlich wirkende Ereignis besser verstehen zu können. Der Heiratsplan des 74jährigen 1823 in Marienbad muß auch vor diesem Hintergrund gesehen werden. Und wie schon früher, wird er auch jetzt noch häufig viele Monate des Jahres in Jena zubringen, wohl nicht nur um ungestört seinen Arbeiten nachgehen zu können, sondern auch um den Ehestreitigkeiten einen Stockwerk höher zu entfliehen.

Im Winter 1816/17 klagt Goethe über einen wochenlang anhaltenden Katarrh und »manches andere widerliche Gebrechen« (WA IV. 27,273). Er kommt lange Zeit kaum aus dem Haus. Um welche Beschwerden es sich im einzelnen handelt, läßt sich allenfalls aus der Anwendung eines alten Volksheilmittels erschließen, das Goethe offensichtlich erst jetzt für sich entdeckt. Es ist Löwenzahnextrakt, der bei Erkrankungen der Leber, der Gallenwege, des Magen-Darm-Kanals und der Nieren angewendet wird. Goethe ist wieder einmal, wie so oft bei ihm neuen Heilmethoden, begeistert und schreibt am 13.5. 1817 an Meyer: »Ich fühle mich so wohl und verbleibe in ununterbrochener Thätigkeit und Bewegung, so daß ich mich fast selbst nicht kenne. Und diese Wunder hat der Gebrauch des Extracts des nun auf-

161 Ihrer Schwester schreibt sie am 8.8.1826: »Das einzige, was mir Frieden geben könnte, wäre, daß August sich von mir scheiden ließe und ich in einen ruhigen Winkel zöge. Dies will er nicht, und doch ist das Leben so nicht zu ertragen.« (Bo 3,220)

sprießenden Löwenzahns gethan. Eine so schnelle und glückliche Wirkung habe ich noch nicht erlebt, als dieses ganz zufällig bey günstig eintretender Gelegenheit von mir ergriffene Mittel geleistet hat. Es ist mir beinahe bange die fortschreitende Witterung möchte mir den Gebrauch allzuschnell abschneiden.« (WA IV.28,54f.)

Ende Mai 1817 berichtet er in seinem Tagebuch von einer Geschwulst am linken Fuß. In den folgenden Tagen verzeichnet er regelmäßig den Besuch der Ärzte Rehbein und Stark. Sogar der Großherzog kümmert sich darum, daß Goethe »Schnürstrümpfe« erhält. An seinen Sohn schreibt Goethe am 27.5.1817, daß er sich die Geschwulst »durch unablässiges Spazierengehen auf feuchtem Boden mag zugezogen haben« (WA IV.28,101). In einem anderen Brief vom 5.6.1817 heißt es: »Da fand sich nun ein Geschwulst am linken Fuß ein, von welchem die Ärzte sagen, ich habe Gott zu danken daß es nicht der rechte sey. Da blieb mir nun nichts übrig als mich zu gedulden. Indessen hat ein von Serenissimo höchstselbst verordneter Schnürstrumpf Wunder gethan, und wenn sich das Übel so fort und fort vermindert, so werde ich's gar bald los.« (WA IV.28,118) Worum hat es sich gehandelt: eine Blase, ein Furunkel, ein Ulcus cruris? Die angewandte Heilmethode spricht für ein Ulcus cruris varicosum. Aber warum wäre es am rechten Fuß schlimmer gewesen? Goethes Diener Stadelmann zufolge ist übrigens auch der rechte Fuß nicht ganz verschont geblieben.[162] Aus Goethes Tagebuch geht hervor, daß er seine gewohnten Tätigkeiten in dieser Zeit nicht einschränkt, sich vermutlich also nicht besonders krank fühlt. Vielleicht hat es sich wirklich nur um Blasen

162 Stadelmann schreibt am 27.5.1817, also noch vor Anwendung der vom Großherzog verordneten Schnürstrümpfe, an Goethes Sekretär Kräuter: »Ich unterstehe mich, Ihnen etwas zu melden, wo ich bis jetzt noch nicht weiß, ob es erlaubt ist; doch geht es mir mit an und liegt mir zugleich als Pflicht ob, für den Gesundheitszustand Seiner Exzellenz Sorge zu tragen. Ich ging am ersten Feiertag mit den Herrn Geheimen Rat an Abend nach Hause, wo Sie unterwegs über Schmerz im hohlen Fuß klagten. Wir kamen nach Hause; er legte sich zu Bett. Am andern Morgen fand es sich, daß der Fuß beträchtlich geschwollen war. Der Herr Hofmedikus Rehbein war glücklicherweise den Abend vorher hier angekommen und wollte den Herrn Geheimerat den andern Tag besuchen, als er ihn in diesen Zustande fand und natürlich sehr willkommen war, da grade die Häupter der medizinischen Fakultät verreist waren. Er verschrieb ein Räucherwerk und zum Einreiben; auch Socken von Wachstaffet wurden gemacht. Keinen Schmerz empfinden Sie nicht, aber ein Spannen der Geschwulst. Diesen Morgen fand ich, daß auch der andere Fuß etwas angelaufen war, und ließ gleich noch einen Sock von Taffet machen, aber leider ist er noch nicht gebraucht. So geht es auch mit den Einreiben und Räuchern. Seit diesen Morgen habe ich nicht wieder damit kommen dürfen, trotzdem daß ich mehrere Mal daran erinnert habe. Der Herr Geheime Rat glaubt, es soll sich von selbst geben; aber das wird langsam gehn. Der Herr Hofmedikus ist noch hier, und ich muß aufrichtig gestehen, daß ich den Herrn Geheimen Rat deshalb

gehandelt, die nach längerem Wandern, begünstigt durch feuchte Stiefel, an beiden Füßen entstanden sind, vorübergehend zu einer Lymphstauung geführt haben und bald danach geplatzt sind, weshalb Goethe einige Tage keine Stiefel mehr anziehen kann. Natürlich könnten auch Ödeme wegen einer Herzinsuffizienz aufgetreten sein, die sich in Goethes späteren Jähren nachweisen läßt.

In diesen Wochen macht Goethe wieder eine häusliche Mineralwasserkur; im Tagebuch und in Briefen werden Fachinger, Geilnauer, Wildunger und Eger Wasser erwähnt. Seinem Sohn schreibt er in dem vorher schon genannten Brief, Rehbein habe ihm empfohlen, Fachinger mit weißem Wein gemischt zu trinken. Er ist lange Zeit unschlüssig, wohin er sich dieses Jahr zur Kur begeben soll, und schließlich kommt eine Kurreise überhaupt nicht mehr zustande. Im Juli erleidet er in Jena eine fieberhafte Erkältung, weswegen »Hyoscyamus und Consorten wieder an die Tages-Ordnung« kommen, wie er am 10.7.1817 (WA IV.28,178) an seine Schwiegertochter schreibt.[163] Sein Zustand bessert sich allmählich, aber noch am 21.7.1817 schreibt er an Meyer: »Auch mich hatte eine Verkältung in sehr schlechte Zustände versetzt, weshalb ich auch meinen Besuch in Weimar aufgeben mußte. Geh. Hofrath Starke wirkte sogleich durch Spanische Fliege und Gift, wodurch denn freylich das Übel schnell genug vertrieben wurde, aber das Cerebral-System empfindet von der Cur noch einige Hinderniß.« (WA IV.28,189f.)

Gegen Ende des Jahres finden sich wieder die gewohnten Klagen über das Wetter und Berichte über gelegentliches Unwohlsein, weswegen er sich vornimmt, im kommenden Jahr eine Kur nicht zu versäumen. Am 20.2.1818 schreibt er an Knebel: »Schon seit einigen Tagen ist es nicht ganz just mit mir, deswegen ich heute zu einiger Medicin greifen mußte, um nicht morgen von meiner Reise abgehalten zu werden. Ich vermisse daher ungern gute Speise und Gesellschaft zu Mittag.« (WA IV.29,60f.) Ch. v. Schiller spricht in einem Brief von Goethes »dickem Gesicht« (Bo 3,33). Am 30.3.1818 heißt es im Ta-

bei ihm verklagt habe; er will diesen Abend wiederkommen und es den Herrn Geheimerat ans Herz legen. Der Himmel gebe seinen Segen, daß ich ihm recht bald die Stiefeln wieder anziehen kann.« (Bo 3,19)

163 Im Tagebuch heißt es in diesen Tagen: 10.7.: »Spät aufgestanden … Ein zurückgetretener Schnupfen verursachte mir Kopfschmerzen, Mattigkeit und Fieberhitze. Geh. Hofrath Stark verschrieb ein Recept und verbot mir den Sonnabend [12. Juli] nach Weimar zu reisen. Ich enthielt mich, wegen der Medicin, alles Essens zu Mittag.« – 11.7.: »Geh. Hofrath Stark. Spanische Fliege verordnet und aufgelegt. Nach 11 Uhr aufgestanden … Gegen 8 Uhr die spanische Fliege abgenommen und gelben Zug aufgelegt.« – 12.7.: »Ich befand mich um vieles wohler.« (WA III.6,75f.) – Bei dem »gelben Zug« handelt es sich um Bleipflaster.

gebuch: »Zum zweytenmal Löwenzahnextract getrunken.« (WA III.6, 192) Er verspricht sich davon wieder gute Wirkung auf sein Befinden. Offensichtlich nimmt er dieses Heilmittel noch mehrere Wochen ein, denn am 9.5.1818 bittet er seinen Sohn: »Sey so gut und schick mir etwas rothen Wein, der Löwenzahn bekommt mir mit diesem Vehikel am besten.« (WA IV.29,167) Am 11.4.1818 schreibt er ins Tagebuch: »Böses Auge.« Schon am nächsten Tag aber heißt es: »Das Auge besserte sich.« (WA III.6,195) Es scheint sich also um einen sich lange hinziehenden fieberhaften Infekt gehandelt zu haben, in dessen Folge es wohl zu einer Konjunktivitis gekommen ist. Ende Mai und Anfang Juni kommt es zu einem heftigen Rezidiv, so daß mehrere Tage im Tagebuch als »verloren« bezeichnet werden.[164] Goethe spricht im Brief vom 8.6.1818 verärgert von seinen »lähmenden Wehetagen« und fährt fort: »Es ist das katarrhalische Zeug was uns das Klima immer in den Weg wirft! Das mag denn seyn, wir müssen darüber hinaus zu kommen suchen.« (WA IV.29,197)

Auf Drängen seiner Ärzte reist Goethe Ende Juli zur Kur nach Karlsbad, wo er bis Mitte September bleibt. Er scheint diesmal nicht zufrieden zu sein; in einem Brief vom 18.8.1818 beklagt er sich über die »höchst angreifende Brunnencur« (WA IV.29,267). Ende August zieht er sich wieder eine Erkältung zu, die sich schnell verschlimmert und zu einer Schwellung der rechten Gesichtshälfte und des Zahnfleisches führt. Nachdem alle Mittel versagen, werden schließlich Blutegel angesetzt, und es tritt eine baldige Besserung ein.[165]

Mitte November ist Goethe erneut krank. Aus seinen Tagebuchnotizen[166] geht nicht hervor, worum es sich handelt. Ch. v. Schiller

164 Aus dem Tagebuch: 29.5.: »Überfiel mich ein starker, höchst beschwerlicher Catarrh, deßhalb auch Sonnabend der 30. und Sonntag der 31. verloren gingen.« – 1.6.: »... ich befand mich wieder etwas besser.« – 2. – 3.6.: »Verlorene Tage.« – 4.6.: »Ging es besser.« (WA III.6,214) – Ch. v. Schiller berichtet ihrem Sohn Karl am 12.6.1818: »Er war recht krank, an einem Fieberanfall; man hat in der Nacht den Arzt holen müssen; es trat alles nach der Brust. Jetzt ist er noch matt; doch ist er fleißig.« (Bo 3,39)

165 Im Tagebuch läßt sich der Verlauf der Erkrankung verfolgen: 31.8.: »Verkältung empfunden.« – 1.9.: »Wuchs das Übel nach schlechtem Schlaf. Vorkehrungen dagegen. Anschwellung des Zahnfleisches ... Zeitig zu Bette. Geschwulst der ganzen rechten Seite bis an's Auge. Vorkehrungen. Spiritus Mindereri. Tasse Fliederthee. Extractum Hyoscyami.« – 2.9.: »Keine Besserung. Emulsion pp. Die Nacht durchaus schlaflos und sehr schlimm.« – 3.9.: »Früh Blutigel. Schnelle Besserung. Ruhig abgewartet.« – 4.9.: »Abermals Blutigel gesetzt. Beste Würckung derselben. Aufgestanden, der Geschwulst fiel sichtlich.« – 5.9.: »Viel Besserung.« (WA III.6,239f.)

166 Im Tagebuch heißt es nur: 18.11.: »Schlechte halbe Nacht.« – 19.11.: »Bei schlechtem Befinden zu mancherley gelangt.« – 20.11.: »Kam HofM. Rehbein. Gebrauch von Mitteln.« – 21.11.: »An der Arbeit. Mittel gebraucht, nach Vorschrift. Merckliche Besserung.« (WA III.6,268)

schreibt am 21.11.1818, Goethe sei »an bösem Hals krank« (Bo 3,44), es scheint also eine Angina vorgelegen zu haben. Im folgenden Winter werden dann keine Erkrankungen berichtet; nur einmal, am 13.1. 1819, heißt es im Tagebuch: »Wegen Indisposition etwas spät aufgestanden.« (WA III.7,5) Am 31. März macht er einen Ausflug nach Berka und spricht dabei offensichtlich kräftig dem Alkohol zu, denn Adele Schopenhauer schreibt wenige Tage später bestürzt in ihr Tagebuch: »Neulich habe ich einen Schmerz gehabt. Goethe kam von Berka; einige Gläser Punsch und die Frühlingsluft nahmen ihm alle Besinnung. Ich sah ihn in einem furchtbaren Zustande. Nie werde ich es vergessen.« (Bo 3,52) Im Juli besucht ihn W. v. Humboldt, der darüber an seine Frau berichtet: »Er war heiterer und mitteilender und ungezwungener, als ich ihn lange gefunden habe, und es hat mich wirklich sehr gefreut, ihn noch einmal so zu sehen ... Im Gesicht und in der körperlichen Haltung gealtert fand ich ihn wohl, allein schwach oder kränklich im geringsten nicht. Er sprach namentlich über sein Alter, schien aber noch auf ein sehr hohes zu rechnen. Das einzige, was ich mit einer Art Schmerz an ihm bemerkte, ist, daß er doch in seinem einsamen Leben sich so in sich zu vertiefen, in allen seinen Ideen, ohne in neuere Ansichten einzugehen, ehern zu werden und sich zu beschränken scheint ... Aus ein paar kleinen Zügen sehe ich auch, wieviel Zeit er so mit Sammlungen und Aufzeichnungen zubringen muß, die eigentlich weiter gar keinen Wert haben. So erzählte er mir, er habe gerade an demselben Tag in seinem Tagebuch von 1810 gefunden, daß ich damals bei ihm gewesen sei. Er wußte gar nichts diesmal von meinem Kommen und mußte also nur dies Tagebuch von selbst studiert haben. Um ein Gewitter, das einige Tage vorher in Weimar und Jena gewesen war, war er so intrigiert, daß er mich lange ausfragte, ob ich nichts davon bemerkt hätte, und ließ am Ende auch sein Tagebuch kommen, um Tag und Stunde genau zu bezeichnen. Über die äußeren politischen Dinge habe ich ihn sehr gut gefunden; gegen keine Seite erbittert; er scheint das eigentlich ganz beiseite liegenzulassen, ohne sich darum zu bekümmern, was bei seiner Denkart und in seiner Lage gewiß das vernünftigste ist.« (Bo 3,57f.) Goethes pedantische Züge, gewissermaßen ein Erbteil seines Vaters, scheinen sich nun, begünstigt vielleicht auch durch eine allmählich zunehmende Hirnarteriosklerose, für seine Umgebung und Besucher in schwer erträglicher Weise zuzuspitzen. Der Antwortbrief seiner Frau veranlaßt Humboldt dann am 16.8.1819 zu einem tiefen Charakterisierungsversuch Goethes: »Liebe hat ihm immer gefehlt; er hat sie schwerlich empfunden, und die rechte ist ihm nicht geworden. Allein der wahre Grund dazu ist doch wohl das früh in ihm waltende schaffende Genie und die Phantasie gewesen. Wo sich die Natur einen solchen eigenen und inneren Weg bahnt, da wird es wohl unmöglich, sich einem anderen Wesen in der Wirklichkeit uneigennützig hinzugeben, und ohne das ist keine Liebe denkbar. Man muß sich immer erst verlieren, um sich schöner und reicher wieder zu empfangen. Aber eine Leere läßt es dann freilich im Leben zurück, und ich glaube nicht, daß außer den Stunden und Zeiten des glücklichen Hervorbringens Goethe eigentlich glücklich oder reich in sich beschäftigt ist.« (Bo 3,61) Dies erinnert an eine berühmte Stelle aus Eckermanns *Gesprächen*, wo dieser unter dem Datum des 27.1.1824 Goethe sagen läßt: »Man hat mich immer als einen vom Glück besonders Begünstigten gepriesen; auch will ich mich nicht beklagen und den Gang meines Lebens nicht schelten. Allein im Grunde ist es nichts als Mühe und Arbeit gewesen, und ich kann wohl sagen, daß ich in meinen fünfundsiebzig Jahren keine vier Wochen eigentliches Behagen gehabt. Es war das ewige Wälzen eines Steines, der immer von neuem gehoben sein wollte.« (17,71)

An seinem 70. Geburtstag ist Goethe unterwegs nach Karlsbad, wo er am Abend eintrifft. Daß er gerade an diesem Tag reist, ist sicherlich Absicht; er möchte sich den Feierlichkeiten in Weimar oder Jena entziehen. Während der Kur lernt er einen Berliner Arzt, den Geheimen Medizinalrat Berends, kennen, über dessen Ratschläge er sich sehr lobend äußert. Überhaupt ist er mit der Kur sehr zufrieden, wie sich seinen Äußerungen in verschiedenen Briefen entnehmen läßt.[167] Erst im Dezember wird wieder von ernsthafteren gesundheitlichen Störungen berichtet.[168] Für die vermutliche Diagnose sind wir wieder auf Ch. v. Schiller angewiesen, die seit Jahren jede ihr bekannt werdende Krankheit Goethes besorgt verfolgt und diesmal berichtet: »Wir sind in großen Sorgen um den Geheimrat von Goethe. Er ist sehr krank. Er hat einen starken Andrang des Blutes nach dem Kopfe und hat Ader lassen müssen. Er schläft gar nicht. Gott möge ihn uns noch erhalten!« (Bo 3,68) Es könnte sich also um eine Bluthochdruckkrise gehandelt haben, wofür der Aderlaß zur damaligen Zeit durch Kreislaufentlastung die einzig mögliche schnell, allerdings natürlich nur kurz wirksame Therapie war.

167 So schreibt er am 18.9.1819 an seinen Sohn über seinen zehnten Aufenthalt in Karlsbad: »... das Wetter ist unendlich schön und die Cur hat mir noch nie so wohl gethan.« (WA IV.32,21)

168 Eine Tagebuchnotiz vom 20.12.1819 lautet: »Fühlte mich nicht wohl.« (WA III.7,122) In einem Brief vom 29.12.1819 an Knebel heißt es: »Eben als ich deinen freundlichen, mein Wohlbefinden begrüßenden Brief erhielt, muß ich der bösen Jahrszeit noch einen starken Tribut bezahlen. Zwar habe ich die Tage nicht völlig verloren, doch fang ich erst jetzt wieder an zu etwas nutz zu seyn.« (WA IV.32,130)

Im Januar 1820 leidet Goethe an einem »starken Katarrhfieber«, wie er in einem Brief vom 1.2.1820 (WA IV.32,160) schreibt; in seinem Tagebuch findet sich kein Hinweis auf diese Erkrankung. Nach den guten Erfahrungen der vorangegangenen Jahre reist er diesmal schon sehr zeitig, nämlich Ende April, zur Kur nach Karlsbad, über deren Verlauf er wiederum zufrieden ist, weshalb er auf eine zunächst geplante Nachkur verzichtet, sich aber Marienbader Kreuzbrunnen mit nach Jena nimmt und regelmäßig trinkt. Erst im November wird er nach Weimar zurückkehren. In Karlsbad sieht ihn der Calderon-Übersetzer Gries nach vielen Jahren wieder und berichtet: »Krank ist er nicht, aber er ist allerdings im Äußern auffallend alt geworden und scheint denn doch sehr abzubrechen.« (Bo 3,75)

Goethes Befinden bleibt bis ins nächste Jahr hinein stabil. Den Winter über verläßt er wieder kaum sein Haus.[169] Ein amerikanischer Besucher berichtet am 7.3.1821: »Goethe hat die Freiheit eines vornehmen Mannes, spricht lebendig und kräftig; aber er scheint nicht mehr viel Anteil an den Dingen dieser Welt zu nehmen ... Sein Aussehen ist das eines gesunden und tätigen alten Herrn. Sein Gesicht ist dünn, aber ohne Zeichen des Verfalls. – Goethe ist noch sehr fleißig. Er diktiert oft mehrere Stunden ohne Unterbrechung ... Professor Riemer sagt von ihm, er bringe hervor wie die Mäuse, die in ihrem Bauche vollständig geburtsfähige Junge neben andern tragen, die eben erst zu entstehen anfangen.« (Bo 3,87f.)

Im April schreibt Goethe in einem Brief an den Großherzog von einem »entzündeten Auge« (WA IV.34,99), worüber sonst keine näheren Angaben vorliegen. Das Tagebuch erwähnt am 7. Juli: »... blieb ich wegen eines Katarrhs auf meinem Zimmer.« (WA III.8,75) In diesem Monat besucht ihn der Dresdener Arzt Carus, ein großer Verehrer, der später ein das Goethe-Bild des 19. Jahrhunderts stark beeinflussendes Buch (9) schreiben wird, und notiert über die Begegnung: »Einfach, im blauen Zeugoberrock gekleidet, gestiefelt, in kurzem, etwas gepudertem Haar, mit den bekannten, von Rauch herrlich aufgefaßten Gesichtszügen, in gerader kräftiger Haltung schritt er auf mich zu und

169 In einem Brief an Zelter vom 18.2.1821 bezeichnet er sich als »Einsiedler ..., der diesen ganzen Winter über weder Haus noch Stube verlassen, sich körperlich und geistig wohl befindet und keinen Tag, durch krankhafte Hindernisse genöthigt, dießmal zu verpassen brauchte.« (WA IV.34,129f.) Ganz wörtlich zu nehmen ist dieses Einsiedlertum freilich nicht, wie aus einem Brief vom 10.1.1821 hervorgeht: »Ein gleichmäßiges Befinden bin ich diesen Winter dem Entschlusse schuldig, nicht aus dem Hause zu gehen, nur manchmal wohlverwahrt spazieren zu fahren. Wußte ich sonst doch immer anzugeben, wie ich mir, durch Übereilung oder unzeitige Gefälligkeit, dieß oder jenes Übel zugezogen hatte.« (WA IV.34,84)

führte mich zum Sofa. Die zweiundsiebzig Jahre haben auf Goethe wenig Eindruck gemacht; der Arcus senilis in der Hornhaut beider Augen beginnt zwar sich zu bilden, aber ohne dem Feuer des Auges zu schaden. Überhaupt ist das Auge an ihm vorzüglich sprechend, und mir erschien darin zumeist die ganze Weichheit des Dichtergemüts, welche sein übriger ablehnender Anstand nur mit Mühe zurückzuhalten und gegen das Eindringen und Belästigen der Welt zu schützen scheint; doch auch das ganze Feuer des hochbegabten Sehers leuchtete in einzelnen Momenten des weitern mehr erwärmten Gesprächs mit fast dämonischer Gewalt aus den schnell aufgeschlagenen Augen.« (Bo 3,92f.)

Zur Kur fährt Goethe diesmal nach Marienbad, das er schon von früheren kürzeren Aufenthalten durch Ausflüge von Karlsbad aus kennt. Das regnerische Wetter in diesem Sommer behagt ihm natürlich überhaupt nicht, aber er ist mit der Kur, die ihn schließlich auch noch nach Eger führt, insgesamt zufrieden. Während des Aufenthalts in Marienbad lernt er die älteste Tochter der geschiedenen Frau von Levetzow, die 1804 geborene Ulrike, kennen.[170] Von der großen Leidenschaft, die er zwei Jahre später zeigen wird, läßt sich noch nichts bemerken.

Am 30.9.1821 schreibt Goethe besorgt an Rehbein (WA IV.35,122), daß sein Stuhl immer noch schwarz sei, obwohl er doch schon seit vierzehn Tagen keinen Kreuzbrunnen getrunken habe, der, wie jedes schwefelhaltige Wasser, diese Erscheinung herbeiführen kann, was Goethe offensichtlich bekannt ist. So ist deshalb nicht ausgeschlossen, daß die von Goethe beobachtete Stuhlverfärbung auf eine gastrointestinale Blutung hinweist; allerdings gibt es für diese Vermutung keine sonstigen Anhaltspunkte. Weiter heißt es in dem Brief: »Ich läugne nicht, daß mein Zutrauen zu dem Kreuzbrunnen an Ort und Stelle sich vermehrt hat, auch gestehe, daß ich das Bad bey günstiger Witterung regelmäßig gebrauchen würde, mich für einer gewissen erstikkenden Nummer sorgfältig hütend.« (WA IV.35,123) Welche »gewisse erstickende Nummer« meint Goethe? Vielleicht handelt es sich um die sogenannte Bade- oder Kurreaktion, die aufgrund einer durch Bäder und Klima hervorgerufenen Umstimmung im Organismus zu einer vorübergehenden Beeinträchtigung des Wohlbefindens führt mit Müdigkeit, Abgeschlagenheit, gesteigerten Schmerzen, Reizbarkeit und dergleichen.[171]

170 Die Mutter lernte Goethe bereits im Sommer 1806 kennen, wie aus dem Tagebuch (WA III.3,147f.) hervorgeht.

171 Oberhoffer (81,109) mutmaßt: »Wahrscheinlich war Goethe die sog. »Bäderreaktion« bekannt, die eine unangenehme, unspezifische Wirkung der Schwefelwässer dar-

Nach seinen guten Erfahrungen mit dem in weitgehender Zurückgezogenheit verbrachten vergangenen Winter plant Goethe auch für den kommenden Entsprechendes und bittet Rehbein am 30.10.1821: »... daß Sie mir bey unsern gnädigsten Herrschaften, dem Großherzog und der Großherzogin, einen Stubenurlaub wie vorigen Winter auswirken. Wenn ich auch nicht klage, meine Zustände immerfort durch Thätigkeit im Stillen beschwichtigend und überwindend; so ist es mir doch nicht möglich, außer dem Hause irgend eine persönliche Pflicht zu übernehmen; mit entschiedener Diät und Fassung erhalt ich mich noch einigermaßen brauchbar, der Gesellschaft aber und jedem äußeren Verhältniß muß ich mich streng entziehen.« (WA IV.35,160) Dieser Wunsch eines 72jährigen, mit vielerlei chronischen Gebrechen geplagten Mannes ist nur zu verständlich. Goethe möchte die Zeit, die ihm noch zu leben vergönnt sein wird, so intensiv wie möglich seiner Arbeit widmen. Er hat noch viel vor; als Dichter ist er längst noch nicht fertig, mit regem Interesse verfolgt er wissenschaftliche Auseinandersetzungen und Fortschritte, die politischen Ereignisse beobachtet er aufmerksam, auch wenn viele Besucher, vor allem die jüngeren unter ihnen, glauben, er kümmere sich nicht um die Tagespolitik. Ohne Selbstdisziplin und Zurückgezogenheit könnte er seine Arbeit nicht vollenden, und so mag es denn auch jetzt noch im hohen Alter, wie schon früher von ihm oft gehandhabt, gelegentlich vorkommen, daß er körperliche Beschwerden zum Vorwand nimmt, sich ungeliebten gesellschaftlichen Erwartungen und Verpflichtungen zu entziehen. Dieses Verhalten wird vielfach als Ausdruck eines ihm oft vorgeworfenen Egoismus angesehen worden sein, und so verwundert es nicht, wenn selbst Johanna Schopenhauer, die doch sonst so viel Verständnis für Goethe aufzubringen bereit ist, in diesem Jahr, im Dezember 1821, in einem Brief an Böttiger behauptet, Goethes Wahlspruch sei »Apres moi le deluge« (Bo 3,109).

Goethe kann den Winter 1821/22 in stabilem körperlichen Zustand verbringen und ungestört seiner Arbeit nachgehen. Erst im März 1822 wird er wieder krank, wobei es sich wohl zum wiederholten Mal um einen grippalen Infekt mit rheumatischen Beschwerden gehandelt hat. Im Tagebuch wird mehrmals von einem »Augenübel« (WA III.8, 174f.) gesprochen. Goethe konsultiert sogar einen Erfurter Augenarzt. Vermutlich ist es wieder wie schon vier Jahre zuvor zu einer Konjunktivitis gekommen.[172] Im Juni fährt er erneut zur Kur nach Mari-

stellt und sich bei längeren Kuren in Form von Fieber, »Brunnenrausch«, evtl. Verschlechterung von bestehenden Arthritiden ... einstellen kann.«

172 Der Krankheitsverlauf läßt sich anhand der Tagebucheintragungen verfolgen: 5.3.: »Befand mich nicht zum Besten. Abends Hofmedicus Rehbein. Leidige Nacht.« –

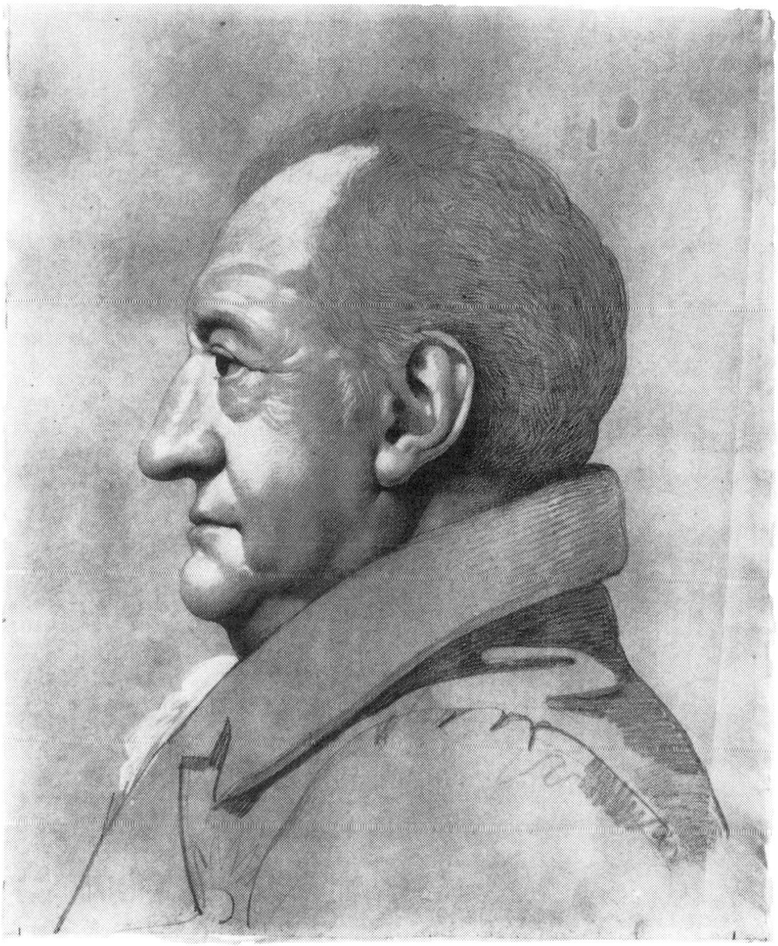

Ferdinand Jagemann (1780 – 1820)
Johann Wolfgang Goethe, 1817
Kreidezeichnung
Stiftung Weimarer Klassik
Goethe-Nationalmuseum, Graphische Sammlung

enbad und Eger. Kurz zuvor wird im Tagebuch noch von einem Unwohlsein berichtet, das aber bald verschwindet.[173] Die Kur scheint ihn manchmal ziemlich anzugreifen, wie er seinem Sohn am 7.7.1822 schreibt: »Indem ich täglich zweymal trinke, über den dritten Tag bade, so bringt dieß eine Bewegung und Erschütterung in den Organismus, wo der Geist doch nicht ganz Herr und Meister bleibt; deswegen ich denn die guten Stunden auszusparen habe.« (WA IV.36,89f.)

Im Herbst 1822 kommt der Genfer Soret als Prinzenerzieher nach Weimar und tritt auch zu Goethe in nähere Beziehung. Sorets Niederschriften (106) stellen für Goethes letzte Lebensjahre eine wertvolle, in mancherlei Hinsicht gewiß glaubwürdigere Quelle dar als Eckermanns »Gespräche«, die mit dem Jahr 1823 einsetzen.[174] Der erste Eindruck, den Soret von Goethe gewinnt, ist noch ganz von Ehrfurcht und Respekt gekennzeichnet; am 21.9.1822 notiert er in sein Tagebuch: »Der Besuch dauerte länger als eine Stunde. Zum Schluß war Goethe aus seiner Wortkargheit aufgetaut, und als ich mich verabschiedete, sagte er mir die artigsten Dinge. Er sieht immer noch schön aus; Stirn und Augen vor allem haben etwas sehr Majestätisches; er ist groß und wohlgebaut. Seit einigen Jahren hat er sich für zu alt erklärt, um in Gesellschaft zu gehen, er besucht nicht einmal mehr die Hoheiten, er empfängt sie bei sich. Wenn man ihn so sieht, glaubt man schwerlich, daß er alt und gebrechlich sei.« (106,14)

Goethe selbst ist mit seinem Gesundheitszustand zufrieden; drei Wochen vor seinem 73. Geburtstag schreibt er aus Eger an Zelter: »Mir geht es nach Art, Jahren und Weise noch immer gut genug.« (WA IV.36,113)

6.3.: »Wegen Katarrhs las ich verschiedenes, um die Zeit hinzubringen.« – 10.3.: »Augenübel vermehrte sich in der Nacht. Mittel dagegen.« – 11.3.: »Das Augenübel minderte sich.« – 12.3.: »Nach Tische Herr Dr. Fischer, Augenarzt von Erfurt.« – 18.3.: »Befand mich nicht wohl und legte mich zu Bette.« – 19.3.: »Blieb liegen. Besuchten mich Geh. Hofrath Huschke und Hofmedicus Rehbein. Ging um vieles besser.« – 21.3.: »Blieb im Bette.« (WA III.8,173ff.)

173 5.6.1822: »Befand mich nicht sonderlich, auch Nachts nicht.« – 6.6.: »Blieb für mich.« (WA III.8,203)

174 Eckermann hat gelegentlich auf diese Aufzeichnungen zurückgegriffen und sie teilweise im 1848 erschienenen dritten Band seiner *Gespräche* veröffentlicht.

Krisenjahr (1823)

Das Jahr 1823 bringt Goethe schwerste körperliche Erkrankungen und tiefste seelische Erschütterungen. Über die Vorgänge liegen derart viele Berichte vor, daß im folgenden die Quellen nur ausschnittsweise wiedergegeben werden können.

Die erste schwere Erkrankung überfällt Goethe im Februar. Der Verlauf läßt sich anhand seines Tagebuchs verfolgen, wobei aber bedacht werden muß, daß an vielen Tagen – ähnlich wie 1801 – die Eintragungen nur rückblickend erfolgt sein können, weil Goethe dazu nicht in der Lage gewesen wäre. Offensichtlich greift er zum Teil auf Berichte seiner Ärzte, Angehörigen und Freunde zurück. Die wichtigsten Tagebuch-Eintragungen sind im folgenden aufgeführt, wobei die fast täglich vermerkten Visiten der Ärzte Rehbein und Huschke weggelassen werden: 12.2.: »Wegen überhandnehmenden Catarrhs wurde geschröpft. Der übrige Tag so gut als möglich zugebracht.« – 13.2.: »Nach überstandner unruhiger Nacht und einiger Erholung Anstalten zu einiger Thätigkeit.« – 14.2.: »Bey einiger Besserung die Geschäfte wieder angegriffen.« – 17.2.: »Früh ein Fremder ..., den ich nicht sprechen konnte.« – 18.2.: »Gesteigertes Übelbefinden. Besonders heftiger Schmerz am Herzen. Um 11 Uhr zur Ader gelassen ... Den ganzen übrigen Tag fortwährend sehr unruhig ... Schlaflose Nacht.« – 19.2.: »Fortdauernder, zwar etwas geminderter Schmerz. Um 9 Uhr Blutigel gelegt ... Abends heftigeres Fieber, sehr unruhige, durch Schmerzen schlaflos gemachte Nacht.« – 20.2.: »Fast derselbe Zustand wie gestern, doch ging der Puls etwas besser ... Die Nacht kaum anderthalb Stunden geschlafen.« – 21.2.: »Früh starke Neigung zum Schlaf. Der Puls fast fieberfrey. Jedoch den Tag über in Schmerzen und Unruhe zugebracht ... Die Nacht unruhig mit wenig erquickendem Schlaf.« – 22.2.: »Zustand wie gestern, Fieber am Morgen etwas stärker wie gestern Abends. Den Tag im ganzen unruhig und in Schmerzen zugebracht ... Nacht unruhig, heftiges Fieber, zuweilen starker Schweiß ohne Erleichterung hervorzubringen.« – 23.2.: »Das Fieber etwas geringer; jedoch wieder heftige Schmerzen in der linken Brust ... Sonst der Tag sehr unruhig und schmerzhaft hingebracht. Die Nacht etwas ruhiger als die vorige, doch ohne Schlaf.« – 24.2.: »Am Morgen etwas Schlaf. Das Fieber mäßig ... Der Zustand verschlimmerte sich sehr, bis gegen Abend eine unwiderstehliche Neigung zum Marienbader Wasser eintrat, welches auch getrunken wurde. Später eine Tasse Arnica-Thee getrunken, nach welchem sich der Zustand ganz zu verändern schien. Die Nacht zum erstenmal ruhiger erquickender Schlaf.« – 25.2.: »Etwas Husten hatte sich eingefunden. Überhaupt der Zustand ungleich besser als die vorhergehenden Tage. Früh wieder

Marienbader Wasser getrunken ... Der Tag ohne Fieber. Die Nacht wenig geschlafen, daher Unruhe und Mißbehagen.« – 26.2.: »Früh wie gewöhnlich Marienbader Wasser und hierauf eine Tasse Caffee getrunken, jedoch mit wenig Appetit. Der Zustand im ganzen besser wie gestern ... Die Nacht schlaflos zugebracht, doch ohne Fieber.« – 27.2.: »Früh gegen 8 Uhr etwas geschlafen. Den Tag über ziemlich gut hingebracht ohne Fieber, jedoch das Schlucken durch Schmerzen im Halse erschwert ... Ziemlich ruhige Nacht mit abwechselndem Schlaf.« – 28.2.: »Zustand besser wie gestern. Der Tag frey von Schmerzen und Fieber ... Ruhige Nacht.« – 1.3.: »Zustand besser wie gestern. Früh von 5 bis 8 Uhr ruhiger Schlaf ... Nacht ruhig, mehr erquickender Schlaf wie früher.« – 2.3.: »Am Morgen abermals erquickender Schlaf. Verbesserter Zustand.« – 3.3.: »Blieb den Tag über im Sessel.« – 5.3.: »Den Tag leidlich zugebracht. Arzeney verändert, etwas mehr Appetit.« – 6.3.: »Gut geschlafen und Zunahme an Kräften.« – 9.3.: »Hatte eine gute Nacht zugebracht.« (WA III.9,15ff.)

Natürlich nimmt auch Goethes Umgebung lebhaften Anteil an seinem Befinden und schildert den Verlauf aus ihrer Sicht, wobei sich noch manch interessante zusätzliche Informationen ergeben.[175]

175 Kanzler von Müller notiert sich über seine fast täglichen Besuche u. a.: 12.2.: »... erfuhr ich zuerst über sein Übelbefinden, auf das man jedoch kein Gewicht legte.« – 13.2.: »... ließ er mir sagen, daß er sich bereits wieder bessere.« – 14.2.: »... nach Tisch traf ich ihn recht munter, mit seiner Schwiegertochter noch am Tische sitzend, an ... Er klagte nur, daß der Kopf noch nicht recht hell sei, und äußerte, er fühle sich gerade wie einer, der im Begriff sei, recht fromm und bigott zu werden, und dessen Verstand und Vernunft ausruhe ...« – 17.2.: »... hörte ich ..., daß er die Nacht übel zugebracht, wenig geschlafen und viel gehustet habe. Ich ging gegen 4–5 Uhr nachmittags zu ihm und fand ihn angekleidet im Bette liegen, sehr jammernd und klagend über fortwährende Schmerzen und Ermattung. Er hatte einen äußerst heftigen Fieberfrost gehabt, der ihn über zwei Stunden lang durchschüttelt hatte ... Man hoffte auf Schweiß. Er verlangte etwas Wein zu trinken, was man zu gestatten nicht wagte ... Die Kammer, worin er lag, war ganz dunkel, seine Hand kalt, alles umher unheimlich. Doch nahm er noch großen Anteil an allem ... Gegen 6 Uhr verließ ich ihn, noch ganz ohne ernstliche Besorgnis.« – 18.2.: »... erschreckte mich mittags ... mein Bruder mit der eben aus Dr. Rehbeins Munde vernommenen Schreckenskunde, daß Goethe höchst gefährlich krank sei und eine Herzentzündung habe. Ich lief gleich nach Tische hin, erfuhr, daß man ihm zur Ader gelassen, traf Dr. Huschken, sah das Blut, mit allen Zeichen der höchsten Entzündung, und mußte aus der Ärzte Mund vernehmen, daß die Wahrscheinlichkeit seiner Rettung nur wie 2:10 sei. In der Nacht trat Schweiß ein, weshalb man die beschlossenen Blutigel erst am andern Morgen ansetzte.« – 19.2.: »... schien es etwas besser zu gehen. Doch hatte er schon, so vor sich hin, gesagt: »Dieser Schmerz«, den am Herzen meinend, »dieser unbesiegbare Schmerz wird mich noch an die Schwelle des Lebens bringen.« – 20. – 22.2.: »... wechselte Besserung und Verschlimmerung immerfort ab ... Er war öfters betäubt, phantasierte halb und halb, doch immer dazwischen ganz teilnehmend und verständig sprechend ...« – 23.2.: »... war er am

Die Erkrankung beginnt also mit einem Katarrh, der Goethe aber nicht hindert, seinem üblichen Tagewerk nachzugehen. Erst einige Tage später spitzt sich sein Zustand derart dramatisch zu, daß mit seinem Ableben gerechnet und auch tatsächlich schon eine entsprechende Meldung verbreitet wird.[176] Goethe erholt sich aber und kann bereits Anfang März wieder seine gewohnten Tätigkeiten aufnehmen,

schlechtesten. Früh schon sagte er zu seinem Sohne: ›Der Tod steht in allen Ecken um mich herum.‹ Zu Huschken mehrmalen: ›Ich bin verloren.‹ ...« – 25.2.: »... enthielt das Bulletin zum ersten Male lauter Gutes. Er hatte mehrere Stunden ruhig geschlafen, der Puls ging ziemlich frei, und man überließ sich freudig den schönsten Hoffnungen.« – 26.2.: »Die Nacht war fast ganz schlaflos gewesen, doch schlummerte er am Morgen. Die linke Hand zeigte sich geschwollen, die Füße ohnehin. Üble Zeichen. Er war im ganzen ruhig, fing an, sich nach der Außenwelt zu erkundigen; ob keine Heirat neuerer Zeit zustande gekommen p.« – 2.3.: »... ließ er sich alle Nachfrage verbitten, da die Besserung rasch vorwärtsschritt.« (Bo 3,124ff.) – Goethes Sohn August, der die Diagnosen der Ärzte vermutlich am getreuesten überliefert, schreibt am 26.2.1823: »Wir haben in der letzten Zeit sehr traurige und beunruhigende Tage verlebt. Mein armer Vater wurde am 17. des Monats plötzlich von einer Entzündung des Herzbeutels und wahrscheinlich auch eines Teils des Herzens, wozu sich noch eine Entzündung der Pleura gesellte, überfallen, welche ihn im Verlaufe der Woche an den Rand des Grabes stellte. Glücklicherweise traten am neunten Tage, als am 24., die von den Ärzten ersehnten Krisen ein, und in diesem Augenblicke scheint die Gefahr vorüber zu sein. Wir hoffen, daß die starke und gute Natur des Vaters, welche ihn in seinem hohen Alter diese bedeutende Krankheit überstehen ließ, auch die etwaigen Folgen überwinden helfen wird.« (Bo 3,132) – Ch. v. Schiller berichtet in einem Brief vom 15.3.1823 an Fritz v. Stein ausführlich über den Verlauf von Goethes Erkrankung, wobei sie sich auch auf Informationen durch die Ärzte bezieht: »Acht Tage, sagte mir Huschke, sind ganz aus seinem Leben verschwunden, denn er hat gar keine Erinnerung davon, und als er den neunten Tag sich fühlte, so sagte er, er habe wohl vierundzwanzig Stunden geschlafen. Er sagte einmal: »In allen Ecken ist der Tod, ich fühle es.« Übrigens hat er wenig gesprochen, sondern lag nur in einer Art Betäubung und Staunen, und dabei wollte er beständig Marienbrunnen trinken, den die Ärzte in einem entzündlichen Zustand für tödlich halten. Als die Entzündung vorüber war, klagte er über die Brust. Eine Hand und ein Fuß waren geschwollen, und er mußte immer sitzen. Eine Wassersucht ist oft die Folge der Herzentzündung; doch auch diese Furcht ist gehoben, und es ist sehr tröstlich, daß in diesem Alter die Natur noch den Sieg davonträgt. Huschke sagte mir, daß er nun noch mehrere Jahre leben könnte.« (Bo 3,143) – Bedeutsam ist noch die in einem Brief Sorets vom 2.3.1823 erwähnte Aussage von Goethes Diener Stadelmann, »daß seine [Goethes] Füße weniger geschwollen sind als sonst am Morgen, wenn er sich gesund fühlt.« (Bo 3,136) Dies spricht also deutlich für eine auch sonst bei Goethe bestehende Herzinsuffizienz.

176 Gries schreibt in einem Brief vom 24.2.1823: »Ja, mein teurer Freund, wir alle, Deutschland, die Welt, haben einen Verlust erlitten, der, wenn nicht für alle Zeiten, doch gewiß für die jetzige unersetzlich ist. Gibt es dabei einen Trost, so ist es dieser, daß er nicht lange gelitten hat. Erst vorgestern, am Sonnabend, hörte ich die erste Nachricht, daß Goethe bedenklich krank sei, und schon gestern, am 23., nachmittags um 5 Uhr hat sein Geist diese Welt verlassen. Sein Geist, sage ich? Nein, den soll kein Tod uns rauben!« (Bo 3,131)

sogar mit subjektiv besserem Befinden als vor der Erkrankung. Eine Zusammenfassung der in den zeitgenössischen Dokumenten geschilderten Symptome läßt eigentlich keinen Zweifel an der Diagnose von Goethes Erkrankung im Februar 1823 zu. Nach einem grippalen Infekt erleidet er, vermutlich am 18. Februar, einen Herzinfarkt mit tagelang andauernden Schmerzen und kardialer Dekompensation. Das heftige Fieber, das ihn befällt, ist entweder das sogenannte Resorptionsfieber[177] oder – und dies ist wegen des wohl sehr starken Temperaturanstiegs wahrscheinlicher – Symptom einer Perikarditis, eventuell auch Pneumonie; natürlich ist auch eine Kombination möglich. Im Fieber kommt es dann zu deliranten Symptomen, anschließend zu einer retrograden Amnesie, deren Dauer von acht Tagen aber etwas übertrieben erscheint.[178] Die berichteten Schluckbeschwerden können als Stauungsfolge der Linksherzinsuffizienz aufgefaßt werden, aber, da Halsschmerzen genannt werden, auch noch auf einer Angina aufgrund des anfänglichen grippalen Infekts beruhen. Der mehrmalige Aderlaß bewirkt eine Senkung des Bluthochdrucks und eine Kreislaufentlastung, so daß durchaus verständlich ist, wenn Goethe sich einige Wochen nach seiner schweren Erkrankung geradezu besser zu fühlen scheint als vorher.[179] Trotzdem ist es erstaunlich, daß der inzwischen fast 74jährige Goethe bereits einige Wochen nach einem Herzinfarkt mit gravierenden Komplikationen sich wieder derart rüstig und bei Kräften fühlt, daß er seinen Beschäftigungen mit gewohnter Konzentration und Ausdauer nachgehen kann.[180] Damit nicht

177 Als Resorptionsfieber wird ein etwa fünf Tage dauerndes Fieber ohne Infektion bezeichnet, das durch Aufsaugung zerstörter Gewebeelemente und »toxine entsteht.

178 Sulpiz Boisserée berichtet gar von einer Äußerung Augusts, wonach Goethe sogar 14 Tage lang »ohne Bewußtsein« gewesen sei; am 21.5.1826 notiert er in sein Tagebuch: »Erzählung von der schweren Krankheit des Alten. Nicht der Kreuzbrunnen, sondern Arnika hat ihm geholfen; nachher begehrte er erst den Kreuzbrunnen; es war das Zeichen von der guten Wirkung der Arnika, die eine Krise hervorgebracht. Vierzehn Tage lang war er ohne Bewußtsein, doch so, daß die Umstehenden es lange nicht merkten.« (Bo 3,214) Gemeint ist wohl, daß Goethe bewußtseinsgetrübt war; vielleicht soll dies aber auch so zu verstehen sein, daß er keine Erinnerung an diese Tage hatte.

179 Jedenfalls schreibt er in einem Brief vom 10.4.1823: »Von vielen andern Dingen hätte ich noch zu sagen, doch mögen sie nach und nach hervortreten; soviel aber muß ich melden, daß mein körperliches Befinden sich mit jedem Tage aufnimmt, und daß meine geistige Thätigkeit sich so erweist, daß ich sie eher zurückhalten als antreiben muß; ich bin zu allem weit besser disponirt als in der letzten Zeit vor meinem Übel, das ich herankommen fühlte, ohne es zu wissen, wie ihm vorzubeugen.« (WA IV.37,12)

180 Da erscheint es dann fast schon verständlich, wenn Gries in einem Brief vom 30.3.1823 folgende Überlegungen anstellt: »Im Grunde ist wohl die ganze Sache viel Lärmen um nichts gewesen. Die Ärzte scheinen die Natur der Krankheit ganz verkannt zu haben; vermutlich war gar keine Herzentzündung vorhanden, sondern bloß eine

genug, denn es scheint, daß er noch kurz vor seiner Abreise nach Böhmen einen zerebralen Insult mit rascher Rückbildung der neurologischen Symptomatik erlitten hat, denn Soret berichtet mit Datum vom 15.6.1823: »Goethe kam mir heute viel weniger gut im Stande vor wie sonst; er war ganz so niedergeschlagen wie während seiner Genesung, und das Sprechen fiel ihm offenbar schwer; sein Mund war an der rechten Seite verzerrt, was ich früher nie bemerkt habe; ich war darüber recht erschrocken und nicht weniger über die Verworrenheit seiner Gedanken und die vielen Wiederholungen, in die er verfiel; in einigen Tagen will er ins Bad reisen; das wird hoffentlich einem weiteren Anfall vorbeugen.« (106,66)

Ende Juni reist Goethe zur Kur nach Marienbad, hält sich noch einige Tage in Karlsbad und Eger auf und trifft Mitte September wieder in Jena ein. Es ist seine letzte Kurreise. Er verliebt sich leidenschaftlich in die jetzt 19jährige Ulrike von Levetzow und läßt deren Mutter durch den Großherzog sogar einen Heiratsantrag übermitteln, der aber abgelehnt wird. Goethes Sohn und Schwiegertochter sind über diese Ereignisse verständlicherweise bestürzt; wohl weniger wegen der vermeintlichen oder tatsächlichen Lächerlichkeit, der sich der fast 74jährige Freier aussetzt, sondern aus schlichten finanziellen Erwägungen heraus: Eine erneute Heirat Goethes hätte für sie ein vermindertes Erbteil bedeutet. So mag es nach Goethes Rückkehr zu heftigen Vorwürfen und Auseinandersetzungen gekommen sein, die Goethe nach der Aufgabe seiner Heiratspläne noch mehr in tiefe Depressionen gestürzt haben dürften. Was in Goethe in diesen Wochen vorgeht, läßt sich nur erahnen. Sein Tagebuch berichtet lediglich von gewöhnlichen Tätigkeiten und Unternehmungen; kein Wort über seine Liebe, seine Hoffnungen, seine Enttäuschung. Nur in dem Ausdruck »etwas tumultuarischer Abschied« in der Notiz vom 5.9.1823 (WA III.9,109) klingt eine tiefere Schicht an. Aber schon auf der Rückreise beginnt er mit der Arbeit an einem seiner großartigsten Gedichte, in dem er seine jüngsten Erlebnisse dichterisch gestaltet; es ist die *Marienbader Elegie* (WA I.3,21ff.), von der er noch im September eigenhändig eine Reinschrift anfertigt, diese binden läßt und sie zunächst nur ausgesuchten Freunden und Vertrauten zeigt. Als ihn im

hartnäckige Verstopfung. Das einfachste Mittel hat die Entscheidung herbeigeführt. Als nämlich Rehbein den Kranken in den letzten Zügen glaubte (am Sonntage) [also am 23.2.], entschloß er sich, ihm ein Klistier geben zu lassen, bloß um ihm eine augenblickliche Erleichterung zu verschaffen. Als dieses seine Wirkung getan, fühlte Rehbein ihm an den Puls und erschrak (nach seiner eigenen Aussage), denn der Puls ging wie eines völlig Gesunden. Von diesem Augenblick an ging die Besserung mit Riesenschritten vorwärts.« (Bo 3,145f.)

November Zelter besucht, läßt er sich von diesem das Gedicht wieder und wieder vorlesen und befreit sich so aus seiner tiefen depressiven Verstimmung.

Nun aber wieder zurück zum Marienbader Aufenthalt. Karoline von Humboldt trifft Goethe nach längerer Zeit wieder und berichtet darüber ihrem Mann: »Ich fand ihn wohl aussehen, besonders wenn man seinen Zustand im Winter bedenkt, wohler und etwas voller im Gesicht als im Jahr siebzehn, wo ich ihn zuletzt sah, und wirklich weniger alt und verfallen in den Zügen als in Rauchs Büste. Dennoch fand ich in einer gewissen Weichheit des Ausdrucks, in dem leicht sich mit Feuchtigkeit füllenden Auge, in einer gewissen Unsicherheit der Bewegungen Spuren des vorgeschrittenen Alters ... Wie scheinbar kräftig der schöne Greis auch dastand, es kam mir doch vor, als sei sein irdisch Ziel nicht fern mehr. Sein Auge fand ich sehr verändert, nicht trübe, aber um die Pupille herum einen weiten blaßblauen Kreis – mir war, wie ich hineinschaute, als suche das Auge ein anderes Licht und andere Sonnen.« (Bo 3,153) Einige dieser Beobachtungen lassen sich als Zeichen einer dem Lebensalter Goethes durchaus entsprechenden Hirnarteriosklerose deuten. Der »blaßblaue Kreis« ist natürlich der Arcus senilis, der schon früher bei ihm beschrieben worden ist. Goethe selbst fühlt sich wohl, beflügelt durch seine Liebe zu Ulrike und erfreut über die Bekanntschaft mit einem neuen Arzt, einem Dr. Heidler, von dem er sich über die anzuwendenden Kurmaßnahmen beraten läßt und den er, wie eigentlich noch jeden Arzt, den er neu kennenlernt, in seinem Tagebuch und in seinen Briefen lobend erwähnt.[181] In einem launigen Brief an seine Schwiegertochter vom 4.8.1823 berichtet Goethe über das Leben und Treiben der Kurgäste; man muß zwischen den Zeilen lesen, was Ottilie sicherlich leichtfiel, zumal das Gerücht, über das Karoline von Humboldt berichtet (Bo 3,153), Goethe habe bereits Ulrike geheiratet, gewiß auch nach Weimar gedrungen ist: »Das Schönste kam aber doch hier oben

181 Zeitlebens gilt für ihn, was er in jungen Jahren im *Jahrmarktsfest zu Plundersweilern* dichtete:

»Läßt sich die Krankheit nicht curiren,
Muß man sie eben mit Hoffnung schmieren.
Die Kranken sind wie Schwamm und Zunder;
Ein neuer Arzt thut immer Wunder.« (WA I.16,9)

Nur selten finden sich Äußerungen wie die folgende, die Kanzler von Müller unter dem Datum des 5.4.1824 überliefert: »Wer nicht verzweifeln könne, müsse nicht leben; nur christlich sich ergeben, sei ihm das Verhaßteste. Ich fragte, ob er mit diesem Glauben glücklich sei? ›Aufs Glück kommt es nicht an, es handelt sich nur vom Dasein und von der wahren Beschaffenheit der Dinge; ich will nicht hoffen und fürchten wie ein gemeiner Philister, das Geschwätz der Ärzte und ihr Trösten ist mir zuwider.‹« (77,123)

bey uns zu Stande, wo ein Tanzthee von Herren und Damen zahlreich besucht ward. Es ist wahr, man trank Thee und tanzte; allein später ward ein kaltes Abendessen an kleinen Tischen aufgestellt, köstlich bereitet und mit gutem Wein geschmückt, da denn zuletzt der König, unter dem Schall der Champagnerpfröpfe, dreymal hoch lebte, wozu die lärmenden Trompeten den Ausschlag gaben. – Ich gelangte erst um Mitternacht zu Hause, woraus du errathen wirst, daß außer Tanz, Thee, Abendessen und Champagner, wovon ich nichts mitgenoß, sich noch ein Fünftes müsse eingemischt haben, welches auf mich seine Wirkung nicht verfehlte. Der Tanz war anmuthig und wohlbelebt; prächtige, zierliche, niedliche Tänzerinnen mehrerer Nationen thaten sich hervor, dich hätte ich wohl zu einer sehr artigen Polin gesellen mögen. – Überhaupt trifft dießmal so vieles zusammen, daß du dich auch ganz wohl gefunden hättest. Des Großherzogs Anwesenheit gibt unserer Terrasse entschiedene Bedeutung; hier oben wohnen meist nur Freunde des Hauses, und so ist man immer in guter und ansehnlicher Gesellschaft. Für den Fürsten fand sich einiges Anziehende, der Herzog von Leuchtenberg nahm keinen Anstand, sich auch etwas Hübsches auszusuchen; und wenn der Graf St. Leu besser auf den Füßen wäre, so, dächt ich, könnte auch ihn das allgemeine Schicksal der Bezauberung hinreißen, welche sogar unsern Nachbar v. Helldorf ergriffen. – Zum völligen Schluß dürfte noch eine Verlobung statt finden;[182] die Braut wäre hübsch und reich genug, der Bräutigam nicht von den Schlimmsten; dem ich das doppelte Glück gerne gönnen wollte. – Hiermit bin ich also am Ende meiner Comödie, die sich wenigstens auf eine befriedigende Weise nach altem Herkommen abzuschließen trachtet. Lebe wohl, schreibe mir bald mit ähnlicher Confidenz. Ich habe nicht Lust zunächst von hier wegzugehen; schöne Wohnung, die beste Nachbarschaft und seit einiger Zeit das herrlichste Wetter. Von meinem Befinden will ich nichts sagen; aus Vorstehendem erhellt, daß meine Gebrechen mich wenigstens nicht hindern vergnügt, ja beynahe glücklich zu seyn. Grüße Ulriken [Ottilies Schwester], deren Name als vorzüglichstes Ingredienz dieser Zustände sich täglich beweist.« (WA IV.37,148ff.) Drei Tage später wird auf Rehbein und seine Braut getrunken, und es scheint, daß Goethe sich diesmal beim Trinken nicht zurückhält;[183] natürlich kann aber auch etwas anderes vorgelegen haben, da Goethe wegen übermäßig genossenen Alkohols kaum einen Arzt konsultiert hätte.

182 Rehbein wird sich wenig später verloben; insofern bezieht sich Goethe hier auf ein konkretes Ereignis.

183 Im Tagebuch wird notiert: 7.8.: »... des Paares Gesundheit getrunken. Bekam mir nicht. Schlimme Nacht.« – 8.8.: »Befand mich nicht wohl, schlimme Nacht.« – 9.8.:

Es fällt ihm schwer, sich das Scheitern seiner Heiratspläne einzugestehen; noch am 9.9.1823 schreibt er an Ulrikes Mutter: »Auch der Tochter möcht ich noch sagen: daß ich sie immer lieber gewonnen, je mehr ich sie kennen gelernt; daß ich sie aber kenne und weis was ihr gefällt und misfällt, wünscht ich ihr persönlich zu beweisen, in Hoffnung glücklichen Gelingens.« (WA IV.37,215) Am nächsten Tag schickt er sechs Blätter (WA IV.37,215ff.) an Ulrike selbst, darunter ein kurzes Gedicht. Darin gibt er seiner Hoffnung Ausdruck, im nächsten Jahr wiederzukommen – was wohl das Eingeständnis des Scheiterns seiner Pläne bedeutet. Sein großes Gedicht, die *Marienbader Elegie*, ist schon seit einigen Tagen im Entstehen. Er weiß, daß es ein Abschied für immer ist – nicht nur von Ulrike allein. Kanzler von Müller berichtet unter dem Datum des 6.10.1823 über ein kurz zuvor mit Goethe geführtes Gespräch: »Gegen Abend ... nahm er mich beiseite und sprach viel und herzlich über seine Neigung (oder ›Hang‹, wie er es nennt) zu Fräulein Levetzow. ›Ich werde darüber hinauskommen‹, sagte er; ›ich weiß es, aber es wird mir noch viel zu schaffen machen.‹ Nachher beredete er mit mir die Einleitung zu einem ›ewigen Tee‹, den er diesen Winter alle Tage geben will, wo von 6 Uhr an die Freunde und Freundinnen uneingeladen willkommen sein sollen.« (Bo 3, 158) Als ihn Müller wenige Tage später auf diesen Plan anspricht, muß er zu seiner Bestürzung erkennen, daß Goethe alles vergessen hat. Auch die hier sich zeigende Gedächtnisschwäche muß wohl auf Hirnarteriosklerose zurückgeführt werden.

Im Oktober wird Goethe von Reinhard besucht, der über die Begegnung berichtet: »Ich habe ihn so wiedergefunden, wie er vor vierzehn Jahren war, nur daß er magerer geworden ist und die Runzeln etwas tiefere Furchen über sein Gesicht gezogen haben; im übrigen dasselbe Feuer im Blick, dieselbe Kraft in der Haltung und Bewegung und derselbe Metallton der schönsten Stimme, die ich jemals gehört habe ... – Es ist in der Tat in diesem Wesen etwas Fürstliches ... – Er hat ihnen [d. h. seiner Familie] neulich eine Aufregung ins Haus gebracht, die selbst nach außen gedrungen ist. Er war im Bade mit einer jungen und hübschen Person bekannt geworden, und es hieß, daß er sie eingeladen hätte, nach Weimar zu kommen, und daß er sie heiraten wolle. Es ist nichts daran; aber da die Aufregung ihm mißfallen hat, hat er sich den Spaß gemacht, sie zu verlängern.« (Bo 3,162f.) Soret berichtet am 11.11.1823, daß Goethe schon ziemlich lange kränkle,[184] und Wilhelm von Humboldt schreibt am nächsten Tag seiner

»Schlechtes Wetter. Dr. Heidler über meine Zustände gesprochen und sehr verständige Anordnungen gemerkt.« – 10.8.: »Zeitig aufgestanden. Gutes Befinden.« (WA III.9,90f.)

Frau: »Ich habe Goethen, liebe Li, leider krank gefunden. Er hat seit zehn bis zwölf Tagen einen Husten, der ihn sehr mitnimmt; er wirft nicht aus dabei, hat kein Fieber, obgleich vollen Puls und krampfhafte Anwandlungen, so daß ihm die Nägel oft blau sind. Er klagt besonders über schlaflose Nächte, die mit dem Husten natürlich verbunden sind ... Sein Aussehen kann ich demungeachtet nicht sehr verändert finden. Auch spricht er heiter, sobald ihn der Gegenstand belebt ... – Im Gespräch habe ich ihn wie sonst gefunden, höchst interessant und leicht zu großer Teilnahme zu bringen, aber abgebrochen, so daß man das einzelne zusammenlesen und sich sehr hüten muß, ihn nicht durch ein dazwischengeworfenes Wort aus seinem Ideenzusammenhang zu bringen.« (Bo 3,166) Die von Humboldt genannten Symptome weisen auf eine erneute kardiale Dekompensation hin, die derartige Ausmaße annimmt, daß Goethe nachts nur mit erhöhtem Oberkörper im Sessel schlafen kann.[185] Soret zufolge[186] klagt Goethe über Schmerzen in der Herzgegend, und in einem Brief einer Weimarer Hofdame vom 17.11.1823 heißt es, Goethe leide an »Husten und Schnupfenfieber« (Bo 3,168). W. v. Humboldt schreibt seiner Frau an

184 »Abend bei Goethe im engsten Kreise; er kränkelt schon ziemlich lange und leidet noch immer sehr; seine Füße sind in die wollene Decke eingewickelt, die er seit der berühmten Campagne in Frankreich besitzt und die ihn überallhin begleitet.« (106,80)

185 In Goethes Tagebuch finden sich folgende Eintragungen zum Gesundheitszustand: 6.11.: »Gegen Abend befand ich mich nicht zum Besten.« – 7.11.: »Befand mich nicht zum Besten.« – 9.11.: »Geh. Hofrath Huschke nach meinem Befinden sich erkundigend und einiges verordnend ... Bey schlechtem Befinden soviel als möglich die Arbeiten gefördert.« – 10.11.: »Wegen Hustens die Nacht übel geschlafen.« – 12.11.: »Kam Hofrath Rehbein, seine Krankheit erzählend, meine überlegend und verschreibend ... Im Sessel gedämmert.« – 13.11.: »Schlimme Nacht.« – 18.11.: »Blieb die Nacht sitzend im Sessel.« – 19.11.: »Brachte die Nacht abermals im Sessel zu.« – 20.11.: »Ließ Blutigel setzen. Ruhte nachher, blieb aber nachher im Sessel.« – 21.11.: »Ruhte einige Zeit im Sessel ... Nachts im Sessel.« – 22.11.: »Brachte im Sessel zu.« – 24.11.: »Kein besseres Befinden.« – 25.11.:. »Nachts im Sessel zugebracht.« – 26.11.: »Versuch im Bette liegend zu schlafen. War nicht durchzuführen.« – 27.11.: »Schlief die Nacht im Sessel.« – 30.11.: »Die Elegie gelesen und wieder gelesen ... Sodann mit Zelter die Elegie nochmals gelesen. Nachts in die hintern Zimmer gezogen. Zum erstenmal wieder im Bette geschlafen.« – 2.12.: »Den Seitenschmerz gepflegt.« – 3.12.: »... unwohl ...« – In den folgenden Tagen ist mehrmals vermerkt: »Gebadet.« (WA III.9,141ff.)

186 »Goethe ist noch immer nicht besser. Die Kaiserliche Hoheit sandte mich heute abend zu ihm, um ihm durch die Betrachtung prächtiger goldener Medaillen aus Rußland ein wenig Zerstreuung zu verschaffen. Er klagt über Schmerzen in der Herzgegend; genau so habe seine schwere Erkrankung begonnen. ‚Dieser Schmerz', sagt er, ‚hindert mich, hintereinander zu arbeiten, ich kann nicht einmal längere Zeit lesen, und wenn ich mich meinen Gedanken hingeben will, muß ich das gewissermaßen hinterrücks tun und unversehens in erträglichen Augenblicken.' Eckermann war bei ihm.« (106,81)

diesem Tag erneut einen ausführlichen Brief, worin es heißt: »Goethe hat auf nichts Appetit, nicht auf Bouillon, Fleisch, Gemüse; er lebt von Bier und Semmel, trinkt große Gläser am Morgen aus und deliberiert mit dem Bedienten, ob er dunkel- oder hellbraunes Köstritzer oder Oberweimarisches Bier, oder wie die Greuel alle heißen, trinken soll. Doch geht er meist in eine andere Stube dazu, wenn ich da bin. Die Scheu geht doch in einer menschlichen Brust nicht ganz aus. – Über seine Gesundheit war man heute und gestern bedenklicher als früher; ich glaube aber, mit Unrecht. Mir schien er eher besser. Unmittelbare Gefahr ist bei diesem Übelbefinden nicht, nur die, daß dieser Husten Anzeige anfangender Brustwassersucht sei oder Ursach davon werde ... – Es ist schrecklich, daß die Ursach von Goethes Krankheit höchstwahrscheinlich eine einzige Erkältung ist, von der ich Dir auch mündlich erzählen werde. Er kann nicht genug sagen, wie wohl und tätig er vorher war. Es ist peinlich zu hören, daß er alle Augenblick ›Ach Gott! ach Gott!‹ sagt. Doch ist das mehr Angewohnheit; denn er klagt nicht über Schmerzen.« (Bo 3,169)

Eine Zusammenfassung dieser Berichte führt zu dem Schluß, daß es nach grippalem Infekt zu einer Dekompensation der seit langem bei Goethe bestehenden Herzinsuffizienz und Nierenbeckenentzündung gekommen ist.[187] Bemerkenswert ist, daß Goethe in diesen Tagen, seinem Tagebuch zufolge, durchaus seinen üblichen Beschäftigungen und gewohnten Arbeiten nachgeht. Am 20. November läßt er sich Blutegel setzen. (WA III.9,146) Vier Tage später kommt Zelter zu Besuch und findet, wie er später Goethe schreibt, »einen, der aussieht, als hätte er Liebe, die ganze Liebe mit aller Qual der Jugend im Leibe.« (Gespr III.1,633) Immer wieder liest er in den nächsten Tagen Goethe die »Elegie« vor und sieht ihn »von Stund an, zur Verwunderung der Ärzte, so schnell sich erholen, daß ich ihn in der Mitte Dezembers in völliger Munterkeit verlassen durfte.« (Gespr III.1,638) August schreibt am 3.12.1823 rückblickend: »Leider haben wir von der Mitte des vorigen Monats wieder traurige Tage in Hinsicht auf des Vaters Gesundheit verlebt, und da der Vater so wohl aus Marienbad wiedergekommen war und wir die schönsten Hoffnungen für diesen Winter hegten, so war das eintretende Übelbefinden um desto unerwarteter. Eine Erkältung war die Ursache, nach welcher sich ein Katarrh einstellte, der immer heftiger wurde und zuletzt das Liegen im Bett unmöglich machte. So mußte der Vater wieder über vierzehn

187 W. v. Humboldt überliefert in einem Brief vom 25.11.1823 die Meinung Huschkes, »daß das Hauptübel in den Nieren sitze, daß eine bereits ganz zerstört und die andere auf dem Wege dahin sei, daß Wassersucht mithin die unfehlbare Folge sei«; Huschke glaube nicht, daß Goethe »länger als ein Jahr leben könne.« (Bo 3,173)

Tage die Nächte sitzend zubringen, welches ihn immer mehr ermattete. Es traten nun auch Schmerzen in den Nieren ein, und ein krampfhafter Husten erhöhte die Schmerzen und machte den Zustand bedenklich. Leider lag auch in der ersten Zeit der Krankheit der Arzt meines Vaters an einer Augenentzündung nieder und konnte daher den Vater nicht besuchen. Jetzt ist alles wieder auf dem Weg der Besserung. Der Katarrh und Husten sind völlig beseitigt, und der Vater schläft seit mehreren Nächten wieder liegend in seinem Bette, wodurch die Kräfte sehr zugenommen haben. Auch nimmt er schon wieder teil an allem. Nur ist noch ein Schmerz in der rechten Seite, der ihn belästigt, welchen die Ärzte aber durch angeordnete Bäder zu beseitigen hoffen.« (Bo 3,176f.) Bei diesem Schmerz in der rechten Seite, den Goethe selbst auch im Tagebuch erwähnt, hat es sich wohl um die Folge einer Nierenbeckenentzündung gehandelt, die vermutlich in Zusammenhang mit der Infektion der oberen Luftwege zu sehen ist.

Organische und psychische Anteile an Goethes Erkrankung im November 1823 sind letztlich wohl kaum zu trennen.[188] Die körperliche Dekompensation folgt bald auf das Erscheinen einer polnischen Pianistin, die Goethe bereits in Böhmen kennengelernt hat und deren Klavierspiel ihn jetzt in Weimar an jene zunächst als so beglückend erlebten Tage erinnert. In einem Dankschreiben an Zelter vom 9.1. 1824 für dessen Anteilnahme an seiner Erkrankung führt Goethe deren Ursache auf eine besondere Disposition zurück: »Ich aber muß mir selbst sagen: daß ich mich auch früher d. h. gleich nach meiner dießmaligen Rückkunft hätte schonen sollen und mich jetzt zu schonen habe; denn die große Erregbarkeit, die sich schon in Böhmen, wie du weißt, an der Musik manifestirte ist's doch eigentlich die mir Gefahr bringt; ob ich ihr gleich nicht feind seyn kann, da ich ihr denn doch eigentlich jenes Gedicht verdanke, an dem Gefühl und Einbildungskraft von Zeit zu Zeit sich so gern wieder anfrischt.« (WA IV. 38,13)

Der Brief zeigt, daß Goethe seine seelische Erschütterung bereits gut verarbeitet hat. Auch die schweren körperlichen Erkrankungen dieses Jahres hindern ihn nicht, die ihm noch verbleibenden Jahre in bewundernswerter Aktivität und Schaffenskraft zu verleben. Dies ist um so erstaunlicher, als ihm noch weiteres großes körperliches und psychisches Leid bevorsteht.

188 Ganz abgesehen von der Frage, ob eine derartige Trennung sinnvoll und prinzipiell überhaupt möglich ist.

Letzte Lebensjahre (1824 – 1831)

1823 hat Goethe seine letzte Badereise unternommen. Die folgenden Jahre wird er Weimar und Jena nur noch selten verlassen. Der Verzicht auf weitere Kurreisen ist gewiß nicht damit zu erklären, daß er sich derart wohlgefühlt habe, um ihrer nicht mehr zu bedürfen, wie dies Oberhoffer (81,121) behauptet; viel wahrscheinlicher ist, daß er nach der schweren Enttäuschung im Sommer 1823 die böhmischen Kurorte nicht mehr aufsuchen möchte, und ein noch gewichtigerer Grund mag darin zu sehen sein, daß ihm die Strapazen einer längeren Reise einfach zu groß geworden sind. Man darf nicht vergessen, daß wir es inzwischen mit einem von vielerlei Gebrechen geplagten 75jährigen Mann zu tun haben. Zwar gibt es auch aus diesen Jahren immer noch Beschreibungen ehrfürchtiger Besucher, die glauben lassen möchten, Goethe sei sogar jetzt noch ein strahlender Jupiter und jünglingshafter Apoll – wenn er es denn jemals war –, aber die Glaubwürdigkeit derartiger Berichte darf sicherlich nicht besonders hoch angesetzt werden. Der Wahrheit näher dürfte da schon ein Bericht Heinrich Heines über einen Besuch bei Goethe am 2.10.1824[189] kommen, auch wenn hier vielleicht befürchtet werden muß, daß ein Ausschlag in das andere Extrem vorliegt; der Brief ist datiert vom 26.5. 1825: »Über Goethes Aussehen erschrak ich bis in tiefster Seele, das Gesicht gelb und mumienhaft, der zahnlose Mund in ängstlicher Bewegung,[190] die ganze Gestalt ein Bild menschlicher Hinfälligkeit. Vielleicht Folge seiner letzten Krankheit. Nur sein Auge war klar und glänzend.« (Bo 3,193) Hier ist ein anderer alter Mann beschrieben als der, den das berühmte Gemälde des bayerischen Hofmalers Stieler zeigt, das dieser im Sommer 1828 im Auftrag König Ludwigs I. gemalt hat.

Zumindest in medizinischer Hinsicht auch wenig glaubwürdige Berichte liefert Eckermann, der 1823 in Goethes Kreis eintritt, oft täglich mit ihm zusammen ist und später dann seine »Gespräche mit Goethe in den letzten Jahren seines Lebens« (17) veröffentlicht. Aus diesem Grund finden sich in der Folge kaum Zitate aus diesem Buch; ein weiterer liegt darin, daß Eckermann nur selten auf Goethes Gesundheitszustand eingeht und dann meist auch nur, um zu betonen, wie körperlich und geistig rüstig Goethe selbst in diesem hohen Alter noch ist. Auch Eckermanns Briefe an seine Braut zeigen, daß er zu

189 Die Datierung geschieht nach Goethes Tagebuch. (WA III.9,277)

190 Es könnte sich um orofaziale Dyskinesien handeln, die bei alten Menschen häufig zu beobachten sind.

sehr im Bann seines vergötterten Goethe steht, als daß sich daraus, von Einzelfällen abgesehen, hinreichend verläßliche Angaben über Goethes körperliches und psychisches Befinden entnehmen ließen. Diese Braut muß übrigens jahrelang warten, bis November 1831, ehe Eckermann, dann schon 39 Jahre alt, sich entschließt, sie zu heiraten und nach Weimar nachkommen zu lassen. Goethe scheint daran interessiert gewesen zu sein, die Heirat möglichst lange hinauszuschieben, da er sicher nicht zu Unrecht der Meinung war, ein lediger Eckermann ließe sich besser für seine Zwecke, vor allem die Vorbereitung der »Ausgabe letzter Hand«, benutzen als ein verheirateter. Die Braut hat dies wohl geahnt, und so ist es nicht verwunderlich, wenn aus ihren Briefen keine Sympathie zu Goethe spricht.

Eine medizinhistorisch äußerst interessante Quelle über Goethes letzte Lebensjahre und seinen Tod gibt es von Carl Vogel, seit 1826 Leibarzt des Großherzogs und auch Hausarzt und häufiger Besucher Goethes, der ihn, wie einer Tagebucheintragung vom 12.7.1827 (WA III.11,84) zu entnehmen ist, halbjährlich honoriert. Vogel hat 1833 in Hufelands *Journal der practischen Heilkunde* einen ausführlichen Bericht über »Die letzte Krankheit Goethe's« (115) veröffentlicht und darin auch vielfache Mitteilungen über Goethes Gesundheitszustand seit 1826 gemacht. Aus diesem Bericht wird in der Folge häufig zitiert werden, wobei bei aller, teilweise erstaunlich großen Offenheit bedacht werden muß, daß der ehemalige Leibarzt des 1828 verstorbenen Weimarer Großherzogs doch manches bei der Beschreibung von dessen Jugendfreund und Staatsminister verschwiegen haben dürfte. Außergewöhnlich ist ein derartiger Bericht allemal, da er den Vorwurf des Bruchs der ärztlichen Schweigepflicht hervorrufen muß. Man hat vermutet, daß sich Vogel damit gegen Vorwürfe zur Wehr setzen wollte, er habe Goethe falsch behandelt. Goethe selbst jedenfalls fühlt sich bei Vogel in guten Händen, sieht ihn gern in seinem Haus und unterhält sich mit ihm, wie das Tagebuch zeigt, über unterschiedliche medizinische Themen, verschiedene Krankheiten und deren Therapie.[191] Eckermann erwähnt in seinen *Gesprächen* unter dem Datum des 24.1.1830 eine rühmende Äußerung: »Goethe sprach darauf über

191 Es seien nur einige Beispiele genannt, die Goethes Interesse an medizinischen Problemen belegen: 21.11.1827: »Abends Herr Rath Vogel, mit demselben hauptsächliches Gespräch über die Fieber, deren Eigenheiten, Namen, Verlauf und Kur.« (WA III. 11,139) - 29.12.1827: »Hofrath Vogel consultirt. Mit demselben über Naturwissenschaft überhaupt und Medizin im besondern.« (WA III.11,155) - 31.1.1829: »Mittag Hofrath Vogel, seine neure medicinische Ansichten vortragend, die ich an meine allgemeinen Begriffe anzuschließen trachtete. Es war wirklich angenehm, sich in der Terminologie wechselseitig zu nähern, denn eigentlich unterscheidet man ja nur und vereinigt sich

seine Gesundheit und pries sich glücklich, sich fortwährend vollkommen wohl zu befinden. »Daß ich mich jetzt so gut halte«, sagte er, »verdanke ich Vogel; ohne ihn wäre ich längst abgefahren. Vogel ist zum Arzt wie geboren und überhaupt einer der genialsten Menschen, die mir je vorgekommen sind. Doch wir wollen nicht sagen, wie gut er ist, damit er uns nicht genommen werde.« (17,336f.)[192]

Den Verzicht auf seine gewohnten Badereisen versucht Goethe dadurch zu kompensieren, daß er sich bemüht, sich zu Hause an diätetische Regeln zu halten. Vogel berichtet (115,27), Goethe habe jährlich 400 Flaschen Kreuzbrunnen getrunken. Wie schon in früheren Jahren, so betont Goethe auch jetzt immer wieder, »diätetisch« zu leben, worunter natürlich die ganze Lebensweise, nicht nur die Nahrung, gemeint ist. Was diese betrifft, so nimmt er es damit auch jetzt im höheren Alter wohl nicht so gar genau. Eckermann schreibt am 12.3. 1824 an seine Braut: »Goethe ist sehr munter, vorgestern mittag bei Tisch aß er in Hemdsärmeln und war sehr jugendlich heiter. Bei Tische teilt er manches mit mir und gibt mir von seinem Teller. Wenn ich abends komme, läßt er gleich eine Bouteille Wein bringen. Der alte Hofrat Meyer trinkt keinen; Kanzler von Müller Zuckerwasser; Goethe und ich trinken dann alleine.« (Bo 3,180) Goethe bleibt bis zuletzt ein nicht gerade mäßiger Weintrinker. Vogel berichtet über seinen Weinkonsum: »In frühern Jahren trank Goethe viel Wein und andere geistige Getränke. Als ich ihn kennen lernte, war er in Genüssen dieser Art schon sehr mäßig, ja man könnte behaupten, zu furchtsam. So versagte er sich z. B., ohne alle Noth die Befriedigung eines, Abends um 6 Uhr, – zu welcher Zeit er früher viele Jahre hindurch im Theater stets Punsch getrunken hatte, – nicht selten wiederkehrenden, manchmal sehr lebhaften Verlangens nach diesem Getränk;

in Worten.« (WA III.12,15) – 7.2.1829: »Mittag Herr Hofrath Vogel. Die herkömmlichen pharmazeutischen Gespräche fortgesetzt.« (WA III.12,20) – 26. 6.1830: »Mittags Herr Hofrath Vogel. Das schon mehrmals angeregte Gespräch wegen der Zurechnung, Strenge und Milde in Criminalfällen; in der Überzeugung stimmte er völlig mit mir überein. Mir sind seine besonderen praktischen technischen Kenntnisse höchst schätzenswerth.« (WA III.12,263) – 4.9.1830: »Mittag Hofrath Vogel. Nach Tische wichtige Unterhaltung über Krankheit, Mittel und Heilung, immer mehr Aufklärung über seine Behandlungsweise.« (WA III.12,298) – 28.12.1830: »Mittag Herr Hofrath Vogel. Fortgesetzte Unterhandlung über Krankheiten, Heilmittel und Heilmethoden.« (WA III.12,351) – 20.11. 1831: »Hofrath Vogel. Die bißherigen Betrachtungen über Krankheit und Heilmittellehre fortgesetzt. Fischers von Erfurt Abhandlung deßhalb.« (Ein Augenarzt, den Goethe mehrmals konsultiert hat; WA III.13,174)

192 Man kann davon ausgehen, daß Eckermann hier einen authentischen Goethe-Ausspruch überliefert, da nicht anzunehmen ist, er hätte ihm eine derart saloppe Ausdrucksweise untergeschoben.

so wagte er ferner aus ganz unbegründeter Furcht in den allerletzten Jahren nicht mehr, Champagner auch nur zu kosten, obschon er denselben sehr liebte. Oft mit ihm allein zu Tische, habe ich, – was das Trinken anbelangt, – den Kampf zwischen Appetit und Besorgniß ohne Ausnahme für die letztere siegreich ausfallen sehen, obgleich ich mich selbst meistens mit auf die Seite des Appetits schlug. Einen Tag, wie den andern, begnügte sich Goethe bei dem Frühstück mit einem Glase Madeira, und bei dem Mittagsessen mit einer gewöhnlichen Flasche leichten Würzburger Tischwein. Nur selten nahm er auch wohl noch ein ganz kleines Gläschen Tinto di Rota zum Nachtisch. Kaffee und zwar mit Milch trank er nur zum Frühstück. Nach der Mahlzeit genossen, verursachte ihm derselbe von Jugend an Beängstigungen. Bier und andere Getränke, dann und wann ein Glas Wasser ausgenommen, habe ich Goethe, wenn er sich wohl befand, in den letzten fünf Jahren seines Lebens niemals trinken sehen.« (115, 22f.) Angesichts dieser so auffällig um Beschwichtigung bemühten Sätzen wird verständlich, weswegen Thomas Mann sichtlich beklommen feststellen mußte, daß Goethe »für unsere Begriffe beinahe ein Alkoholiker« (71,734) gewesen sei. Vogel fährt fort: »Einer gleichen Abstinenz befliß er sich weder hinsichtlich der Auswahl noch hinsichtlich der Menge der von ihm genossenen Speisen. In der That aß Goethe sehr viel, und selbst dann, wenn er sich über Mangel an Appetit ernstlich beklagte, häufig doch noch weit mehr, als andere, jüngere, gesunde Personen. Er liebte vorzugsweise Fische, Fleisch, Mehlspeisen, Kuchen und Süßigkeiten. Diätfehler begangen zu haben, räumte er niemals ein, wie häufig er sich derselben auch schuldig machte. Seine Unenthaltsamkeit im Essen bewirkte natürlich nicht gar selten Indigestionen. Dem häufig überfüllten Unterleibe kam man täglich durch Pillen und Asa foetida, Rhabarber und Jalappenseife und durch Klystiere zu Hülfe; nach den Umständen wurden zuweilen auch noch etliche Theelöffel weinige Rhabarbertinctur, oder auch eine Portion Bittersalz nothwendig.« (115,23)

Vielleicht liefert die mangelnde Zurückhaltung bei den Mahlzeiten die Erklärung für das im Januar 1824 im Tagebuch erwähnte heftige Erbrechen.[193] Im April beginnt Goethe mit einer häuslichen Badekur und trägt jeweils die »Nummer« ins Tagebuch ein; die letzte Eintragung findet sich am 7. Mai: »Gebadet No. 5.« (WA III.9,214) Auch im Juli wird noch mehrfach notiert: »Gebadet.« Im Juni besucht ihn der Bild-

193 Im Tagebuch heißt es: 29.1.: »Bey'm Aufstehen heftiges Erbrechen. Die Thätigkeit des Tags gelähmt. Im Bette zugebracht. Ärztliche Anordnungen befolgt.« – 30.1.: »Leidlich geschlafen. Besseres Befinden; doch im Bette geblieben. Die Ärzte.« – 31.1.: »Aufgestanden.« (WA III.9,172f.)

hauer Rauch, der einige Jahre zuvor eine Marmorbüste Goethes angefertigt hatte, und notiert sich: »Seit dem beinahe dreijährigem Nichtsehen Goethes fand ich ihn unverändert, geistig lebendig, heiter in fast ununterbrochener ausdauernden Tätigkeit, körperlich wohl, in bewunderungswürdiger Gradehaltung des Körpers, beweglich, das Auge lebendiger im Ausdruck, als vor drei Jahren in Jena ich's fand, die Farbe des Gesichts fast jugendlich blühend gerötet, daß ich mich der Büste schämte, vor drei Jahren modelliert, welche mir gegen die Natur veraltet vorkam.« (Gespr III.1,701) Diese »fast jugendlich blühend gerötete Gesichtsfarbe« Goethes ist sicherlich eher als Ausdruck einer schon seit vielen Jahren bestehenden Hypertonie und wohl auch Polyglobulie aufzufassen, wie schon mehrmals erwähnt, und die »Gradehaltung des Körpers« ist vermutlich eine Zwangshaltung aufgrund der ebenfalls seit vielen Jahren bestehenden rheumatischen Beschwerden, die inzwischen – das kann jedenfalls angenommen werden – zu degenerativen Gelenkveränderungen geführt haben.

Am 19.7.1824 notiert Goethe ins Tagebuch: »Abends geschröpft.« (WA III.9,245) Dies wird in den folgenden Jahren noch mehrmals erwähnt. Mit Schröpfen erzielt man eine örtliche Blutableitung, erreicht also an den entsprechenden Körperstellen eine bessere Durchblutung. Von größeren Krankheiten bleibt Goethe in diesem Jahr verschont, und zufrieden schreibt er in einem Brief vom 7.11.1824: »Von mir darf ich sagen daß ich diesen Sommer und Herbst in gutem Befinden, ohne den Ort wie sonst wohl zu verändern, hingebracht ...«. (WA IV.39,8) Vorübergehend plant er, im nächsten Jahr doch wieder eine Kurreise zu unternehmen. Überraschenderweise möchte er nach Bad Gastein, das er rühmend erwähnen gehört hat. Er läßt sich Gasteiner Wasser zuschicken[194] und erkundigt sich bei dem dortigen Badearzt[195] nach näheren Umständen, verfolgt dann jedoch den Plan nicht weiter. Anfang 1825 fühlt er sich wieder mehrere Tage lang nicht wohl. Seinem Tagebuch ist zu entnehmen, daß er in der »hinteren Stube« (WA III.10,6) das Essen einnimmt, was er immer tut, wenn er sich krank fühlt. Im Februar klagt er über eine Entzündung des rechten Auges und schreibt deshalb am 17.2.1825 an Rehbein: »Alsdann würde ich von meinen Gebrechen reden, da ich denn bekennen muß, daß das entzündete rechte Auge mir schmerzlich fällt; Sie hatten ja einmal in

194 Im Tagebuch heißt es unter dem 7.9.1824: »Hofrath Rehbein, Ankündigung angekommener Kasten von Gastein.« (WA III.9,265)
195 In einem Brief vom 18.12.1824, in dem es u. a. heißt: »Da ich nun fast jedes Jahr ein Bad zu besuchen pflege, so möchte ich hierdurch gar wohl versucht seyn, mich auch einmal des Ihrigen zu bedienen ... Möge ein so vielfacher Gewinn in meinen hohen Jahren mir noch werden können ...« (WA IV.39,48)

Gesellschaft mit Dr. Fischer von Erfurt ein so wohlriechendes als wohlthätiges Säckchen verordnet.« (WA IV.39,121) Vermutlich handelt es sich um eine Konjunktivitis und Blepharitis. Das Tagebuch vermeldet für den nächsten Tag Rehbeins Besuch »wegen einigem Übel« (WA III.10,20). Ansonsten ist nicht zu erkennen, daß sich Goethe durch das Augenleiden in seinen gewohnten Tätigkeiten behindert fühlt. Am 21. März, als er sich laut Tagebuch »nicht zum Besten« (WA III.10,33) befindet, brennt das Weimarer Theater ab, Goethes langjährige Wirkungsstätte. In manchen Briefen betont Goethe, dies erschüttere ihn nicht, in anderen ist dagegen seine Betroffenheit deutlich zu erkennen und auch ausgesprochen. Mitte April wird er wieder krank. Sein Zustand ist in diesen Tagen ernster, als es im Tagebuch[196] zum Ausdruck kommt. Der französische Philosoph Cousin, der Goethe in dieser Zeit besucht, notiert: »Er trug eine nachlässig geknotete farbige Krawatte, eine graue Tuchhose, einen blauen Überrock. Sein Kopf war unbedeckt. Was für ein Kopf! Breit, hoch, imponierend, wie der des olympischen Jupiter. Er kam langsam und leise heran, wies auf ein Sofa und ließ sich mit mir darauf nieder. – Bei jedem Wort, das er sprach, hustete er. Seine Stimme zitterte. Während ich ihm zuhörte, betrachtete ich ihn genau, und ich konnte die Verwüstungen beurteilen, die acht Jahre [seit Cousins letztem Besuch] an dieser großen und starken Gestalt angerichtet hatten. Jedes Wort fiel ihm schwer. Er sah leidend aus; ich sagte es ihm. ›Nein, ich leide nicht zu sehr. Aber das Alter! Ich muß mich nur in acht nehmen, darf mich nicht zu lange mit etwas befassen und muß mich im Gleichgewicht halten, um den Beschäftigungen nachzugehen, deren ich noch fähig bin.‹« (Bo 3,192) Wahrscheinlich leidet Goethe an einer Stauungspneumonie. Der laut Tagebuch am 18. April (WA III.10,44) durchgeführte Aderlaß, also eine kreislaufentlastende Maßnahme, bringt Linderung, wie Kanzler von Müller in einem Brief vom 29.4.1825 mitteilt: »Goethen hat er [nämlich Cousin] leider nur wenig gesehen, da er schon zehn Tage sehr unwohl ist. Er hatte einen Anfall von Lungenentzündung, den ein Aderlaß glücklich hob; allein er ist doch noch sehr matt und reizbar

196 Im Tagebuch heißt es in diesen Tagen: 13.4.: »Abends mein Sohn und Fräulein Ulrike, auch Hofrath Rehbein. Zeitig zu Bette.« – 14.4.: »Einige ärztliche Anordnungen befolgt ... Geschröpft ... Der Katarrh vermehrte sich, ich mußte mich ruhig halten und ging zeitig zu Bette.« – 15.4.: »Blieb im Bette. Verschiedener Zuspruch vom Arzte, den Kindern.« – 16.4.: »Stand bey Zeiten auf und brachte die laufenden und liegenden Dinge bey Seite.« – 17.4.: »Lange im Bette. Dann aufgestanden. Das Nöthigste besorgt. Mittag zusammen in dem hinteren Zimmer gespeist.« – 18.4.: »Übele Nacht. Im Bette geblieben. Das Nothwendigste besorgt. Aderlaß um 3 Uhr Nachmittags.« – 19.4.: »Etwas besser.« (WA III.10,43ff.)

und vorzüglich sehr mutlos und voller trüber Ahndungen. – Wie mich das bekümmert, habe ich nicht Worte genug, auszusprechen. Doch hoffen wir vieles von der bessern Witterung und reden ihm sehr zu, nach Marienbad zu gehen.« (Bo 3,193) Goethe scheint nicht abgeneigt, diesem Rat zu folgen, wie ein vorsichtiger Brief an Frau von Levetzow, die Mutter Ulrikes, vom 17.6.1825 erkennen läßt: »Alle meine Freunde wollen mich von hier weg; denn sie mercken wohl daß mir etwas fehlt das ich auswärts suchen sollte; treten die Ärzte nun gar hinzu und rathen das Gleiche; so können Sie dencken daß ich unruhig und ungedultig werde.« (WA IV.39,227) Die Antwort ist nicht bekannt. Jedenfalls geht Goethe auch dieses Jahr nicht nach Marienbad, und so muß er sich mit einer häuslichen Kur begnügen; mehrmals notiert er den Sommer über ins Tagebuch, daß er »gebadet« habe. Am 13. August ist vermerkt: »Geschröpft und stille geblieben.« (WA III. 10,91) Im September, nachdem er noch an den Feierlichkeiten zum 50jährigen Regierungsjubiläum des Großherzogs teilgenommen hat, fühlt er sich wieder einige Tage krank.[197] Am 7.11.1825 jährt sich seine Ankunft in Weimar zum fünfzigsten Mal. Auf Veranlassung des Großherzogs wird dieses Ereignis prachtvoll gefeiert. Goethe fühlt sich hinreichend gesund, die Strapazen dieses Tages zu überstehen.[198] Am 2.1.1826 schreibt er über den zu Ende des vergangenen Jahres verstorbenen Rehbein, seinen langjährigen Hausarzt: »Und so wird mir nur allzu fühlbar, welche bedeutende Unterhaltung über die wichtigsten Angelegenheiten der Menschheit ich fortan vermisse, da ich bisher, in täglichem Gespräche, physische, physiologische und pathologische Probleme mit ihm durchzudenken und durchzuarbeiten Gelegenheit fand, wozu denn noch die schöne Beruhigung kam, einen unterrichteten und vertrauten Arzt an der Seite zu haben.« (WA IV.40, 225)[199]

Anläßlich der Ernennung des neuen Leibarztes des Großherzogs, des erst 28jährigen Vogel, schreibt Goethe am 31.1.1826 an Carl August: »Die Bestimmung wegen des neuen Arztes ist allerdings beru-

197 Im Tagebuch heißt es in diesen Tagen: 6.9.: »Hielt mich im Bette, um einiges zu dictiren.« – 7.9.: »Befand mich gegen Abend unwohl.« – 8.9.: »Blieb im Bette.« – 9.9.: »Sehr unruhig und, weil noch nicht völlig hergestellt war, höchst unbequem.« (WA III. 10,99f.)

198 Am 3.11.1825 schreibt er an Zelter: »Von mir habe ich soviel zu sagen, daß meinem Alter und meinen Umständen nach, ich wohl zufrieden seyn darf.« (WA IV.40,115)

199 In einem anderen Brief vom 29.1.1826 heißt es über Rehbein: »... er wird bey Hof und in der Stadt sehr vermißt, ich besonders verliere viel an ihm, denn ich konnte in meinen Jahren und bey meinen körperlichen Zuständen mich ganz auf ihn verlassen. Er gab mir täglich Belehrung und Rath, in außerordentlichen Fällen entschiedene Hülfe.« (WA IV.40,266f.)

higend; denn ich überzeuge mich immer mehr und mehr, daß die Bekanntschaft eines solchen Mannes mit den Persönlichkeiten, die er zu behandeln hat, höchst wünschenswerth bleibe ... Ich selbst wünsche mich mit ihm zu unterhalten und, insofern meine, fast Hahnemannische Diät und gewisse Hausmittel nicht mehr auslangen, seiner Leitung anheim zu geben.« (WA IV.40,276) Den Begründer der Homöopathie nennt Goethe mehrmals in Briefen und im Tagebuch, wobei sich positive wie negative Bewertungen finden.[200]

Am 14.4.1826 erwähnt Goethe in seinem Tagebuch (WA III.10,183) eine geschwollene Ohrdrüse. Vermutlich handelt es sich dabei um eine Sialadenitis aufgrund einer bakteriellen Infektion. Sein Befinden ist längere Zeit beeinträchtigt.[201] Da Vogel noch nicht in Weimar ist,[202] hat Goethe zunächst keinen Arzt in der Nähe, weshalb er sich, nach-

200 In den *Tag- und Jahresheften* zum Jahr 1820 heißt es anläßlich der Erwähnung von zwei überzeugten Anhängern von Hahnemanns Lehre, darunter einem Fürsten: »Beide von der Hahnemannischen Lehre durchdrungen, auf welche der herrliche Fürst seine Hoffnung gesetzt hatte, machten mich damit umständlich bekannt, und mir schien daraus hervorzugehen, daß, wer auf sich selbst aufmerksam einer angemessenen Diät nachlebt, bereits jener Methode sich unbewußt annähert.« (WA I.36,183) Im Tagebuch findet sich am 13.5.1828 die Eintragung: »Dr. Necher, Seiner Königlichen Hoheit Infant von Spanien, Herzog von Lucca Leibarzt und Hofrath, ein entschiedener Hahnemannianer, welcher mir das bekannte Credo umständlich mit vollkommenster Überzeugung vortrug.« (WA III.11,218) Die Wortwahl in beiden Passagen läßt vermuten, daß Goethe Hahnemanns Ansichten eher zurückhaltend gegenübersteht. Darauf deutet auch eine Tagebucheintragung vom 13.9.1829 über ein Gespräch mit zwei Ärzten hin: »Herr Professor Huschke und Herr von Schröter, Arzt, von Neapel kommend, nach Dänemark gehend. Über das Betragen der Österreicher zu Neapel, sowie über die Sammlungen des Herrn von Koller. Auch über seinen Tod, verursacht durch den Homöopathen.« (WA III.12,125) In einem Brief an Willemers vom 2.9.1820 anläßlich des Geschenks eines Amuletts wird Hahnemann aber gelobt: »... die Frankfurter Juweliere müssen von der Theorie des Doctor Hahnemann in Leipzig, eines freylich jetzt in der ganzen Welt berühmten Arztes vernommen und sich das Beste davon zugeeignet haben. Dieser lehret nämlich: daß der millionste Theil einer angedeuteten, kräftigen Arzeney gerade die vollkommenste Wirkung hervorbringe und jeden Menschen zur höchsten Gesundheit sogleich wieder herstelle.Nach diesem Grundsatz haben jene Goldkünstler bey der Behandlung des Mittel-Juwels verfahren und ich glaube jetzt eifriger als je an die Lehre des wundersamen Arztes, seitdem ich die Wirkung einer allerkleinsten Gabe so lebhaft gefühlt und immer wieder empfinde. Wundersam genug ist es, wie sich eine von der Welt bisher so sehr angefochtene Lehre, durch ein auffallendes Beyspiel aus einem ganz fremden Felde, legitimirt und bekräftigt.« (WA IV.33,191f.) In »Faust II« findet sich eine Szene (V. 6329ff.), in der Hahnemanns Prinzip offensichtlich ins Lächerliche gezogen wird.

201 Im Tagebuch heißt es in diesen Tagen über seinen Gesundheitszustand: 27.4.: »Befand mich des Nachts nicht wohl und blieb..« – 28.4.: »... im Bette. Ottilie verunglückte bey'm Reiten.« – 29.4.: »Brachte abermals eine unruhige Nacht zu.« – 30.4.: »Hatte zwar unterbrochen, aber gut geschlafen. Gebadet.« – 1.5.: »Ungünstige Nacht,

dem sich sein Zustand nicht bessert, hilfesuchend an Stark in Jena wendet.[203] Gemeinsam mit einem Bergrat Wahl, einem Chirurgen, übernimmt Stark die Behandlung, die sich bis in den Juni hinzieht. Mehrmals ist in Goethes Tagebuch[204] eine Wunde erwähnt, die vermutlich absichtlich gesetzt worden ist, um den Eiter zum Abfluß zu bringen. Zur Verätzung der Wunde wird schließlich Höllenstein verwendet, was Goethe ziemliche Schmerzen bereitet haben muß, jedenfalls schreibt er am 21.7.1826 an den Großherzog: »Von meinem Gebrechen wird auf Befehl Rath Vogel gründliche Nachricht geben. Die reine Schließung der Wunde zu befördern wendet man gegenwärtig den Höllenstein an, welcher denn wenigstens als Ausgeburt des Fegefeuers betrachtet werden darf.« (WA IV.41,95) Sulpiz Boisserée ist in dieser Zeit bei Goethe zu Besuch und notiert sich am 17.5.1826: »Ich finde ihn hinten in seinem Arbeitszimmer. Herzlicher Empfang. Gutes Aussehen, etwas matt im Gespräch; das Gehör etwas schwach; dann und wann auch fehlt wohl einmal das Gedächtnis für die kurz vergangenen Dinge ... Der Alte hält den Hals steif und etwas schief; ich höre, daß er sich im März, als so schöne Tage waren, zu lange draußen in seinem Garten aufgehalten, dadurch sich eine Drüsengeschwulst zugezogen.« (Bo 3,213) Hier werden unter anderem einige bekannte Symptome bei zunehmender Hirnarteriosklerose beschrieben; natürlich kann das Gehör zu dieser Zeit zusätzlich verschlechtert sein durch die Entzündung der Ohrspeicheldrüse.

Goethe ist in diesen Wochen um seine Schwiegertochter besorgt, die beim Reiten schwer gestürzt ist und sich erheblich verletzt hat.

doch aber bey Zeiten aufgestanden und einiges Geschäft begonnen.« – 3.5.: »Übrigens bey nicht vortheilhaftem Befinden den Tag in der Stille zugebracht.« – 5.5.: »Gebadet.« – 6.5.: »Leidliches Befinden.« (WA III.10,186ff.)

202 Goethe sieht ihn jedenfalls erstmals am 19. Juni, wie aus dem Tagebuch hervorgeht: »Dr. Vogel zum Antrittsbesuch.« (WA III.10,206)

203 Es ist der schon früher erwähnte Neffe des 1811 verstorbenen Hofrats Stark: »Ew. Hochwohlgeboren haben bisher meinen häuslichen Übeln eine geneigte ärztliche Aufmerksamkeit geschenkt. Gegenwärtig sind leider abermals Fälle eingetreten, wo eine einsichtige Berathung höchst wünschenswerth wäre. Wollten Sie daher die Gefälligkeit haben bey Ihrem nächsten Hierseyn uns zu besuchen, so würde ich mich dadurch dankbar verpflichtet fühlen.« (WA IV.41,32)

204 Im Tagebuch heißt es in diesen Tagen: 20.5.: »Bergrath Wahl. Einige Unterhaltung über die vorwaltenden körperlichen Übel, ohne zu einem Entschluß wegen der Cur zu kommen.« – 21.5.: »Herr Bergrath Wahl, einiges Ärztliche besprochen. Kam darauf Herr Geh. Hofrath Stark. Sprach von entschiedener anzugreifender Cur.« – 3.6.: »Herr Geh. Hofrath Stark, die Wunde besehend und seine Gedanken eröffnend.« – 10.6.: »Herr Geh. Hofrath Stark mit Bergrath Wahl, die Wunde besehend und das Nächste anordnend.« – 19.6.: »Dr. Vogel zum Antrittsbesuch. Bergrath Wahl verband in dessen Gegenwart. Consultation deßhalb.« (WA III.10,194ff.)

Kanzler von Müller schreibt darüber an Reinhard am 1.5.1826: »Goethe ist unwohl seit 8–10 Tagen, doch nicht bedeutend. Ottilie aber hat uns vorgestern durch einen schlimmen Sturz vom Pferde gewaltig erschreckt. Ganz im Blute schwimmend, brachte man sie ohnmächtig nach Hause. Zum Glück war doch nichts gebrochen, aber das Gesicht ist erstaunlich zerschunden, Knie und Arm ebenfalls, doch minder. Sie leidet noch große Schmerzen, doch fast ohne Fieber, und die Ärzte versprechen gänzliche Herstellung nach einigen Wochen. Sie können denken, wie affiziert Goethe war und in der Tat wir alle!« (Bo 3,212)

In Briefen an Vertraute wie Boisserée und Zelter klingen immer wieder Goethes Befürchtungen über seinen baldigen Tod an, und die Angst wird erkennbar, nicht mehr alles Vorgenommene schaffen zu können, weshalb er sich immer wieder zu einer geregelten, stetigen Arbeitshaltung zwingt, von der ihn nur schwerere Erkrankungen abhalten können. An Boisserée schreibt er am 22.10.1826: »Ich will des mir gegönnten Glücks, so lange es mir auch gewährt seyn mag, mich würdig erzeigen und ich verwende Tag und Nacht auf Denken und Thun, wie und damit es möglich sey. – Tag und Nacht ist keine Phrase, denn gar manche nächtliche Stunden, die dem Schicksale meines Alters gemäß ich schlaflos zubringe, widme ich nicht vagen und allgemeinen Gedanken, sondern ich betrachte genau, was den nächsten Tag zu thun? das ich denn auch redlich am Morgen beginne und so weit es möglich durchführe. Und so thu ich vielleicht mehr und vollende sinnig in zugemessenen Tagen, was man zu einer Zeit versäumt, wo man das Recht hat, zu glauben oder zu wähnen, es gebe noch Wiedermorgen und Immermorgen.« (WA IV.41,208f.)

Zu Jahresende 1826 wird Goethe wieder von W. v. Humboldt besucht, der über den seiner Meinung nach guten Zustand Goethes erstaunt und erfreut ist.[205] Am 6.1.1827 stirbt Ch. v. Stein im 85. Le-

205 Er berichtet Karoline von Wolzogen: »Ich kann Ihnen nicht genug sagen, wie befriedigend diesmal der Umgang mit ihm ist. Er ist nicht nur wohl, kräftig, lebendig, sondern auch so freundschaftlich, so mitteilend, so gesprächig über die interessantesten Dinge, daß ich es nie so gefunden zu haben glaube.« (Bo 3,227) An seine Frau schreibt er am 29.12.1826: »Goethe spricht von seinem eigenen Tode mit einer großen Ruhe und Gelassenheit, mit mehr selbst, als ich erwartet hätte. Ich glaube aber, daß glücklicherweise der Zeitpunkt noch weit entfernt ist. Er hat eigentlich weder Krankheit noch Krankheitsstoff, wie es scheint. Ein großer Beweis dafür ist, daß er, der sonst so regelmäßig ein Bad besuchte, jetzt ohne allen Schaden nun schon zwei- oder gar dreimal die Kur unterlassen hat. Er ist kräftig, heiter und sehr produktiv, auch an allem mehr oder weniger Anteil nehmend. Er hatte ein Geschwulst der Ohrdrüse (Parotis), die aufging und mehrere Monate lang in Eiterung geblieben ist. Man glaubt, daß ihm dies heilsam geworden ist, und merkwürdig ist es, daß, da man alles tat, um ein Zuhei-

bensjahr. Aus Rücksicht auf Goethe hatte sie bestimmt, daß ihr Leichenzug nicht an seinem Haus vorbeiführen sollte. Goethe fühlt sich in den Tagen davor unwohl. Am 4. Januar heißt es im Tagebuch: »Unruhige Nacht.« Am nächsten Tag wird notiert: »Rath Vogel. Eine neue Arzeney verordnend.« (WA III.11,3) Kanzler von Müller schreibt in diesen Tagen an Reinhard: »Die stürmischen Wintertage haben ihm nicht ganz wohlgetan; es war gut, daß ein vierzehntägiger Besuch des Ministers Humboldt ihn erheiterte. Nun ist vor kurzem seine älteste Freundin, Frau von Stein, hier, 84 Jahre alt, gestorben. Das griff ihn, ob er schon nicht ein Wort darüber sprach, doch auch sehr an.« (Bo 3,230)

Goethe befindet sich die meiste Zeit des Jahres hinreichend wohl. Auch in diesem Jahr plant er vorübergehend eine Kurreise, ohne sie aber auszuführen. Im Sommer vermeldet das Tagebuch[206] wieder Unwohlsein; es scheint sich um eine Erkältung gehandelt zu haben. Im August besucht ihn der Berliner Buchhändler und Altertumsforscher Parthey und schreibt: »Der ganz zahnlose Mund war das einzige, an dem die 78 Jahre ihr Recht geltend machten; er war beim Sprechen, und noch mehr beim Lachen unschön ... Seine stolze, edle Haltung war von der Last der Jahre ungebeugt, der Rücken kerzengerade wie bei einem jungen Manne. Beim Auf- und Abgehn pflegte er die Hände auf den Rücken zu legen.« (Gespr III.2,190)

Im Herbst wendet sich der Bildhauer Rauch hilfe- und trostsuchend wegen familiären Kummers an Goethe. Dieser antwortet am 21.10.1827 mit einem seiner großen Altersbriefe, dem bei aller formelhaften Distanz die innere Betroffenheit deutlich anzumerken ist; es gibt nur wenige vergleichbare Äußerungen des alten Goethe: »Auch mir in einem langen Leben sind Ereignisse begegnet, die, aus glän-

len absichtlich zu verhindern, das Geschwür sich von selbst geschlossen und die Eiterung nach und nach aufgehört und daß er auch davon keinen Nachteil gespürt hat. Alle seine Sinne sind noch von gewohnter Schärfe. Zu seiner Erhaltung trägt wohl ein junger verständiger Arzt bei ... Er wirkt weniger durch Arzneien bei Goethe, und vorzüglich auch beim Großherzog, als dadurch, daß er sich bei beiden Vertrauen und ärztliche Autorität verschafft hat und nun beide eine bessere Diät führen läßt, sowohl im Essen und Trinken als in täglicher, aber mäßiger Bewegung. Der Großherzog hatte sich besonders an vieles Medizinieren gewöhnt. Goethe ißt indes doch ziemlich stark. Im Lauf des Vormittags trinkt er ein großes Wasserglas Wein und ißt Brot dazu, und am Weihnachtsfeiertag sah ich ihn des Morgens eine solche Portion Napfkuchen zu dem Wein verzehren, daß es mich wirklich wunderte.« (Bo 3,228f.)

206 Im Tagebuch heißt es: 30.7.: »Befand mich beym Aufwachen nicht wohl und brachte den Tag meist unthätig hin ...« – 7.8.: »Befand mich nicht wohl ... Wartete der Frau Großherzogin auf, legte mich aber sogleich ins Bett.« – 8.8.: »Blieb ich im Bette.« (WA III.11,92ff.)

zenden Zuständen, eine Reihe von Unglück mir in andern entwickelten; ja es gibt so grausame Augenblicke, in welchen man die Kürze des Lebens für die höchste Wohlthat halten möchte, um eine unerträgliche Qual nicht übermäßig lange zu empfinden. – Viele Leidende sind vor mir hingegangen, mir aber war die Pflicht auferlegt, auszudauern und eine Folge von Freude und Schmerz zu ertragen, wovon das Einzelne wohl schon hätte tödtlich seyn können. – In solchen Fällen blieb nichts weiter übrig als alles, was mir jedesmal von Thätigkeit übrig blieb, abermals auf das regsamste hervorzurufen und, gleich einem, der in einen verderblichen Krieg verwickelt ist, den Kampf so im Nachtheil als im Vortheil kräftig fortzusetzen. – Und so hab ich mich bis auf den heutigen Tag durchgeschlagen, wo dem höchsten Glück, das den Menschen über sich selbst erheben möchte, immer noch soviel Mäßigendes beygemischt ist, welches mich von Stund zu Stunde mir selbst angehörig zu seyn ermahnt und nöthigt. Und wenn ich für mich selbst, um gegen das, was man Tücke des Schicksals zu nennen berechtigt ist, im Gleichgewicht zu bleiben, kein ander Mittel zu finden wußte, so wird es gewiß jedem heilsam werden, der, von der Natur zu edler, freyschaffender Thätigkeit bestimmt, das widerwärtige Gefühl unvorgesehener Hemmung durch eine frisch sich erprobende Kraft zu beseitigen und, insofern es dem Menschen gegeben ist, sich wieder herzustellen trachtet. – Vorstehendes, aus eigensten Erfahrnissen Hergeflossenes möge bezeugen, daß bey dem traurigen Fall, der Sie betroffen, das Andenken früherer Leiden durchaus in meiner Seele rege geworden und daß zugleich alles, was mir hülfreich gewesen, mein Geist wieder hervorrief. Möge diese herzlichste Theilnahme Ihren Schmerz, den sie nicht heilen kann, wenigstens augenblicklich zu lindern das Glück haben.« (WA IV.43 an Goethe 115f.)

Ohne größere gesundheitliche Beeinträchtigung kann Goethe in den nächsten Monaten seiner Arbeit nachgehen. Sein tägliches Pensum, das sich anhand der Tagebuchaufzeichnungen gut nachvollziehen läßt, ist erstaunlich und wäre ohne die aus den zitierten Briefen an Boisserée und Rauch erkennbare Willensanstrengung sicher nicht zu leisten gewesen. Noch erstaunlicher ist fast, daß Goethe in seinem hohen Alter nicht nur gewissermaßen die Ernte seines langen Lebens einfährt, sondern weiterhin produktiv tätig ist. Genie ist Fleiß – auf kaum einen zweiten Menschen trifft dieser Spruch so zu wie auf ihn.

Im April 1828 vermeldet das Tagebuch für mehrere Tage wieder Unwohlsein, und am 2. April heißt es, daß »einige Arzeney nöthig« (WA III.11,200) gewesen sei. Im Mai und Juni entsteht das schon vorher erwähnte berühmte Porträt von Stieler, dem Goethe geduldig Modell sitzt, was er bei anderen Malern eher selten tut, hier aber sicherlich aus Respekt gegenüber dem königlichen Auftraggeber geschieht. Seiner Schwiegertochter bekennt er am 24.6.1828: »Läugnen will ich nicht daß mir die letzten Tage sehr schwer ward, dem vortrefflichen Stieler zu sitzen, damit des Königs Befehl bis zu Ende durchgeführt werde.« (WA IV.44,150) Das immer wieder kopierte, in Büchern wiedergegebene und auf Briefmarken gezeigte Bildnis hat die Vorstellung vom »alten Goethe« bei vielen Menschen sicherlich bis heute wesentlich beeinflußt. Der wohl kaum naturalistisch Porträtierte schreibt am 20.6.1828 an seinen Arzt: »Um von meinen Zuständen zu sprechen, so befinde ich mich körperlich wie Sie wissen, und halte mich möglichst im Gleichgewicht. Eine schwere Müdigkeit in den Gliedern werden Sie natürlich finden; ich konnte mich gestern Abend kaum aus dem untern Garten herauftragen ...«. (WA IV.44,148)

Am 14. Juni war der Weimarer Großherzog überraschend gestorben. Goethe ist tief erschüttert über den Tod seines Freundes und Gönners. Wie immer aber in vergleichbaren Situationen versucht er, seine Gefühlsregungen nicht nach außen dringen zu lassen. Er weigert sich, ein Gedicht auf den Verstorbenen zu machen, da er »seine Gefühle nicht bis zur Verzweiflung zu steigern« beabsichtige, wie Kanzler von Müller überliefert. (Bo 3,263) Vor den Trauerfeierlichkeiten zieht er sich auf die Dornburger Schlösser zurück, wo er zwei arbeitsreiche Monate verbringt. An Zelter schreibt er am 10.7.1828: »Bey dem schmerzlichsten Zustand des Innern mußte ich wenigstens meine äußern Sinne schonen und ich begab mich nach Dornburg, um jenen düstern Functionen zu entgehen, wodurch man, wie billig und schicklich, der Menge symbolisch darstellt was sie im Augenblick verloren hat und was sie dießmal gewiß auch in jedem Sinne mitempfindet.« (WA IV.44,179f.)

In der zweiten Oktober-Hälfte kränkelt er wieder, desgleichen im Januar und im Juli 1829; es scheint sich jeweils um Erkältungen gehandelt zu haben.[207] Kühn (65,47) stellt für das Jahr 1829 die Diagnose einer Retinitis myopica, die mit einer mehrwöchigen Dunkelkur therapiert worden sei.[208] Müller (78) bemerkt dagegen zu Recht, daß nicht festgestellt werden könne, welche Augenkrankheit Goethe ge-

207 Im Tagebuch heißt es: 25.10.1828: »Verhielt mich ruhig wegen einiger Indisposition. Blieb Mittags auf meinem Zimmer.« – 30.10.: »Unruhige Nacht.« – 31.10.: »Die Nacht nicht viel besser ... Bessere Nacht.« [nämlich zum 1.11.] (WA II.11,295ff.) – 4.1.1829: »Befand mich bey'm Aufstehen nicht wohl. Legte mich wieder zu Bette, verblieb den Tag und die folgende Nacht daselbst.« – 5.1.: »Brachte den Morgen im Bette zu mit besserm Befinden.« (WA III.12,2f.) – 4.7.1829: »Nach einer übeln Nacht im Bette geblieben.« – 5.7.: »Bey besserem Befinden das Nothwendigste beseitigt.« (WA III.12,92)

208 Kühn gibt keinen Beleg an.

habt habe. Vogel (115) erwähnt, Goethe habe öfters einen Augenschirm[209] getragen, und in diesem Zusammenhang berichtet er, daß er ihn eigentlich nur wegen zweier Krankheiten habe behandeln müssen, die dieser nicht schon in früheren Jahren gehabt habe: »Diese zwei Übel bestanden in einem am rechten untern Augenlide beginnenden, durch den mehrjährigen Gebrauch einer feinen Zinksalbe immer in Schranken gehaltenen Ectropium senile und in einer kirschkerngroßen Wucherung mehrerer Schleimbälge der Stirnhaut, entstanden in Folge des durch einen fast fortwährend getragenen Augenschirm von schlechter Beschaffenheit bewirkten Drucks. Dieser Auswuchs war mir lange verborgen geblieben, da ich Goethen meistens nur mit dem, die Excrescenz verdeckenden Schirme sah. Später war es mir nicht möglich, die Vertauschung des untauglichen Schirmes mit einem zweckmäßigern durchzusetzen. Ich suchte deshalb den Druck mittelst einer Leinwandcompresse wenigstens zu verringern. Dabei und bei der gleichzeitigen Anwendung von Mandelöl-Einreibungen verlor sich die kleine, stets schmerzlose Deformität in wenigen Wochen.« (115,26f.)

Nach Oberhoffer (81,35) soll Goethe sich 1794 in Dresden eine Scherenbrille mit – 2,0 Dioptrien bestellt haben; sie beruft sich dabei auf Cohn (11). Nach Müller (79) soll aber diese Lorgnette für Christiane gewesen sein. Bei der in Goethes Nachlaß befindlichen Scherenlorgnette mit dieser Dioptrienzahl müsse es sich jedenfalls um eine andere Brille handeln, da diese etwa um 1810 in Leipzig hergestellt worden sein soll. Goethe soll aber ein – ebenfalls im Nachlaß vorhandenes – rundes Einglas mit – 6,0 Dioptrien gelegentlich benutzt haben; Müller nennt dafür jedoch keinen Beleg, und es gibt auch keine zeitgenössischen Äußerungen, die dies dokumentieren würden.[210] Bei der Diskussion um Goethes angebliche Kurzsichtigkeit[211] spielt

209 Auch der Schriftsteller Friedrich Förster, der Goethe in diesen Jahren mehrmals besucht, berichtet: »Bei einem Besuche im Herbst 1829 fand ich ihn wieder an einer Augenentzündung leidend, mit einem grünlichen Schirm gegen Tages- und Lampenlicht geschützt.« (Gespr III.2,697)

210 Bei dieser Gelegenheit sei Goethes mehrmals überlieferte Abneigung gegen Brillenträger erwähnt. So heißt es über einen Besucher im Tagebuch vom 29.3.1827: »Vorher war Dr. Röse bey mir, seinen biographischen Versuch Johann Friedrich der Sechste überbringend. Ich fragte ihn nach seinen Bemühungen über Herzog Bernhards Leben, fertigte ihn aber wegen der verfluchten Brille kurz, doch noch höflich genug ab.« (WA III.11,38) Aus dieser Zeit stammt auch ein Gedicht (»Feindseliger Blick«), in dem Goethe seinen Widerwillen mit scherzhaften Versen ausdrückt; die beiden letzten Zeilen lauten: »Ich rede kein vernünftig Wort / Mit einem durch die Brille.« (WA I.3,155)

211 Über die Frage einer bei Goethe eventuell bestehenden Kurzsichtigkeit diskutieren auch Geiger (31) und Kirchmair (60).

auch ein Brief eine Rolle, den er am 10.11.1767, also während seiner Leipziger Studentenzeit, an Behrisch geschrieben hat; an früherer Stelle wurde schon einmal darauf verwiesen. In diesem Brief spricht Goethe von seinen »schwachen Augen«, weshalb er sich eines Glases habe bedienen müssen, um seine Freundin und vor allem einen befürchteten Nebenbuhler besser erkennen zu können.[212]

Am 28.8.1829 wird Goethes 80. Geburtstag mit großen Feierlichkeiten begangen, denen er sich diesmal nicht, wie sonst bei ähnlichen Gelegenheiten häufig, entzieht. Er ist in gesundheitlich stabilem Zustand,[213] was noch einige Zeit so bleibt. erhebliche Gedächtnisstörungen fallen Soret Anfang 1830 mehrmals auf, und im Februar wird er Zeuge, wie Goethe von einer Harnverhaltung – denn dies dürfte die wahrscheinlichste, auch von Soret genannte Diagnose sein – gequält wird.[214] Die Witwe Carl Augusts ist schwer erkrankt. Goethe notiert

212 »Ich kleide mich an und renne wie ein toller nach der Comödie. Ich nehme ein Billiett auf die Gallerie. Ich bin oben. Ha! ein neuer Streich. Meine Augen sind schwach, und reichen nicht biß in die Logen. Ich dachte rasend zu werden, wollte nach Hause laufen, mein Glas zu holen. Ein schlechter Kerl, der neben mir stand riß mich aus der Verwirrung, ich sah daß er zwey hatte, ich bat ihn auf das höflichste, mir ein's zu borgen, er taht's. Ich sah hinunter, und fand ihre Loge ...« (WA IV.1,137) Es scheint doch sehr fraglich, aus dieser Briefstelle auf das Vorliegen einer Kurzsichtigkeit bei dem damals erst 18jährigen Goethe zu schließen. Zweifel sind allein schon deshalb berechtigt, weil es sehr unwahrscheinlich ist, daß der »schlechte [also schlichte, einfache] Kerl« zwei Theatergläser gehabt haben soll, wie schon Müller (79) zu bedenken gibt.

213 Ein englischer Besucher schreibt im August 1829: »Ich komme nicht umhin zu bemerken, daß Goethe, obwohl er die Runzeln eines alten Mannes hat, doch immer noch die Stimme eines Menschen besitzt, der über eine gesunde Lunge verfügt und in grünendem Alter steht. In wenigen Wochen wird er 80 Jahre alt! Er hört ziemlich schwer, aber sein Gedächtnis ist noch stark. Noch keine Spur von Verfall.« (Bo 3,280) – Der Archäologe Stackelberg beschreibt im Herbst 1829 das Aussehen des 80jährigen: »Goethes Gesicht ist, den festen, ernsten Charakterausdruck abgerechnet, nicht mehr schön zu nennen. Die Nase ist sehr stark geworden, denn die Haut hat sich hüglig erhoben; die Augen stehen schräg, denn die äußeren Augenwinkel haben sich stark gesenkt; die Augensterne sind kleiner geworden, weil sich durch eine starartige Verbildung ein weißer Rand umhergegossen hat. Er geht mit den Füßen schurrend auf dem Boden, aber dennoch über die Treppen herunter, ohne sich anzustützen oder den Arm eines Begleiters zu brauchen.« (Bo 3,290) – Bei der »starartigen Verbildung« handelt es sich natürlich um den Arcus senilis, den Besucher schon vor Jahren bei Goethe beschrieben haben. Der »schurrende« Gang könnte Hinweis auf ein beginnendes Parkinson-Syndrom sein.

214 »Heute verbrachte ich bei Goethe eine peinliche Viertelstunde; er schien sich nicht wohl zu fühlen, gab mir einiges zu lesen und ging dann in sein Schlafzimmer, um etwas zu ruhen; nach wenigen Augenblicken war er wieder da, in merklicher Aufregung, die er zu verbergen suchte, ganz rot im Gesicht und vor sich hin murmelnd und seufzend; ich tat so, als ob ich mit gesteigerter Aufmerksamkeit in meine Lektüre vertieft sei, um ihm Zeit zu lassen, sich zu beruhigen; doch hörte ich ihn zweimal ausru-

jeweils kurze Nachrichten über ihr Befinden in sein Tagebuch und trägt ihr Ableben am 14. Februar ohne Kommentar ein. (WA III.12,197) Wieder versucht er, seine Gefühle nach außen zu verbergen; fast dies allein schon ein sicherer Hinweis darauf, daß ihm diese Frau sehr nahegestanden hat. Im Sommer klagt er mehrere Wochen über Unwohlsein; vermutlich handelt es sich um einen grippalen Infekt.[215] Am 30.7.1830 ist im Tagebuch ein Besuch Vogels »wegen dem Verband« (WA III.12,281) vermerkt. Der genaue Grund ist nur zu vermuten; möglich ist vielleicht ein sich verschlimmerndes Ulcus cruris, wovon jedenfalls im Frühjahr 1831 berichtet werden wird und das zu diesem Zeitpunkt sicherlich nicht erstmals aufgetreten ist. Am 25.9.1830 heißt es im Tagebuch: »Ich befand mich übel wegen Verkältung. Begab mich bald in meine hinteren Zimmer und brachte eine üble Nacht zu. Deßhalb auch Hofrath Vogel mir rieth im Geheimen zu bleiben.« (WA III.12,308) Wenige Tage zuvor berichtet Soret, daß Goethe anläßlich von Nachrichten über Studentenunruhen in Jena »Herzkrämpfe« bekommen habe: »Die kleinen Unruhen in Jena und die Erregung, die nach Weimar überzugreifen schien, haben Goethe sehr erschreckt und ihn krank gemacht; er hatte heute Herzkrämpfe ... Ich fand ihn sehr besorgt über diese Wendung der Dinge, und er klagte über den Lärm und die Unordnung, die sich daraus ergeben müßten; er nahm die Sache höchst tragisch. Goethe ist liberal in der Theorie; in der Praxis huldigt er entgegengesetzten Anschauungen.« (106,465f.) Bei dem seit Jahren an einer Hypertonie und wohl auch an einer koronaren Herzerkrankung leidenden Goethe wären Angina-pectoris-Anfälle, ausgelöst durch heftige seelische Erregung, nicht ungewöhnlich; und

fen: ›Oh, das Alter! das Alter!‹, als wenn er sein Alter für irgendein Gebrechen verantwortlich machen wolle. Dann setzte er sich mit ziemlicher Mühe nieder. Wölfchen kam herein und streichelte ihn, und Goethe erwiderte die Liebkosungen zärtlicher als sonst, aber immer noch in starker Gemütsbewegung. Dann stand er wieder auf und flüsterte, gegen das Fenster gewandt, unverständliche Worte; ich hielt es für besser, zu gehen, und verabschiedete mich. Friedrich versicherte mir, sein Herr leide unter keinerlei Beschwerden, er fühle sich sogar besser als gewöhnlich; schließlich genügt ein wenig Harnverhaltung, um diesen Zustand zu erklären, besonders bei einem Manne, der, wenn er allein ist, gern laut vor sich hinzusprechen pflegt und immer aus einer Mücke einen Elefanten macht. Doch beschlich mich ein Gefühl der Traurigkeit, als ich Goethe so schmerzliche Klagen über sein Alter ausstoßen hörte.« (106,386)

215 Im Tagebuch heißt es: 22.6.: »Früh aufgestanden. Bald wieder niedergelegt. Hofrath Vogel abgewartet. Nochmals vereitelter Versuch aufzustehen. Indessen arbeitete ich immerfort. Schrieb, dictirte, ließ mundiren, sodaß ich bis gegen Abend erwünscht zu Stande kam.« – 23.6.: »Entschloß mich im Bette zu bleiben. Revidirte dabey die gestrigen Arbeiten und brachte sie mehr in's Reine.« – 24.6.: »Ich versuchte wieder in's Leben zu treten. Verfügte mich aber bald wieder zur Ruhe.« – 25.6.: »Früh aufgestanden.« (WA III.12,261f.)

»revolutionäre Albernheiten«, wie er am 3.10.1830 ins Tagebuch schreibt (WA III.12,312), sind dazu bei dem konservativen Staatsminister sicherlich gut geeignet.

Sein Sohn August befindet sich seit dem Sommer auf einer Italienreise, auf der ihn Eckermann zunächst begleitet hat; Ottilie bleibt mit den Kindern in Weimar. In den letzten Tagen des Oktobers, als er sich in Rom aufhält, erkrankt August schwer. Die vorliegenden Berichte sind widersprüchlich; es ist die Rede von einer Hautkrankheit mit Gliederschmerzen, von Gehirnhautentzündung, schließlich auch von Pocken. Der behandelnde italienische Arzt soll »una febbre miliare di natura assai benigna« (zitiert nach 71,255) diagnostiziert haben, was in der damaligen Sprache als »Frieselfieber«[216] zu übersetzen wäre, nicht mit »Scharlachfieber«, wie es der Hannoversche Legationsrat in Rom, Kestner, ein Sohn von Goethes Wetzlaer Lotte, tut. Miliaria nennt man heute in der Dermatologie Bläschenbildung durch Eindringen des Schweißes in die Wand des Schweißdrüsengangs; geht dies mit entzündlichen Veränderungen einher, so spricht man von Miliaria rubra. Daran wäre August sicher nicht gestorben. Sein Tod erfolgt wohl ziemlich plötzlich in den ersten Stunden des 27. Oktober, so daß ein in den Berichten gelegentlich genannter »Schlagfluß«, also eine Hirnblutung oder ein Hirninfarkt, als durchaus möglich erscheint. Den bis heute nicht veröffentlichten Sektionsbefund, den Goethe zusammen mit anderen Nachrichten über den Tod seines Sohnes in eine eigens angelegte Akte[217] aufgenommen hat, konnte Möbius im Goethe-Archiv einsehen; er schreibt: »Neben dem Briefe Kestners ist der von drei römischen Ärzten unterzeichnete Bericht am wichtigsten. Er schafft Klarheit und erweckt durch seine einfache und angemessene Sprache Vertrauen. Die Hauptstellen sind folgende. Die Leber war sehr vergrössert, nicht röthlich, sondern weingelb, sie war in hohem Grade verhärtet, sodaß sie unter dem Messer knirschte. Auch die Schnittfläche war gelb. An Lunge, Herz u.s.w. war nichts besonderes wahrzunehmen. Aber in der Schädelhöhle wurden stärkere Veränderungen gefunden. Die stark verdickte und ganz mit Blut angeschoppte Hirnhaut war mit der Gehirnoberfläche verwachsen, besonders auf der Convexität. – Die italienischen Ärzte sagen ganz richtig, daß die Krankheit der letzten Tage nicht Ursache der bei der Section gefundenen Veränderungen sei, daß diese chronische, seit langer Zeit bestehende Übel und die eigentliche Ursache des Todes

216 Siehe dazu die in einer früheren Anmerkung zitierte Erläuterung aus dem *Deutschen Wörterbuch.*

217 Siehe dazu die Anmerkung in WA III.12,409f.

seien.« (75,258) Diesem Bericht zufolge hätte die Sektion also für einen Alkoholkranken typische pathologische Veränderungen ergeben, und in Augusts letzten Stunden mag sich eine Pachymeningosis haemorrhagica interna[218] entwickelt haben, die allerdings vielfältige Ursachen haben kann und vor allem nicht erst in den letzten Stunden aufgetreten sein muß. Nun berichtet aber Veil (114), der auch in das Original Einblick nehmen konnte, daß im Sektionsprotokoll ausdrücklich die Pia mater erwähnt werde; dies spräche gegen eine Pachymeningosis. Veil (114,87) vermutet deshalb als letzte Erkrankung Augusts eine Meningokokkenmeningitis, die dann auch zu seinem Tod geführt habe.

Goethe erfährt den Tod seines einzigen Kindes am 10.11.1830. Er schreibt ins Tagebuch: »Gegen Abend Herr Geh. Rath von Müller und Hofrath Vogel, mir mit möglichster Schonung das in der Nacht von 26. bis 27. October erfolgte Ableben meines Sohns in Rom zur Kenntniß zu bringen; worauf denn Nachstehendes theils mitgetheilt, theils überlegt wurde.« (Worum es sich dabei handelt, ist unklar; vielleicht geht es um die Regelung von Erbangelegenheiten. – WA III.12,329) Über Goethes Reaktion auf die Mitteilung der Todesnachricht berichtet Kanzler von Müller in einem Brief vom 15.11.1830: »Sie können leicht ermessen, welche bittere Aufgabe es für mich war, solche Schreckenskunde dem ehrwürdigen Vater beizubringen! Doch er empfing sie mit großer Fassung und Ergebung. »Non ignoravi me mortalem genuisse!« rief er aus, als seine Augen sich mit Tränen füllten. Dem Himmel sei Dank, daß bis jetzt seine Gesundheit durch diesen harten Schlag nicht gelitten hat. Er vermeidet, darüber zu sprechen, arbeitet rüstig und sucht sich durch lebhaftere Teilnahme an wissenschaftlichen und politischen Gegenständen zu kräftigen. Aber es bleibt doch ein schrecklicher Riß in seinem Leben. Die Liebe zur Schwiegertochter und zu den Enkeln werden ihm Ersatz bieten – doch nur wehmütigen. – Verhehlen kann man sich nicht, daß die Neigung zum Trunk das Leben des jungen Mannes offenbar verkürzt hat und daß er diesem Hang auch auf der Reise zu sehr nachgegeben haben mag. Und diese Wahrheit ist gerade so bitter. Segnen aber muß

218 Die Pachymeninx ist die Dura. Unter einer Pachymeningosis haemorrhagica interna versteht man mit Blutungen durchsetzte flächenförmige, sehr gefäßreiche und membranartige Auflagerungen an der Innenfläche der Dura. Dies kann vielfältige Ursachen haben: Alkoholismus, progressive Paralyse, Schädeltrauma, Arteriosklerose, chronische Nephritis usw. Ein symptomloser Verlauf ist möglich, bei großer Ausdehnung zeigen sich aber schwere Krankheitssymptome wie Lähmungen, Sprachstörungen, epileptische Anfälle, Bewußtseinstrübung und psychische Veränderungen. – Die Bezeichnung ist heute nicht mehr üblich, da die Abgrenzung des Begriffs von einem chronischen subduralen Hämatom in der Neuropathologie nicht mehr vertreten wird.

man das Geschick insofern, daß, wenn der Tod hier, unter den Augen des Vaters erfolgt wäre, der Eindruck auf ihn noch hundertmal tragischer und verderblicher gewesen sein würde.« (Bo 3,312)

Goethes Antwort auf Zelters Kondolenzbrief bemüht sich um distanzierende Verallgemeinerung: »Nemo ante obitum beatus ist ein Wort, das in der Weltgeschichte figurirt, aber eigentlich nichts sagen will. Sollte es mit einiger Gründlichkeit ausgesprochen werden, so müßte es heißen: »Prüfungen erwarte bis zuletzt.« – Dir hat es, mein Guter, nicht daran gefehlt, mir auch nicht, und es scheinet, als wenn das Schicksal die Überzeugung habe, man seye nicht aus Nerven, Venen, Arterien und andern daher abgeleiteten Organen, sondern aus Drath zusammengeflochten. – Dank für deinen lieben Brief! hatt ich dir doch auch einmal eine solche Hiobsbotschaft als gastlichen Gruß einzureichen. Dabey wollen wir es denn bewenden lassen. – Das eigentliche Wunderliche und Bedeutende dieser Prüfung ist, daß ich alle Lasten, die ich zunächst, ja mit dem neuen Jahre abzustreifen und einem jünger Lebigen zu übertragen glaubte, nunmehr selbst fortzuschleppen und sogar schwieriger weiter zu tragen habe. – Hier nun allein kann der große Begriff der Pflicht uns aufrecht erhalten. Ich habe keine Sorge, als mich physisch im Gleichgewicht zu bewegen; alles Andere gibt sich von selbst. Der Körper muß, der Geist will, und wer seinem Wollen die nothwendigste Bahn vorgeschrieben sieht, der braucht sich nicht viel zu besinnen. – Weiter will ich nicht gehen, behalte mir aber doch vor, von diesem Puncte gelegentlich fortzuschreiten. Meine herzlichsten dankbaren Grüße an alle so treulich Theilnehmende.« (WA IV.48,20f.)

Doch die Ruhe und Gelassenheit trügen. Geradezu wie in einem psychosomatischen Lehrbeispiel kommt es am Abend des 25. Novembers zu einem »Bluthusten«, und Goethe entgeht nur knapp dem Schicksal, binnen eines Monats seinem Sohn in den Tod nachzufolgen. Die Tagebucheintragungen in diesen Tagen lassen kaum den Ernst der Situation erkennen.[219] Deutlicher wird Kanzler von Müller in einem Brief vom 28.11.1830: »Am 25. dieses Monats betraf ihn, ohne alle vorhergegangene Spuren eines Unwohlseins, nachts zwischen 10 und 11 Uhr ein heftiger Lungenblutsturz, dem zwar durch schleu-

219 Im Tagebuch finden sich folgende Eintragungen: 25.11.: »Um 9 Uhr zu Bette. Kam Walther aus dem Schauspiele und erzählte. Schlief ein, wurde aber nach 10 Uhr durch einen Bluthusten wieder aufgeweckt. Wurde Hofrath Vogel gerufen, welcher sogleich zur Ader ließ. Worauf sich's besserte.« – 26.11.: »Den ganzen Tag ging es leidlich bis Abends von 5–6 Uhr, wo der Anfall wiederholte.« – 27.11.: »Den ganzen Tag ging es gut.« – 29.11.: »Die Nacht ziemlich gut geschlafen.« – 30.11.: »Die Nacht ruhig zugebracht. Früh wieder aufgestanden.« (WA III.12,336f.)

niges Aderlassen Einhalt geschah, der uns aber, da am folgenden Tage noch zweimal, wiewohl in weit geringerem Grade, Blutauswurf erfolgte, in die höchste Angst um sein kostbares Leben versetzte. Die Nacht vom 26. zum 27. ging jedoch ziemlich ruhig hin, und schon gestern morgen fühlte er sich bedeutend besser. Seitdem ist nicht nur kein Anfall erfolgt, sondern seine Kräfte haben sich zusehends wieder gehoben ... – Sein Aussehen ist fast unverändert; er zeigt sich gelassen und heiter, und ob ihm wohl das Sprechen untersagt ist, so unterläßt er doch nicht, von Zeit zu Zeit einige gemütvolle Worte, ja selbst scherzhafte, an die Seinen zu richten, wobei seine Stimme stets kraftvoll und kräftig ist. – Seine Schwiegertochter weicht nicht von seiner Seite, und ihre liebevolle Pflege und Fürsorge scheint ihm sehr wohlzutun.« (Bo 3,317f.) Auch Eckermann berichtet seiner Braut von dem »heftigen Blutsturz« und fährt fort: »Er verlor im ganzen, mit dem Aderlaß, sechs Pfund Blut, welches bei einem so hohen Alter viel sagen will. Seine unvergleichliche Natur hat aber auch diesmal gesiegt, so daß er jetzt mit raschen Schritten seiner Genesung entgegengeht.« (Bo 3,318) Ein ausführlicher Bericht über diese Tage stammt von Goethes Sekretär Kräuter, der zwar einige Einzelheiten näher ausmalt, insgesamt aber keine neuen Informationen bringt.[220]

220 Kräuter schreibt in einem Brief vom 5.12.1830: »Goethe ist wiederhergestellt; seine kräftige Konstitution hat den gewaltigen Krankheitsanfall glücklich überwunden. – Bester Freund! Wenn ich über alle die großen Zufälle, die das Goethesche Haus seit fünf Wochen betroffen, Dir eine ausführliche Relation zugedacht hatte, so fehlte mir bisher die Zeit, um meinen Vorsatz zu eigner Zufriedenheit auszuführen; jetzt aber, da mir Deine ängstlichen Zeilen zukommen, kann ich Dich keinen Augenblick länger im ungewissen lassen ... – Inwieweit die Trauerkunde von dem plötzlichen Ableben des Sohnes den hochverehrten Vater angegriffen, hat niemand ergründen können, da er auf das geflissentlichste vermied, darüber zu sprechen, selbst nicht mit seiner Schwiegertochter, entfernter Stehende aber das tiefste Schweigen darüber beobachten mußten, auch alle Förmlichkeitskondolenzen verbeten waren. Warum sollte er die Pille, die er verschlucken mußte, noch kauen! Als ihm der Herr Geheime Rat und Kanzlar von Müller diese Trauerkunde mitteilen mußte, die ihm von dem königlich bayerischen Ministerresidenten Kestner (dem Sohne der durch »Werthers Leiden« berühmt gewordenen Lotte) offiziell zugekommen war, wollte der Herr Geheime Rat von Goethe lange nicht den Sinn seiner schonend einleitenden Worte verstehen; endlich unterbrach er ihn mit den Worten: ›Nun, so sprechen Sie es nur kurz aus, daß mein Sohn am Fuß der Pyramide des Cestius seine irdische Laufbahn beendigt hat‹, und zerdrückte im Auge einige Tränen. – Die folgende Zeit bemerkte man, außer einer ernsten Stimmung, keine Veränderung ... Später ging es immer besser, und Seine Exzellenz faßten den Entschluß, dieses gegenwärtige Wohlbefinden des Geistes und Körpers dazu zu benutzen, Ihr Haus zu bestellen und alles zu bestimmen, wie es nach Ihrem Ableben gehalten werden sollte. Sie hatten die Gnade, mir Ihr Vorhaben zu eröffnen, ohngefähr in folgenden Äußerungen: ›Obgleich der König von Bayern in seinem Kondolenzschreiben mir ernstlich ans Herz gelegt hat, daß ich mich schämen solle, vor dem hundertsten Jahre sterben

Die in den vorigen Briefen genannte Diagnose »Lungenblutsturz« stammt offensichtlich von Vogel, der selbst über diesen Vorfall folgendes schreibt: »... der Puls [war] weich, mäßig voll, im Verhältniß zum Alter immer frequent, etwa wie bei einem Manne von vierzig Jahren. Nur bei dem mehr erwähnten Lungenblutsturze zeigte sein Puls eine wahre Holzhärte und schlug kaum 50 Mal in der Minute, bis etwa auch zwei Pfund Blut durch Aderlässe entzogen worden waren, nachdem schon vorher das bis zum Ersticken stromweise aus den geborstenen bedeutenden Blutgefäßen durch den Mund fließende Blut ein tiefes und weites Waschbecken halb angefüllt hatte.« (115,19)

In der pathographischen Literatur wird kontrovers diskutiert, ob es sich tatsächlich um einen »Lungenblutsturz« gehandelt hat, also um

zu wollen, und ich gegenwärtig mich besonders wohl fühle, so will ich doch eben deshalb die nächsten Tage dazu anwenden, mein Haus zu bestellen etc.‹ Er erwähnte bei dieser Gelegenheit des Ablebens seines Sohnes, das ihn zu diesem Geschäfte vorzüglich nötige, und der hohen Jahre, in denen er stehe. Das geschah noch am Dienstag, den 23. November. Den Donnerstag, den 25. November, fand ihn die Großherzogin besonders heiter und wohl. Er hatte mit Dr. Eckermann, der an erwähntem Dienstage wieder hier eingetroffen war, zusammen gespeist und war mit ihm bis 7 Uhr abends zusammen geblieben; von da an bis zum Schlafengehen, abends 9 Uhr, hatte ihm seine Schwiegertochter vorgelesen. Kurz nach 10 Uhr schellen Seine Exzellenz dem Bedienten heftig. Dieser eilt hinauf und findet seinen Herrn im entsetzlichsten Zustande. Ein Blutsturz entstürzt unter dem furchtbarsten Geröchel seinem Munde; das ganze Gesicht ist blau. Schnell sind Arzt und Chirurg herbeigeholt, und ein Aderlaß am linken Arme tut dem Bluterbrechen Einhalt. Vierundzwanzig Stunden schwebte sein Leben in der größten Gefahr, oder besser: der Arzt hatte keine Hoffnung zur Erhaltung seines Lebens. Doch die Vorsehung wollte uns unser Glück und der Welt ihren Stolz noch länger erhalten. Das Erbrechen blieb weg, und die geöffneten Blutgefäße fingen allmählich an, sich zu schließen. Sechs Pfund Blut waren durch den Lungenblutsturz und einigem nachfolgenden Husten fortgegangen; eineinhalb Pfund hatte man ihm durch den Aderlaß entzogen. Größtenteils verdanken wir seine Erhaltung, nächst seiner überaus kräftigen Konstitution, der unschätzbaren Sorgfalt des Hofrat Vogel, der mir noch gestern versicherte, daß ihm in seinem Leben nicht eingefallen sein würde, zu glauben, daß ein so bejahrter Mann einen solchen Sturz überwinden würde. Die Besserung und Wiederherstellung ist schnell, aber in der Ordnung vor sich gegangen, und vergangenen Montag, den 29. November, stand er wieder vor dem Ofen in seiner Arbeitsstube und bestimmte (im Einverständnis mit dem Arzte) der Köchin, was er zu Mittag essen wollte. Den Mittwoch (den 1. Dezember) darauf lag das letzte Bulletin in der Domestikenstube. Der Anteil, den der Hof und die ganze Stadt nahm, war rührend, und jetzt ist die Freude über seine Genesung unbeschreiblich. Seit vergangenem Freitage, dem 3. Dezember, hat er seine Geschäfte wieder ordentlich aufgenommen, und gestern nachmittag habe ich ihm wieder meine Aufwartung gemacht. Ich traf ihn beim Frühstück, auf dem gewohnten Platze, und er unterbrach meinen Glückwunsch, mir freundlich zurufend: ›Da sitzen wir wieder!‹ Er fühlt sich zwar noch geschwächt, aber wohl, und alles ist überzeugt, daß er sich nun wieder seinen Freipaß auf wenigstens zehn Jahre gelöst hat.« (Bo 3,319ff.)

die Ruptur eines Blutgefäßes der Lungen. Sollte diese zeitgenössische Ansicht zutreffen, so könnte man die Blutung natürlich in Zusammenhang mit der Tuberkulose sehen, die Goethe einst in jungen Jahren hatte; Möbius (75) neigt dieser Ansicht zu. Veil (114) und Kühn (65) sprechen sich dagegen für eine Ösophagusvarizen-Blutung aus aufgrund einer Stauungszirrhose der Leber (Veil) bzw. aufgrund einer chronischen Herzinsuffizienz und Hypertonie (Kühn); Kühn wendet sich gegen die Annahme einer Blutung aus einem Lungengefäß (65, 48) und beruft sich dabei seltsamerweise auf Vogels Bericht. Sollte es sich wirklich um eine Ösophagusvarizen-Blutung gehandelt haben, so müßte natürlich als Ursache eine Leberzirrhose aufgrund Alkoholismus bedacht werden. Goethes Alkoholkonsum über Jahrzehnte hinweg war wohl über der kritischen Grenze. Auffällig ist aber, daß keine sonstigen Symptome einer Pfortaderstauung erwähnt werden, was zwar zu Zweifeln an der Diagnose von Ösophagusvarizen berechtigt, sich jedoch durchaus damit vereinbaren ließe. Es ist nicht selten, daß eine Blutung aus Ösophagusvarizen das erste Symptom einer vom Patienten und seiner Umgebung bis dahin nicht bemerkten zu portaler Hypertension führenden Lebererkrankung ist. Die schnelle Rekonvaleszenz des 81jährigen Goethe spricht wohl auch eher für eine Ösophagusvarizen-Blutung. Oberhoffer verzichtet auf eine differentialdiagnostische Entscheidung und hält »eine Kombination beider Ursachen« (81,133) für möglich.

Die von Vogel vorgenommene Therapie, der mehrmalige Aderlaß, war zwar angesichts des ohnehin nicht geringen Blutverlusts eine heroische Tat, beruhte aber auf einer pathophysiologisch durchaus richtigen Überlegung, nämlich eine Kreislaufentlastung zu erzielen; eine andere aktive Therapie gab es damals ohnehin nicht. Da davon auszugehen ist, daß bei Goethe nicht nur eine Hypertonie, sondern auch eine Polyglobulie besteht, so ist wiederum verständlich, daß er sich nach dem Ereignis vorübergehend besser fühlt als zuvor.

Vogel veröffentlicht am 29.11.1830 ein ärztliches Bulletin, das auch Goethe ausgehändigt wird, der es ausschnittsweise in einem Brief an Zelter (WA IV.48,25) zitiert. Der vollständige Text lautet: »Seine Excellenz, der Herr Staatsminister von Goethe, durch eine frühere, sehr schwere Herzkrankheit und durch neuere Ereignisse zu Unregelmässigkeiten im Kreislaufe des Blutes durch die Athmungsorgane disponirt, wurde, (vielleicht in Folge anhaltenden und lauten Sprechens), den 26. November, Nachts gegen eilf Uhr plötzlich von einem ungemein heftigen Lungenblutsturze befallen. Ein starker Aderlass am Arme und geeignete innerliche Mittel hemmten mit dem Blutergusse die drohende Erstickungsgefahr. Der Unfall erneuerte sich den folgenden Nachmittag zwei mal, wurde aber sogleich durch innerliche

Mittel unterdrückt. Seit dieser Zeit wird nur zuweilen offenbar früher ergossenes, geronnenes, mit Schleim vermengtes Blut in geringer Quantität ausgehustet. Man kann behaupten, dass jetzt alle Funktionen in Ordnung sind. Der Schlaf ist gut, der Appetit nicht unbedeutend, die Verdauung regelmässig. Die Kräfte sind bei weitem nicht so geringe, als man bei solchen Vorgängen fürchten musste. Die vortreffliche Constitution des verehrten Kranken lässt eine baldige völlige Wiederherstellung mit gutem Grunde hoffen. W. d. 29. Novemb. 1830. Dr. Vogel.« (WA III.12,410f.) Besonders der letzte Satz soll wohl beruhigend auf Goethe wirken. Welche »innerlichen Mittel« Vogel angewendet hat, ist nicht bekannt. Eine wesentliche Ursache der Erkrankung steht für ihn übrigens außer Zweifel: »Der Lungenblutsturz ... war lediglich Folge der ungeheuern Anstrengung, womit Goethe den bohrenden Schmerz über den vorzeitigen Verlust des einzigen Sohnes zu gewältigen strebte.« (115,10)

Goethe übersteht auch diese schwere körperliche und psychische Krise und vermag bald wieder seinem umfangreichen, selbstauferlegten Pensum nachzugehen. An Zelter schreibt er am 10.12.1830: »Wenn ich das Uhrwerk meiner Lebensbetriebe nicht gehörig in Ordnung hielte, so könnt ich in einem dergleichen leidigen Falle kaum weiter existiren. Dießmal aber hat der Zeiger nur einige Stunden retardirt, und nun ist alles wieder im alten mäßigen Gange. – Jedoch hab ich dir vom Verlauf des Novembers noch einiges zu bekennen. Das Außenbleiben meines Sohns drückte mich, auf mehr als Eine Weise, sehr heftig und widerwärtig; ich griff daher zu einer Arbeit, die mich ganz absorbiren sollte. Der vierte Band meines Lebens [d. h. der letzte Teil von *Dichtung und Wahrheit*] lag, über zehn Jahr, in Schematen und theilweiser Ausführung, ruhig aufbewahrt, ohne daß ich gewagt hätte die Arbeit wieder vorzunehmen. Nun griff ich sie mit Gewalt an, und es gelang so weit, daß der Band, wie er liegt, gedruckt werden könnte, wenn ich nicht Hoffnung hätte den Inhalt noch reicher und bedeutender, die Behandlung aber noch vollendeter darzustellen. – So weit nun bracht ich's in vierzehn Tagen, und es möchte wohl kein Zweifel seyn, daß der unterdrückte Schmerz und eine so gewaltsame Geistesanstrengung jene Explosion, wozu sich der Körper disponirt finden mochte, dürften verursacht haben. Plötzlich, nachdem keine entschiedene Andeutung, noch irgend ein drohendes Symptom vorausging, riß ein Gefäß in der Lunge und der Blutauswurf war so stark: daß, wäre nicht gleich und kunstgemäße Hülfe zu erhalten gewesen, hier wohl die ultima linea rerum sich würde hingezogen haben.« (WA IV.48,40f.)

Goethe kümmert sich nun tatsächlich, wie in mehreren Briefen angekündigt, um den Haushalt, worüber Karoline von Wolzogen belustigt an ihren Neffen, einen Sohn Schillers, am 16.2.1831 schreibt: »Goethe hat nach dem Tode des Sohnes an einem schönen Tage den Haushalt umgestürzt und dem Schuldenmachen der Schwiegertochter gesteuert. Ich mußte lachen über die Pedanterie, womit er jetzt die Wirtschaft treibt. Aber nötig mag es sein. Er hat den Schlüssel des Holzstalles unter seinem Kopfkissen und läßt das Brot abwiegen. Als Gesellschafterin behandelt er Ottilie sehr artig; aber im Hause muß sie sich fügen. Ich finde seine Züge seit der letzten Krankheit doch sehr verändert und glaube an kein langes Leben mehr.« (Bo 3,328)

Mit tiefer Genugtuung erlebt Goethe im Januar 1831 das Erscheinen der letzten Bände seiner Gesammelten Werke, der »Ausgabe letzter Hand«. Im Tagebuch heißt es am 27.1.1831: »Die 40 Bände der Sedez-Ausgabe in einer Reihe vor mir aufgestellt zu sehen, machte mir ein dankbar anerkennendes Vergnügen. Ich hatte das zu erleben nicht gehofft.« (WA III.13,18)

Ende Februar erfolgt bereits wieder ein Aderlaß. Im März ist von einer offenen Wunde am Bein die Rede, bei der es sich vermutlich um ein Ulcus cruris handelt, das mit Umschlägen und Hochlegen des Beines therapiert wird und bereits Ende des Monats, wie Soret berichtet (106,527), sich geschlossen hat. Im Mai befindet sich Goethe wegen eines Katarrhs einige Tage nicht wohl; mehrere Nächte kann er nur schlecht schlafen. Es scheinen sich auch wieder, wie schon so oft in seinem Leben, Gelenkschmerzen hinzuzugesellen. Er beklagt sich in Briefen an Zelter über »diese 14 Tage Gefangenschaft unter einer harten katarrhalischen Despotie« (WA IV.48,207), ist noch einige Tage später verargert über diesen »widerwärtigen Rheumatismus« (WA IV.48, 222) und schimpft schließlich, daß er »von katarrhalischen Unbilden und dem widerwärtigsten Wetter niedergehalten« (WA IV.48,240f.) werde. Er steht kurz vor der Vollendung seines *Faust* und ist deshalb besonders unglücklich über den krankheitsbedingten Aufschub. Am 22. Juli kann er dann aber erleichtert ins Tagebuch schreiben: »Das Hauptgeschäft zu Stande gebracht.« (WA III.13,112) In mehreren Briefen aus diesen Tagen gibt er seinem Glücksgefühl Ausdruck, daß ihm das Schicksal auch noch die Vollendung dieses Werks, das er einst in jungen Jahren begann, gegönnt hat. Aber er kennt auch jetzt keinen Ruhestand, er bleibt tätig bis fast zuletzt. Seinen letzten Geburtstag bringt er außerhalb Weimars zu. Er reist nach Ilmenau, besteigt am 27. August den Kickelhahn, wo er am 6.9.1780 sein berühmtes Gedicht »Über allen Gipfeln« an die Wand einer Holzhütte geschrieben hatte, und vermerkt stolz in seinem Tagebuch: »Die alte Inschrift ward recognoscirt.« (WA III.13,129) Allerdings setzt er das Entstehungsdatum um drei Jahre zu spät an, was nach dieser großen Zeitspanne verständlich erscheint und weiter nichts zu bedeuten braucht. Im Herbst betrachtet er mit Sorge das Nahen der Cholera, der in Berlin viele zum Opfer fallen, darunter auch Hegel.[221] Er spricht zwei Mediziner, die sich in Berlin aufgehalten haben, und notiert am 21.10.1831 sarkastisch in seinem Tagebuch: »Sie brachten ohngefähr soviel mit als wir schon wissen, besonders den alten sittlichen Satz bestätigt, die Furcht sey größer als das Übel.« (WA III.13,159) Einige Wochen später, am 30. 11.1831, heißt es im Tagebuch: »Nachher zu meiner Tochter, wo ich Dr. Pfeiffer traf, einen bayerischen Arzt, der in's nördliche Deutschland gereist war, die Cholera zu beobachten, und die tröstliche Überzeugung gewonnen hatte und mitzutheilen suchte, daß sie nicht ansteckend sey. Einige scherzhafte Wechselreden über einen so bedeutenden Gegenstand.« (WA III.13,181) Noch im März des nächsten Jahres besteht die Furcht, daß die Cholera auch bis nach Weimar kommt. Goethe schreibt in einem Brief vom 15.3.1832, eine Woche vor seinem Tod: »In einem schwankenden Zustand, wie alle Welt, haben wir uns gegen das asiatische Ungeheuer verhalten: erst voller Sorge, Abwehrungsanstalten, Heilungseinleitungen, horchend, lesend und denkend, in voller Thätigkeit. Diese Anstrengung ging zuletzt in Gleichgültigkeit über, und wir leben wie zuvor, in völliger Sorglosigkeit, jeder nach seiner Weise, im Zutrauen auf unsre Gebirgshöhe die es nicht heranlassen soll. Näher als zwölf Stunden ist es noch nicht herangerückt.« (WA IV.49,269)

Viele Briefe aus Goethes letzten Lebensmonaten lassen die Haltung eines Abschiednehmenden erkennen, eines Menschen, der weiß, daß er nicht mehr lange zu leben haben wird, und dies gelassen hinnimmt in dem Bewußtsein, ein erfülltes Leben gelebt zu haben. Charakteristisch sind die folgenden Sätze in einem Brief an W. v. Humboldt vom 1.12.1831: »Darf ich mich, mein Verehrtester, in altem Zutrauen ausdrücken, so gesteh ich gern daß in meinen hohen Jahren mir alles mehr und mehr historisch wird: ob etwas in der vergangenen Zeit, in fernen Reichen oder mir ganz nah räumlich im Augenblicke vorgeht, ist ganz eins, ja ich erscheine mir selbst immer mehr und mehr geschichtlich; und da mir meine gute Tochter Abends den Plutarch vorlies't, so komm ich mir oft lächerlich vor, wenn ich meine Biographie in dieser Art und Sinn erzählen sollte. – Verzeihen Sie mir dergleichen Äußerungen! im Alter wird man redselig und da ich dictire, kann mich diese Naturbestimmung gar wohl auch überraschen.« (WA IV.49,165)

221 Gelegentlich wird die Cholera als Ursache für Hegels Tod bestritten.

Letzte Krankheit und Tod (1832)

In seinem Bericht über »Die letzte Krankheit Goethe's« schreibt Vogel, Goethe habe sich seit seinem »Lungenblutsturz« Ende 1830 bis zum März 1832, wenige Tage vor seinem Tod, »einer vorzüglich guten Gesundheit erfreut, und namentlich auch den letzten Spätherbst und Winter, eine ihm sonst immer feindliche und verhaßte Jahreszeit, ganz ungewöhnlich heiter und ohne irgend bedeutende körperliche Anfechtung durchlebt.« (115,4f.) Er fährt allerdings fort: »Stellten sich auch, wie einer unbefangenen Beobachtung nicht wohl entgehen mochte, Schwächen des Alters, besonders Steifheit der Gliedmaßen, Mangel an Gedächtniß für die nächste Vergangenheit, zeitweise Unfähigkeit, das Gegebene in jedem Augenblicke mit Klarheit schnell zu übersehen und Schwerhörigkeit bei ihm immer merklicher ein, so genoß er doch – und zumal im Vergleich mit andern Greisen seines Alters – noch einer solchen Fülle von Geistes- und Körperkraft, daß man sich schon der frohen Hoffnung, er werde uns noch lange durch seine Gegenwart erfreuen, mit Zuversicht hingeben durfte.« (115,5) Es sei Goethe auch schwer gefallen, Entschlüsse zu fassen: »Es wurde Goethen, der, von seiner frühen Jugend abgesehen, vielleicht jederzeit zur Bedächtigkeit und Umständlichkeit neigte, im höhern Alter ungemein schwer, Entschlüsse zu fassen. Er selbst war der Meinung, diese Eigenthümlichkeit, welche er geradezu als Schwäche ansprach, rühre daher, daß er niemals in seinem Leben rasch zu handeln genöthigt gewesen sey, und er prieß den Stand eines praktischen Arztes gelegentlich auch deshalb, weil dem Arzte nie erlaubt sey, seine Resolutionen zu vertagen.« (115,20) Vogel beschreibt also ganz deutlich einige typische Symptome bei fortgeschrittener Hirnarteriosklerose. Nichts aber habe darauf hingedeutet, daß Goethe einem baldigen Tod entgegengehe. Im Sommer 1831 habe er sich sogar besonders wohl befunden: »Goethe versicherte damals oft, er habe sich zur Geistesthätigkeit, zumal in produktiver Hinsicht, seit dreißig Jahren nicht so aufgelegt gefunden.« (115,20f.) An diese Feststellung schließt Vogel die feinsinnige Bemerkung an, es habe ihm stets Sorge bereitet, wenn Goethe seine Produktivität gerühmt habe, »weil die vermehrte Productivität seines Geistes gewöhnlich mit einer krankhaften Affection seiner productiven Organe endigte. Dieß war so sehr in der Ordnung, daß mich schon im Anfange meiner Bekanntschaft mit Goethe dessen Sohn darauf aufmerksam machte, wie, so weit seine Erinnerung reiche, sein Vater nach längerem geistigen Produciren noch jedesmal eine bedeutende Krankheit davon getragen habe.« (115,21)

Goethes Konstitution und Aussehen beschreibt Vogel folgendermaßen: »Goethe war groß und von starkem, regelmäßigem Knochenbau;

nur die untern Gliedmaßen hätten, um eines schönen Verhältnisses zum Rumpfe willen, ein Geringes länger seyn dürfen. Wahrscheinlich trug dieser Mangel dazu bei, daß Goethe'n, wie er in ›Dichtung und Wahrheit aus meinem Leben‹ erzählt, das Schließen zu Pferde weniger gelingen wollte, als seinen Mitscholaren auf der Reitbahn.[222] Noch in den letzten Jahren hielt er sich mit etwas vorragendem Unterleibe und rückwärts gezogenen Schultern sehr gerade, ja etwas steif, und schob dieß auf die von ihm, Behufs besserer Ausdehnung der Brust, frühzeitig angenommene und auch Andern zu gleichem Zwecke häufig empfohlene Gewohnheit, die Hände möglichst viel hinter dem Rücken vereinigt zu tragen. Seine Brust war breit und hoch gewölbt, der Athem meistens ruhig und kräftig, dann und wann mit Seufzern untermischt; der Puls weich, mäßig voll, im Verhältniß zum Alter immer frequent, etwa wie bei einem Manne von vierzig Jahren ... Die Venen bildeten an den Unterschenkeln nicht sehr bedeutende Varicositäten und schimmerten überall durch die an allen, in der Regel bekleideten Theilen des Körpers bis an den Tod ungemein feine, weiche, weiße, zu vermehrter Transpiration, so wie auch zu Hautkrisen noch in hohen Jahren sehr geneigte Haut deutlich durch. Das greise Haupt war mit seideweichem grauem, täglich sorgfältig gekräuseltem Haar dicht besetzt. Der Hals fiel durch bedeutende Torosität auf. Den ganzen Körper, mit Ausnahme des Kopfes, bekleidete reichliches Fleisch.« (115,18f.)

Vogel berichtet ferner, Goethe habe nachts meistens gut geschlafen. Tagsüber sei er öfters auf kurze Zeit eingeschlummert. Sei er nachts doch einmal aufgewacht, so habe dies daran gelegen, daß er über sehr interessanten Aufgaben »gebrütet« (115,22) habe oder obstipiert gewesen sei, wogegen er dann am nächsten Morgen Abhilfe verlangt habe, z. B. mittels Rhabarbertinktur: »Nur selten verschrieb ich zu diesem Zwecke einen Gran Bilsenkrautextract, ein Mittel, dem Goethe sehr zugethan war, weil es ihn jedesmal erquicklichen Schlaf mit ergötzlichen, im Gedächtniß auch noch nach dem Erwachen zurückbleibenden Träumen verschaffte.« (115,22)

Bereits auf geringe Dosierungen von Medikamenten habe Goethe sehr empfindlich reagiert. Sein »unangemessenes, eigenmächtiges Mediciniren« (115,27) habe Vogel bald beendet. An einem einmal als wirksam erwiesenen Medikament habe Goethe lange Zeit festgehal-

222 Als Kuriosität sei zu dieser Stelle auf die 1932 von Würtz geäußerte Meinung verwiesen, wonach Goethes »bis heute rätselhaft gebliebene Wesensspröde ihre Wurzel im Andeutungskrüppeltum des zu kurzbeinigen und daher übermäßig langrumpfig erscheinenden Dichters des Faust selber« (119,4) gehabt habe ...

ten. Über seinen Gesundheitszustand habe er nicht gern gesprochen, dem Arzt aber habe er seine Empfindungen sehr gut beschreiben können. Infolge seiner »durchaus produktiven Tendenz« habe Goethe »in jedem Lebensalter viel Blut erzeugt. Früher war jedoch die Blutbereitung mit der Blutconsumtion in einem ziemlich günstigem Verhältnisse geblieben. In den letztern Lebensjahren jedoch entstanden aus beinahe gänzlichem Mangel an körperlicher Bewegung bei fortwährend reichlich zuströmender Nahrung Vollblütigkeiten, welche starke künstliche Blutentleerungen, Aderlässe, von Zeit zu Zeit dringend erheischten.« (115,27) Ein laborchemischer Nachweis war natürlich für Vogel noch nicht zugänglich, aber er kannte offensichtlich die Polyglobulie.

Goethe habe sich nicht vor dem Tod gefürchtet, wohl aber vor einem qualvollen Sterben. Krankheit habe er für das »größte irdische Übel« (115,24f.) gehalten. Er habe sich oft gerühmt, niemals an Zahn- oder Kopfweh gelitten zu haben; hier muß sich Vogel entweder falsch erinnert oder Goethe diesen Spruch nur so dahingesagt haben, denn gerade über Zahnschmerzen finden sich in früheren Jahren sehr viele Klagen. Man möchte auch nicht glauben, daß Goethes Zähne »sich bis in das höchste Alter in gutem Zustande erhalten« (115,27) hätten. Nach der Meinung verschiedener Zahnärzte (1;12;19;88) ist Goethe wohl etwa ab dem 70. Lebensjahr zumindest weitgehend zahnlos gewesen und hat auch keine Prothese getragen.[223] Er habe »eingeschlossene Zimmerluft« (115,25) geliebt und nur mit größter Mühe bewegt werden können, ein Fenster zum Lüften zu öffnen: »Gegen üble Gerüche war er nicht besonders empfindlich, wohl aber gegen die geringste Unordnung in dem Arrangement seiner Stube. So war ihm z. B. aufs Äußerste zuwider, wenn ein Buch, eine Lage Papier u. dergl. mit seinen Rändern den benachbarten Rändern des Tisches nicht parallel lag.« (115,25f.) Für die folgenden Bemerkungen Vogels ließen sich viele Zeugnisse von Goethe selbst und aus seiner Umgebung anführen: »Licht und Wärme waren für ihn die unentbehrlichsten Lebensreize; bei hohem Barometerstande befand er sich am wohlsten. Den Winter detestirte er und behauptete oft scherzend, man würde sich im Spätsommer aufhängen, wenn man sich da von der Abscheulichkeit des Winters eine rechte Vorstellung zu machen im Stande wäre.« (115,26) »Indigestionen abgerechnet« habe Goethe am häufigsten an »Lungencatarrhen und an Zapfenbräunen« (115,27) gelitten.

223 Es müßte also bildhaft aufgefaßt werden, wenn Vogel in seiner Beschreibung von Goethes letzter Krankheit einmal den Ausdruck gebraucht: »Die Zähne klapperten ihm vor Frost.« (115,13)

Hufeland, dessen Vater bereits Goethe in dessen ersten Weimarer Jahren behandelt hatte, verfaßte eine »Nachschrift« zu Vogels Bericht. Hier klingt bereits das später immer wieder geäußerte Vorurteil an, Goethe sei die meiste Zeit seines Lebens völlig gesund gewesen und von schweren Krankheiten verschont geblieben. Zunächst schreibt Hufeland, daß er Goethe 1776 in Weimar »in voller Kraft und Blüthe der Jugend und des anfangenden Mannesalters« (115,30) gesehen habe. Von 1783 bis 1793 habe er das Glück gehabt, »als Arzt und Freund seines nähern Umganges zu genießen. Zwar gab er dem Arzte wenig zu thun, seine Gesundheit war in der Regel, wenige vom Einfluß der Atmosphäre herrührende rheumatische und catarrhalische Beschwerden, und besonders die schon damals vorhandene Disposition zu catarrhalischer Angina abgerechnet, vortrefflich; aber desto lieber unterhielt er sich mit dem Arzte als Naturforscher, und so genoß ich bei ihm manche Stunden der interessantesten Mittheilung, Belehrung, und geistiger Erweckung.« (115,31) Und dann erweist sich Hufeland als ein folgenreicher Wegbereiter einer Legende: »Es ist mir nie ein Mensch vorgekommen, welcher zu gleicher Zeit körperlich und geistig in so hohem Grade vom Himmel begabt gewesen wäre, und auf diese Weise in der That das Bild des vollkommensten Menschen darstellte. Aber nicht bloß die Kraft war zu bewundern, die bei ihm in so außerordentlichem Grade Leib und Seele erfüllte, sondern mehr noch das herrliche Gleichgewicht, was sich sowohl über die physischen als geistigen Funktionen ausbreitete, und die schöne Eintracht, in welcher beides vereinigt war, so daß keines, wie so oft geschieht, auf Kosten des andern lebte, oder es störete. – Man kann mit Wahrheit sagen, daß dieses hauptsächlich seinen Geist auszeichnete, daß alle Geisteskräfte in gleich hohem Grade und in der schönsten Harmonie vorhanden waren, und daß selbst die bei ihm so lebendige, so schöpferische, Phantasie durch die Herrschaft des Verstandes gemäßigt und gezügelt wurde. Und eben dieß gilt von dem Physischen; kein System, keine Funktion hatte das Übergewicht; alle wirkten gleichsam zusammen zur Erhaltung eines schönen Gleichgewichts. – Aber Produktivität war der Grundcharakter sowohl im Geistigen als Physischen, und im letztern zeigte sie sich durch eine reiche Nutrition, äußerst schnelle und reichliche Sanguifikation und Reproduktion, kritische Selbsthülfe bei Krankheiten und eine Fülle von Blutleben. Daher auch noch im hohen Alter die Blutkrisen und das Bedürfniß des Aderlasses. – Solche Erfahrungen gehören zu den seltensten Geschenken des Himmels. Es ist Freude zu sehen, daß die Entstehung so vollkommner Menschennatur auch noch in unsern Zeiten möglich ist, die so manche für eine Periode der Abnahme des Menschengeschlechts halten.« (115,31f.) Diese Sätze schrieb Hufeland

1833, ein Jahr nach Goethes Tod, in einer medizinischen Fachzeitschrift. Er hat damit das Goethe-Bild sicher nicht unwesentlich beeinflußt; noch in Veröffentlichungen aus jüngster Zeit finden sich nahezu identische Gedanken, allenfalls etwas zeitgemäßer ausgedrückt. Es überrascht nicht, daß es gerade auch Ärzte waren, die sich einer derartigen unkritischen Verherrlichung Goethes widersetzten und dabei dann vielleicht eine übertriebene Gegenposition bezogen.

Wenden wir uns nun aber Goethes letzten Lebenswochen zu. Am 17.2.1832 besucht ihn Soret und berichtet darüber in seinen Erinnerungen: »Gegen fünf Uhr ging ich zu Goethe; ich fand ihn allein bei Tisch, er hatte abgespeist und schlürfte nur noch behaglich seine Flasche Wein aus, wie er das zu tun pflegte. Er war noch gar nicht schläfrig, so daß die Unterhaltung ziemlich lebhaft wurde. Rings um ihn lagen Pappschachteln voll buntscheckiger Dorlen, die sich Eckermann ausgedacht hatte; sie dienen zu optischen Experimenten, um, wenn sie in Bewegung sind, die sich daraus ergebende Farbenmischung zu studieren. Das ist so ein lustiger Zeitvertreib zwischen dem Doktor und Sr. Exzellenz ... – Goethe sprach dann von seinem Sohn, von dessen Reisen, seinen leichtsinnigen Streichen und seinem Tod, vielfach so vertraulich, so rückhaltlos, mit so philosophischer Gefaßtheit, daß ich ebenso überrascht wie ergriffen war. Er geht sonst traurigen Gedanken am liebsten aus dem Wege und erwähnt selten diesen Verlust. Heute sah er den Fall unter dem tröstlichen Gesichtspunkt an: wie es ihn freue, sagen zu konnen, daß der Verstorbene sein Leben genossen, und daß er seine Reise redlich dazu benutzt habe, vieles zu sehen und in einem wertvollen Tagebuch aufzuzeichnen. Wollte ich diesen Teil des Gesprächs wiedergeben, so müßte ich zuviel Dinge erwähnen, die Goethes Privatleben betreffen; ich möchte daher lieber darauf verzichten, aber dieser Freundschafts- und Vertrauensbeweis von seiten Goethes tat mir wohl.« (106,628 u. 631) In diesem Gespräch äußert Goethe auch bemerkenswerte Gedanken zum Genie-Problem und gelangt dabei zu einer höchst modern anmutenden Selbstcharakteristik: »Das größte Genie käme nicht weit, wenn es alles nur aus sich selbst schöpfen wollte! Was wäre denn das Genie, wenn ihm die Gabe fehlte, alles zu benutzen, was ihm auffällt, hier den Marmor, dort das Erz für seine Ruhmeshalle zu nehmen? ... Ein junger Maler, und sei sein Talent noch so ursprünglich und wäre er überzeugt, alles nur kraft seiner eigenen Phantasie zu schaffen, kann, wenn er wirklich eine Genie ist, dieses Zimmer nicht betreten und die Bilder an diesen Wänden nicht sehen, ohne als ein ganz anderer, als er vordem war, und mit einem viel reicheren Ideenschatz von hier wieder fortzugehen. Was bin denn ich selbst? Was habe ich denn gemacht? Ich sammelte und benutzte alles was mir vor Augen, vor

Ohren, vor die Sinne kam. Zu meinen Werken haben Tausende von Einzelwesen das ihrige beigetragen, Toren und Weise, geistreiche Leute und Dummköpfe, Kinder, Männer und Greise, sie alle kamen und brachten mir ihre Gedanken, ihr Können, ihre Erfahrungen, ihr Leben und ihr Sein; so erntete ich oft, was andere gesäet; mein Lebenswerk ist das eines Kollektivwesens, und dies Werk trägt den Namen Goethe.« (106,629f.)

Goethes Tagebuch zeigt bis Mitte März 1832 gegenüber den vorangegangenen Jahren keine Veränderungen; wie gewohnt geht er seinem selbstauferlegten Tagewerk nach, liest, diktiert, überlegt, führt Unterhaltungen, fährt spazieren, so zuletzt noch am 14. März. Es findet sich keine einzige Eintragung, die auf ein akutes körperliches Gebrechen hinwiese. Erst am 16. März heißt es dann: »Den ganzen Tag wegen Unwohlseyns im Bette zugebracht.« (WA III.13,234) Es ist die letzte Eintragung in dem seit Jahrzehnten mit penibler Regelmäßigkeit geführten Tagebuch. Sechs Tage später ist Goethe tot.

Über Goethes letzte Lebenstage gibt es Berichte mehrerer Personen; die folgende Darstellung stützt sich auf Vogels Mitteilungen, der viele Stunden bei dem Kranken ist. An diesem 16. März wird er »zu ungewöhnlich früher Stunde, schon um 8 Uhr Morgens, zu Goethe beschieden.« (115,5) Vogel fährt fort: »In der Regel sah ich ihn in ärztlicher und amtlicher Beziehung jeden Vormittag erst um 9 Uhr, und hatte am vorigen Tage, nach langer Unterhaltung, ihn sehr heiter und wohl um diese Zeit verlassen. – Ich fand ihn im Bette schlummernd. Bald erwachte er, konnte sich indessen nicht sogleich völlig ermuntern, und klagte, er habe sich bereits gestern[224] während der Rückkehr von einer, in sehr windigem, kaltem Wetter, zwischen 1 und 2 Uhr Nachmittags unternommenen Spatzierfahrt unbehaglich gefühlt, darauf nur wenig und ohne rechten Appetit essen mögen, das Bette zeitig gesucht und in demselben eine zum größten Theile schlaflose Nacht, unter öfters wiederkehrendem, trocknem, kurzem Husten, mit Frösteln abwechselnder Hitze, und unter Schmerzen in den äußern Theilen der Brust unangenehm genug verbracht. Am wahrscheinlichsten sei eine Erkältung, die er sich vor dem Ausfahren bei dem Herübergehen aus seinem sehr stark geheizten Arbeitszimmer über den kalten Flur in die nach der Straße zu gelegenen Gesellschaftszimmer, leicht zugezogen haben könne, Ursache der gegenwärtigen Leiden.« (115,5f.)

Goethe hat sich jedoch nicht bloß eine Erkältung zugezogen, wie er selbst meint, sondern leidet, woran nach diesem Bericht nicht zu

224 Korrekt müßte es wohl »vorgestern« heißen.

zweifeln ist, an einer Lungenentzündung; zusätzlich bestehen, wie die folgenden Ausführungen zeigen, ausgeprägte Symptome einer dekompensierten Herzinsuffizienz. Vogels Beschreibung ist die eines schwerkranken Menschen: »Er schien einigermaßen verstört, vor allem aber frappirte mich der matte Blick und die Trägheit der sonst immer hellen und mit eigenthümlicher Lebhaftigkeit beweglichen Augen, so wie die ziemlich starke, ins Livide fallende Röthe der Bindehaut der untern Augenlider, vornehmlich des rechten. Der Athem war fast ruhig, nur durch trocknen Husten und tiefe Seufzer, – letztere eine gewöhnliche Erscheinung in allen Krankheiten Goethe's, – öfters unterbrochen, die Stimme etwas heiser. Willkührliches kräftiges Ein- und Ausathmen ging zwar mühsam von Statten, vermehrte aber den bereits erwähnten Schmerz auf der Brust in keiner Weise. Die an der Wurzel schwach und gelblich belegte Zunge glich hinsichtlich ihrer Farbe der Bindehaut der untern Augenlider. Dabei beschwerte sich der Kranke über Ekel vor Speisen, über Durst und Aufstoßen von Luft aus dem Magen. Der ganze Unterleib, vorzüglich die epigastrische Gegend, war aufgetrieben und gegen äußern Druck empfindlich, der Stuhlgang mangelte seit zwei Tagen. Die Haut war trocken, mäßig warm, der Urin lehmig, der Puls weich, mäßig voll, wenig frequent. Ferner: Wüstheit des Kopfes, Unaufgelegtheit zum Denken, auffallend vermehrte Schwerhörigkeit, Unruhe bei Zerschlagenheit der Glieder, und das ganz eigne resignirte Wesen, welches bei Goethe, während der letzten Jahre seines Lebens in allen Krankheiten an die Stelle eines in ähnlichen Fällen früher gewöhnlichen aufbrausenden Unmuthes getreten war und sich häufig in den Worten aussprach: »Wenn man kein Recht mehr hat, zu leben, so muß man sich gefallen lassen, wie man lebt.« (115,6f.) Vogel erwähnt sodann, daß »damals in Weimar dergleichen catarrhalisch-rheumatische Zufälle nicht selten in, zum Theil tödtliche Nervenfieber übergingen« (115,7), also offensichtlich vermehrt Fleckfieber und dadurch bedingt Meningitiden aufgetreten sind, und er befürchtet, Goethes Krankheit könne sich auch dahin entwickeln. Zunächst diagnostiziert er aber nur ein »Catarrhalfieber« und verordnet dem Patienten »eine Auflösung von Salmiak und einige Quentchen Bittersalz, als Arznei, und Graupenschleim, mit Wasser zubereitet, zum Getränk, neben einem, den Umständen angemessenen Verhalten ...«. (115,7)

Schon am Abend des gleichen Tages habe sich eine Zustandsbesserung gezeigt: »Der Kranke fand sich nach mehreren, reichlichen, breiartigen Stuhlgängen sehr erleichtert. Sein Kopf war freier, das Gemüth heiterer, der Blick lebhafter, der Unterleib weicher, weniger empfindlich und weniger aufgetrieben. Die Haut schien feucht werden zu wollen, der Husten hatte sich seltener eingestellt. Der Appetit fehlte noch; das Fieber blieb vom Anfang an sehr mäßig.« (115,7f.) Vogel verordnet jetzt »Pulver von Goldschwefel und Zucker« (115,8). Goldschwefel (Antimonpentasulfid) soll besseres Abhusten bewirken, wurde damals aber auch als Brechmittel eingesetzt.

Über Goethes Zustand am nächsten Tag, dem 17. März, berichtet Vogel: »Der Kranke hatte ziemlich geschlafen; der Kopf war noch freier, das Gemüth theilnehmender, das Gehör feiner, der Blick heller und beweglicher, der Husten mäßiger, lockerer, das Seufzen seltener, als am gestrigen Tage. Die Stimme hatte ihre Heiserkeit, die Röthe an den Augenlidern ihr Schmutziges verloren. Die Haut überall dunstend, turgide und warm; die Zunge roth, weniger belegt. Keine Schmerzen mehr auf der Brust. Gegen Morgen eine freiwillige, reichliche, breiartige Ausleerung durch den Stuhl. Der Urin noch trübe, lehmig; der Puls weich, etwa 90 Mal in einer Minute schlagend. Kein Appetit.« (115,8) Die am Vortag begonnene Behandlung wird, auch auf Goethes Wunsch, fortgesetzt. Er kann am Nachmittag etwas schlafen, und Vogel findet ihn bei einem erneuten Besuch am Abend gebessert: »Beim Abendbesuch unbedeutendes Fieber, Neigung zu leichter Conversation, welche der Kranke schon wieder auf die in gesunden Tagen gewohnte Art mit Scherzen würzte.« (115,9)

Auch am nächsten Tag ist Goethes Zustand stabil, und es scheint sich noch einmal alles zum Guten zu wenden. Goethe ißt zu Mittag »etwas Fisch und Braten« und erhält »auf Verlangen« (115,9) seinen geliebten Würzburger Tischwein. Als ihn Vogel am Abend besucht, »lobte Goethe sein Befinden und war sehr gesprächig, besonders aber pries er in einem langen launigen Sermon den Goldschwefel, nach dessen Herkommen, Bereitungsart und ärztlichem Gebrauche er sich umständlich erkundigte.« (115,9)

Der Zustand bleibt auch am folgenden Tag, dem 19. März, stabil. Goethe trinkt nach dem Frühstück sogar wieder sein gewohntes Glas Madeira. Vogel scheint der Meinung gewesen zu sein, daß keine Gefahr mehr bestehe; doch in der Nacht tritt eine deutliche Verschlechterung ein: »Die ersten Stunden der folgenden Nacht, vom 19ten auf den 20sten März, schlief der Kranke sanft, bei vermehrter Hautausdünstung. Gegen Mitternacht wachte er auf, empfand zuerst an den Händen, welche bloß gelegen hatten, und von ihnen aus später dann auch am übrigen Körper, von Minute zu Minute höher steigende Kälte. Zum Frost gesellte sich bald herumziehender, reißender Schmerz, der, in den Gliedmaßen seinen Anfang nehmend, binnen kurzer Zeit die äußern Theile der Brust gleichfalls ergriff, und Beklemmung des Athems, so wie große Angst und Unruhe herbeiführte. Daneben häufiger, schmerzhafter Drang zum Urinlassen. Der sparsam ausgeleerte Harn wasserhell. Die Zufälle wurden immer heftiger; dennoch erlaubte der sonst bei den geringsten Krankheitsbeschwerden nach ärztlicher Hülfe stets so dringend verlangende Kranke dem besorgten Bedienten nicht, mich zu benachrichtigen, ›weil ja nur Leiden, aber keine Gefahr vorhanden sey‹.« (115,13)

Vogel sieht den Todkranken somit erst am Morgen des 20. März wieder: »Ein jammervoller Anblick erwartete mich! Fürchterlichste Angst und Unruhe trieben den seit lange nur in gemessenster Haltung sich zu bewegen gewohnten, hochbejahrten Greis mit jagender Hast bald ins Bett, wo er durch jeden Augenblick veränderte Lage Linderung zu erlangen vergeblich suchte, bald auf den neben dem Bette stehenden Lehnstuhl. Die Zähne klapperten ihm vor Frost. Der Schmerz, welcher sich mehr und mehr auf der Brust festsetzte, preßte dem Gefolterten bald Stöhnen, bald lautes Geschrei aus. Die Gesichtszüge waren verzerrt, das Antlitz aschgrau, die Augen tief in ihre livide Höhlen gesunken, matt, trübe; der Blick drückte die gräßlichste Todesangst aus. Der ganze eiskalte Körper triefte von Schweiß, den ungemein häufigen, schnellen und härtlichen Puls konnte man kaum fühlen, der Unterleib war sehr aufgetrieben; der Durst quaalvoll. Mühsam einzeln ausgestoßene Worte gaben die Besorgniß zu erkennen, es möchte wieder ein Lungenblutsturz auf dem Wege seyn.« (115,13f.)

Aufgrund dieses Berichts darf geschlossen werden, daß Goethe in dieser Nacht – wie schon einmal im Februar 1823 – einen Herzinfarkt erlitten hat. Vogel weiß, daß Goethe vom Tod gezeichnet ist und nur noch lindernde Maßnahmen ergriffen werden können, auch wenn der Beginn folgenden Zitats sehr resolut klingt: »Hier galt es schnelles und kräftiges Einschreiten. Nach anderthalbstündiger Anstrengung gelang es, vermöge reichlicher Gaben Baldrianäther und Liquor Ammonii anisatus, abwechselnd genommen mit heißem Thee aus Pfeffermünzkraut und Kamillenblüthen, durch Anwendung starker Meerrettigzüge auf die Brust und durch äußere Wärme die am meisten gefahrdrohenden Symptome zu beseitigen, alle Zufälle erträglich zu machen. Den im linken großen Brustmuskel übrigbleibenden fixen Schmerz hob noch an dem nämlichen Tage ein auf die schmerzhafte Stelle gelegtes Spanisch-Fliegen-Pflaster. – Der fortdauernd brennende Durst wurde mit einem lauen Getränke, aus schwachem Zimmtaufguß mit Zucker und Wein, zum Behagen des Leidenden befriedigt. Der Appetit kehrte nur noch einmal, wenig Stunden vor dem Tode, auf einen Augenblick fruchtlos zurück. Den bequemen Lehnstuhl, in welchem sich die große Angst und Unruhe zuerst gelegt hatte, vertauschte der Kranke nicht wieder mit dem Bette.« (115,14)

Die Widerstandskraft des über 82jährigen ist erstaunlich, und es tritt noch einmal bis zum späten Vormittag des 21. März eine scheinbare Besserung ein: »Gegen Morgen verbreitete sich mäßiger Schweiß über den ganzen Körper, das Athmen geschah ohne Hinderniß, die Stimmung war heiter. Mehrere, durch ein Lavement bewirkte, reichliche Stuhlgänge schafften noch mehr Erleichterung. Der Puls, genau gezählt, 92 Mal innerhalb einer Minute schlagend, zeigte sich ziemlich voll, gleichmäßig, weich. Der Urin ging selten, trübe, bräunlich und ohne Schmerzen ab. Die Zunge war feucht, hier und da mit zähem, kaffeebraunen Schleime belegt, der Speichel sehr zähe und klebrig. Die Farbe der unbedeckten Körpertheile bot nichts Auffallendes dar.« (115,15)

Dann aber sind die Lebenskräfte erschöpft, nach Pneumonie und Herzinfarkt kommt es zu einer zunehmenden Herz-Kreislauf-Insuffizienz, die am 22. März mittags Goethes Tod herbeiführt. Vogels Bericht über Goethes letzte Stunden sei ungekürzt wiedergegeben:

»Um zwei Uhr Nachmittags erschien der Kranke hinfällig, mit triefendem Schweiße bedeckt, mit sehr kleinem, häufigem, weichem Pulse und kühlen Fingerspitzen. Die äußern Sinne versagten zuweilen ihren Dienst, es stellten sich Momente von Unbesinnlichkeit ein. Dann und wann ließ sich ein leises Rasseln in der Brust vernehmen. – Nach etlichen Gaben eines Decocto-Infusums von Arnica und Baldrian mit Kampher hob sich der Puls und wurde ein wenig härter. In die Finger kehrte Wärme zurück. Die Füße, durch Wärmflaschen geschützt, waren noch nicht wieder kalt geworden. Der Schweiß minderte sich. – Bald aber gewannen alle Erscheinungen von neuem ein sehr bedenkliches Ansehen. Das Rasseln in der Brust verwandelte sich in lauteres Röcheln. Abends neun Uhr war der ganze Körper kalt, der Schweiß durch vielfache, meistens wollene Bekleidung und Bedeckung gedrungen. Die lichten Zwischenräume von Besinnung kamen weniger häufig und dauerten immer kürzere Zeit. Die Kälte wuchs, der Puls verlor sich fast ganz, das Antlitz wurde aschgrau. Sehr zäher, klebriger Schleim im Munde, gereichte zu großer Unbequemlichkeit. Die Züge blieben ruhig. In seinem Lehnstuhl sitzend, das Haupt nach der linken Seite geneigt, antwortete Goethe noch zuweilen und immer deutlich auf die, an ihn gerichteten Fragen, deren ich indessen, um jede, bloß die Sanftheit des unvermeidlichen Scheidens störende Aufregung zu verhüten, nur wenige zuließ. – Er schien von den Beschwerden der Krankheit kaum noch etwas zu empfinden, sonst würde er bei der ihm eigenthümlichen Unfähigkeit, körperliche Übel mit Geduld zu ertragen, mindestens durch unwillkührliche Äußerungen, seine Leiden zu erkennen gegeben haben. Äußere Eindrücke wirkten auf das, mit den Sinnen des Gesichts und des Gehörs gewissermaßen isolirt fortlebende, Gehirn noch lange und zum Theil lebhaft und angemessen, so wie die eigentliche Geistes-

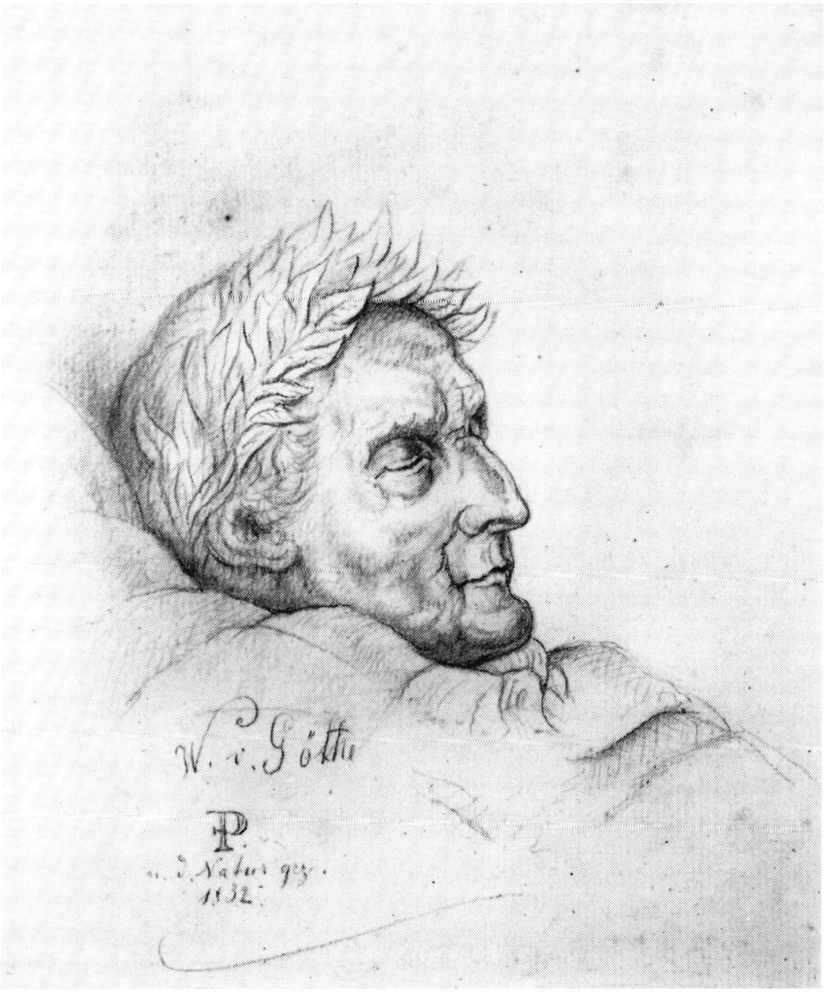

Friedrich Preller d. Ä. (1804 – 1874)
Johann Wolfgang Goethe auf dem Totenbett
Bleistiftzeichnung, entstanden am Tag der Beisetzung,
dem 26. März 1832
Goethe-Museum Düsseldorf

thätigkeit vielleicht erst mit dem Leben selbst erlosch. Die Phantasie spielte beinahe und mit angenehmen Bildern. – Schwerlich hatte Goethe in diesen Momenten ein Vorgefühl seiner nahen Auflösung. Wenigstens entsprachen die Zeichen, welche man auf das Vorhandenseyn eines solchen Vorgefühls beziehen möchte, denjenigen nicht, deren er sich wohl früher bediente, um anzudeuten, wie er hinsichtlich der muthmaßlichen Dauer des ihm noch beschiedenen Lebensrestes einer Täuschung sich nicht überlasse. Vielmehr gab er in seinen letzten Stunden mehrmals deutliche Beweise von Hoffnung auf Genesung und zwar unter Umständen, – namentlich bei fast völlig abwesender Besinnlichkeit, – welche die Vermuthung, er habe nur die Seinigen zu beruhigen, beabsichtigt, als ganz unwahrscheinlich darstellen müssen. – Die Sprache wurde immer mühsamer und undeutlicher. ›Mehr Licht‹ sollen, während ich das Sterbezimmer auf einen Moment verlassen hatte, die letzten Worte des Mannes gewesen seyn, dem Finsterniß in jeder Beziehung stets verhaßt war. Als später die Zunge den Gedanken ihren Dienst versagte, malte er, wie auch wohl früher, wenn irgend ein Gegenstand seinen Geist lebhaft beschäftigte, mit dem Zeigefinger der rechten Hand öfters Zeichen in die Luft, erst höher, mit den abnehmenden Kräften immer tiefer, endlich auf die über seinen Schooß gebreitete Decke. Mit Bestimmtheit unterschied ich einigemal den Buchstaben W. und Interpunctionszeichen. – Um halb zwölf Uhr Mittags drückte sich der Sterbende bequem in die linke Ecke des Lehnstuhls, und es währte lange, ehe den Umstehenden einleuchten wollte, daß Goethe ihnen entrissen sey. – So machte ein ungemein sanfter Tod das Glücksmaaß eines reich begabten Daseyns voll.« (115,15ff.)

In der im *Weimarischen Wochenblatt* erschienenen Todesanzeige wird als Todesursache »Stickfluß, in Folge eines zurückgeworfenen Katarrhalfiebers« (zitiert nach 103) genannt. »Stickfluß« ist in heutiger Terminologie als Lungenödem auffassen, das bei Goethe, Vogels Beschreibung zufolge, vorübergehend vorlag und als Folge einer nach dem Herzinfarkt aufgetretenen Linksherzinsuffizienz verständlich ist. Der Tod scheint aber nicht im Lungenödem eingetreten zu sein;[225] jedenfalls widerspricht dem Vogels Bericht. Eine zweite, wohl nicht nur wegen eines typographischen Fehlers in der ersten veranlaßte Todesanzeige[226] (ebenfalls abgebildet in 103) gibt als Todesursache

225 Ebstein zitiert hierzu den Ausspruch eines Arztes, wonach »die Menschen nicht sterben, weil sie Lungenoedem bekommen, sondern Lungenoedem bekommen, weil sie im Begriff sind, zu sterben.« (16,316)

226 In der pathographischen Literatur wird wohl nicht zu Unrecht vermutet, die erste Todesanzeige habe als Kritik an Vogel verstanden werden können (vom behan-

»Stickfluß in Folge eines nervös gewordenen Katarrhalfiebers« an. Auch diese, vielleicht auf Vogel selbst zürückgehende Angabe ist für einen heutigen Arzt kaum noch verständlich; gemeint ist wohl, daß der Tod durch eine aufgrund der Lungenentzündung entstandene zentralnervöse Komplikation eingetreten sei.

Eine Sektion erfolgt nicht. Goethes Leichnam wird öffentlich aufgebahrt und dann an der Seite Schillers feierlich beigesetzt.

delnden Arzt fälschlicherweise »zurückgeworfenes Katarrhalfieber«) und sei vor allem deshalb widerrufen worden.

Erläuterungen

Adduktionsparese Lähmung der Augenmuskeln mit Unfähigkeit, zur Mitte zu blicken

Anamnese Erhebung der Kranken- und Lebensgeschichte im ärztlichen Gespräch durch Befragung des Patienten (Eigenanamnese) und seiner Verwandten (Fremdanamnese)

Angina pectoris Schmerzen im Brustkorb aufgrund einer Mangeldurchblutung des Herzmuskels

Angina tonsillaris Mandelentzündung

Arcus senilis »Greisenbogen«, ringförmige weißliche Trübung der Hornhautperipherie durch Fett- und Kalkeinlagerung im höheren Lebensalter

Asphyxie Atemdepression bzw. Atemstillstand infolge Herz-Kreislauf-Versagens, Atemwegverlegung oder Atemlähmung

Blepharitis Entzündung der Lidränder

Blutsturz s. *Hämatemesis*, *Hämoptoe*

Bronchiektasen krankhafte Erweiterung der Äste der Luftröhre

Cholera schwere, vorwiegend den Dünndarm befallende Infektionskrankheit

Degeneration Entartung, hervorgerufen durch Erbfehler oder negative Umwelteinflüsse, die selbst als vererblich gedacht wurden; die Degenerationslehre war im 19. Jahrhundert in der Psychiatrie und darüber hinaus sehr einflußreich

Depression im psychiatrischen Sprachgebrauch psychische Krankheit mit vielfältigen Symptomen wie traurige Stimmung, gedrückte, pessimistische Stimmungslage, Niedergeschlagenheit, Verzagtheit, Antriebsverminderung, leichte Ermüdbarkeit, Angst, Selbsttötungsneigung; bei der *endogenen Depression*, die auch als ein Pol der *manisch-depressiven Erkrankung* auftreten kann, oft zusätzlich weitere Symptome wie Darniederliegen der Lebensgefühle, schwere Schlafstörung, Denkhemmung, Grübeln, Schuldgefühle, Wahngedanken, Tagesschwankung der Stimmung

Ectropium senile Umstülpung des Augenlids nach außen durch Gewebeerschlaffung im Alter

Eidetik Lehre von der Fähigkeit zu eidetischen Anschauungsbildern: Erlebnisse können mit großer sinnlicher Anschaulichkeit reproduziert werden *endogen* von innen, aus dem Organismus heraus, aber ohne eindeutig bekannte körperliche Ursache, auch ohne kausalen Zusammenhang mit Erlebnissen entstanden; die klassische Psychiatrie unterscheidet zwei große Formen endogener *Psychosen*: *Schizophrenie* und *manisch-depressive Erkrankung*

Epilepsie durch abnorme Erregung von Gehirnzellen ausgelöste Anfälle mit vielfältiger Symptomatik

Erysipel bakteriell bedingte Erkrankung; die Erreger gelangen durch eine Hautverletzung in den Körper und breiten sich über das lymphatische System aus

Fleckfieber schwere Infektionskrankheit mit vielfältigen Symptomen, u. a. mit fleckigen Einblutungen in die Haut

Furunkel eitrige Entzündung eines Haarbalgs und seiner Talgdrüse

Gefäßarrosion s. *Hämoptoe*

Glomerulonephritis eine besondere Form von Nierenentzündung

Hämatemesis Bluterbrechen aufgrund eines krankhaften Prozesses im oberen Magen-Darm-Trakt

Hämaturie blutiger Urin

Hämoptoe Aushusten größerer Blutmengen, z. B. wegen eines geplatzten Blutgefäßes (*Gefäßarrosion*) in den Lungen

Hämorrhoiden Erweiterungen der Blutgefäße im Analbereich mit Blutungsneigung

Halluzination Sinnestäuschung, Symptom bei verschiedenen Krankheiten

Herzinsuffizienz Herzmuskelschwäche

Hirnarteriosklerose »Hirngefäßverkalkung«

Hyperthyreose krankhafte Überfunktion der Schilddrüse, nach einem Erstbeschreiber als Basedowsche Erkrankung bezeichnet

Hypertrophie Vergrößerung von Geweben oder Organen

Hypochondrie übertriebene Sorge um Gesundheit

Hypomanie s. Manie

Hysterie bereits von Hippokrates verwendeter Begriff, in der Folgezeit vielfacher Bedeutungswandel; meist beschreibt der Begriff Menschen mit erhöhter Tendenz zur Dramatisierung, Suggestibilität, Ichbezogenheit, intensiver Phantasietätigkeit, Sexualisierung des Erlebens und Verhaltens

Influenza Grippe

Kaverne durch Einschmelzung tuberkulösen Gewebes entstandener luftgefüllter Hohlraum, z. B. in der Lunge

Kolik krampfartige Leibschmerzen, z. B. bei Nieren- oder Gallensteinen

Konjunktivitis Augenbindehautentzündung

locus minoris resistentiae Ort des geringsten Widerstands

Lues connata s. *Syphilis*

Lungenödem krankhafte Flüssigkeitsansammlung im Lungengewebe

Manie der eine Pol der *manisch-depressiven Erkrankung* mit unangemessen heiterer Verstimmung, überschießender Aktivität, Erregung, Ideenflucht, gesteigertem Wohlbefinden usw.; in abgemilderter Ausprägung als *Hypomanie* bezeichnet

manisch-depressive Erkrankung früher als manisch-depressives Irresein bezeichnet; neben der *Schizophrenie* wichtigste *endogene Psychose*: Wechsel von manischen und depressiven Phasen bei einem Menschen, unterschiedliche Phasenlänge (Krankheitsdauer), im sog. »freien Intervall« keine Krankheitssymptomatik erkennbar, heute durch Psychopharmaka und angemessener Psychotherapie gut behandelbar, durch Lithium sogar vorbeugende Therapie möglich

Meningitis Entzündung der Hirnhäute; ist auch das Gehirn betroffen, spricht man von Meningoenzephalitis

Nephrolithiasis Nierensteinkrankheit

Neuritis Nervenentzündung

Neuropathie Nervenkrankheit; konstitutionell verankerte Neigung zu vegetativen Funktionsstörungen und Übererregbarkeit

Neurose zu Goethes Zeit Bezeichnung für alle Erkrankungen des Nervensystems; vor allem seit Freud Bedeutungswandel: Bezeichnung für eine psychisch bedingte Gesundheitsstörung, deren Symptome unmittelbare Folge eines krankmachenden unbewußten seelischen Konflikts sind; wichtiger Unterschied zur *Psychose* s. da

Noktambulismus Nachtwandeln

Nystagmus Augenzittern, unwillkürliche rhythmische Augenbewegungen

Ösophagusvarizen Erweiterung der Venen der Speiseröhre mit der Gefahr einer Blutung

Ophthalmoplegie Augenmuskellähmung; bei der internukleären Ophthalmoplegie liegt die Ursache in einem krankhaften Prozeß zwischen den Augenmuskelnervenkernen

Pachymeningosis haemorrhagica von Blutungen durchsetzte Auflagerungen an der Innenfläche der harten Hirnhaut

paralytischer Ileus meist entzündlich bedingte Lähmung der Darmbewegung

Parasomnie schlafähnlicher Zustand

Parese Lähmung

Pathographie Biographie berühmter Persönlichkeiten unter besonderer Beachtung psychischer Erkrankungen; bei Künstlern insbesondere Betonung der Auswirkungen psychischer Erkrankungen auf das Werk

Perikarditis Herzbeutelentzündung

perinatal Zeitraum von den letzten Schwangerschaftswochen bis zu den ersten Lebenstagen des Neugeborenen

Persönlichkeitsstörung Bezeichnung für abnorme oder krankhafte Veränderungen des Charakters eines Menschen; hat den früheren Begriff *Psychopathie* abgelöst

Perversion abnorme sexuelle Betätigung

Phobie übermäßige, krankhafte Angst vor bestimmten Gegenständen oder Situationen

Phthisiotherapie wörtlich: Behandlung der Schwindsucht (Tuberkulose)

Pleura Brustfell; durch Verdickung bei unterschiedlichen Lungenkrankheiten (z. B. Tuberkulose) kann es zu einer Pleuraschwarte oder -schwiele kommen mit Behinderung der Lungenfunktion

Pleuritis Brustfellentzündung, z. B. bei Tuberkulose

Pneumonie Lungenentzündung

Pocken schwere virusbedingte Infektionskrankheit

Psychoanalyse von Sigmund Freud begründete medizinisch-psychologische Disziplin, die die Ursache psychischer Störungen vor allem in unbewußten frühkindlichen Konflikten sieht, die therapeutisch aufgearbeitet werden sollen

Psychodynamik Erklärungsversuch für psychische Erscheinungen aus den dynamischen Beziehungen der einzelnen Persönlichkeitsanteile untereinander

Psychopathie angeborene oder auf der Grundlage einer abnormen Anlage lebensgeschichtlich entstandene Abnormität der Persönlichkeit; heute ist der Begriff *Persönlichkeitsstörung* üblich

Psychopathologie Lehre von abnormen und krankhaften Erlebnis- und Handlungsmöglichkeiten des Menschen; wichtige Grundlagendisziplin der Psychiatrie

Psychose schwere seelische Krankheit mit vielfältiger Symptomatik, die entweder durch bekannte Gehirn- oder andere Organerkrankungen hervorgerufen (sog. organische Psychose) oder deren organische Ursache vermutet wird (sog. *endogene Psychose*)

Reizkonfrontation auch: Konfrontationstherapie; bewährte Methode der *Verhaltenstherapie* u.a. zur Behandlung von Ängsten und *Phobien*; durch zeitlich lang andauernde Exposition in die angstauslösende Situation verringert sich die Krankheitssymptomatik

Rezidiv Rückfall, Wiederauftreten einer Krankheit nach Abheilung

Rhesus-Inkompatibilität eine besondere Form der Blutgruppenunverträglichkeit im sog. Rhesussystem, führt zu einer typischen

Erkrankung der roten Blutzellen (Erythroblastose) beim Neugeborenen mit Blutarmut (Morbus haemolyticus) und Einlagerung nicht ausreichend abzubauender schädlicher Stoffe in Nervenzellen (Icterus gravis)

Rheumatalgia renum Rheumatismus der Nieren

Rheumatismus veraltete ungenaue Bezeichnung für Beschwerden am Bewegungsapparat mit fließenden, reißenden und ziehenden Schmerzen; Ursache sind unterschiedliche rheumatische Erkrankungen

schizoaffektive Psychose eine Form der *endogenen Psychosen*, wobei sowohl Symptome der *Schizophrenie* als auch der *manisch-depressiven Erkrankung* auftreten können

schizoid im Sinn Kretschmers bestimmte Persönlichkeitseigenschaften mit Nähe zur *Schizophrenie*: ungesellig, introvertiert, autistisch, kontaktarm; nach Bleuler aber nicht als abnorm bzw. pathologisch zu werten

Schizophrenie Form der *endogenen Psychose*; schwere seelische Erkrankung mit vielfältiger Symptomatik (Störungen des Denkens, z. B. Wahnvorstellungen, der Wahrnehmung, z. B. Halluzinationen, der Affekte, des Ich-Erlebnisses) und unterschiedlichem Verlauf; wegen der Vielgestaltigkeit spricht man oft von der Gruppe der schizophrenen Psychosen; heute durch Psychopharmaka, angemessene Psychotherapie und sonstige Therapien oft gute Beeinflussung möglich

Sialadenitis Speicheldrüsenentzündung

Somnambulismus Schlafwandeln

Sozialdarwinismus seit Ende des 19. Jahrhunderts einflußreiche Geistesströmung, die das soziale Leben in Analogie zu den von Darwin aufgestellten Entwicklungsgesetzen des tierischen und pflanzlichen Lebens interpretiert

Soziopathie schädigendes Verhalten gegenüber der sozialen Umwelt

Syphilis (*Lues*) durch Treponema pallidum übertragene Geschlechtskrankenheit; 2 Formen: erworbene oder angeborene (*Lues connata* bei erkrankter und nicht behandelter Mutter) Syphilis; heute medikamentös sehr gut therapierbar

systematische Desensibilisierung eine Methode der *Verhaltenstherapie* zur Behandlung insbesondere von *Phobien*: durch Vorstellung der angstauslösenden Situation bei gleichzeitiger Entspannung verringert sich die Krankheitssymptomatik; bei der Reizkonfrontation erfolgt darüber hinaus eine direkte Exposition in die angstauslösende Situation

Tuberkulose bakterielle Infektionskrankheit, die meist in den Atmungsorganen lokalisiert ist, grundsätzlich aber alle Organe befallen kann; als *Primär-Tuberkulose* wird der meist symptomarme Beginn der Erkrankung bezeichnet

Typhus schwere bakterielle Infektionskrankheit

Ulcus Geschwür, z. B. Magengeschwür oder Unterschenkelgeschwür (Ulcus cruris)

Verhaltenstherapie aus der wissenschaftlichen Psychologie kommende Form der Psychotherapie, die grundsätzlich davon ausgeht, daß Krankheitssymptome (nicht nur, aber wesentlich auch) Folge von gelerntem Verhalten sind, das durch entsprechende therapeutische Methoden verändert werden kann (z. B. *systematische Desensibilisierung* oder *Reizkonfrontation*)

zirkulär besondere Verlaufsform der *manisch-depressiven Erkrankung* ohne zwischenzeitliche sog. »freie Intervalle«, d. h. krankheitsfreie Zeiten

Zwangsneurose Neurose mit im Vordergrund stehenden Zwangserscheinungen im Denken und Handeln; heute zunehmend üblicher Begriff: Zwangskrankheit oder Zwangsstörung

Zyanose blau-rote Färbung von Haut und Schleimhäuten infolge Abnahme des Sauerstoffgehalts im Blut

Zykliker s. *zykloid*

zykloid abnorme Charaktervariante, Zeiten gehobener Stimmung und überschießender Aktivität wechseln mit Perioden gedrückter Stimmung und verminderter Aktivität; nimmt in der Lehre Kretschmers eine Zwischenstellung ein zwischen *zyklothymem* Temperament und *manisch-depressiver Erkrankung*, die oft als *Zyklothymie* bezeichnet wird

zykloide Psychose eine besondere Form der *endogenen Psychosen* mit meist rasch auftretender, vielfältiger Symptomatik, die zum Teil einer *Schizophrenie* ähneln, und einem phasenhaften Verlauf wie bei der *manisch-depressiven Erkrankung*

Zyklothymie meist identisch gebraucht mit *manisch-depressiver Erkrankung*; bei Kretschmer ist das *zyklothyme* Temperament nichts Abnormes bzw. Pathologisches, es bezeichnet einen Menschen mit Stimmungsschwankungen, die nicht das Ausmaß des *Zykloiden* erreichen

Literaturverzeichnis

Häufg zitierte Werke werden mit Abkürzungen wiedergegeben. Es bedeuten:

WA:	»Weimarer Ausgabe«: Goethes Werke. Herausgegeben im Auftrage der Großherzogin Sophie von Sachsen. Weimar: Böhlau bzw. Böhlaus Nachfolger, 1887-1919 (Nachdruck der 143 Bände: München: dtv, 1987. Im gleichen Verlag erschienen 1990 »Nachträge zur IV. Abteilung« in 3 Bänden, hrsg. von Paul Raabe) Die römische Ziffer kennzeichnet die Abteilung, die arabische Zahl den Band.
HA:	»Hamburger Ausgabe von Goethes Werken«. 14 Bände. Mün chen: Beck, 1981
HaBr:	»Hamburger Ausgabe von Goethes Briefen«. 4 Bände. München: Beck, 1988 (3. Aufl.)
Bo:	Bode, Wilhelm: Goethe in vertraulichen Briefen seiner Zeitgenossen. Neu herausgegeben von Regine Otto u. Paul-Gerhard Wenzlaff. 3 Bde. Berlin u. Weimar: Aufbau, 1979
Gespr:	Herwig, Wolfgang (Hrsg.): Goethes Gespräche. Eine Sammlung zeitgenössischer Berichte aus seiner Umgebung auf Grund der Ausgabe und des Nachlasses von Flodoard Freiherrn von Biedermann ergänzt und herausgegeben. 3 Bände in 4, mit 2 Bänden Nachträgen und Kommentar. Zürich u. Stuttgart: Artemis, 1965-1987

1. Achilles, Joachim: Goethes Zahn-, Mund- und Kieferkrankheiten. Zahnärztliche Welt 1949,4,467-469 u. 485-490
2. Arnim, Bettina von: Goethes Briefwechsel mit einem Kinde. Berlin u. Weimar: Aufbau, 1986 (zuerst 1835)
3. Berger, Hermann: Berührungspunkte zwischen dem Studenten Goethe und der Medizin. Münchener Medizinische Wochenschrift 1935,82,1452-1453
4. Beutler, Ernst: Am Großen Hirschgraben. Zürich u. Stuttgart: Artemis, 1981
5. Bode, Wilhelm: Goethes Liebesleben. Berlin: Mittler, 1914

6. Böttiger, Karl August: Literarische Zustände und Zeitgenossen. Begegnungen und Gespräche im klassischen Weimar. Hrsg. von Klaus Gerlach u. René Sternke. Berlin: Aufbau, 1998
7. Bringman, Wolfgang G., Kricher, Alan & Balance, William: Goethe as behavior therapist. Journal of the history of the behavioral sciences 1970,6,151-155
8. Bruinier, Johannes Weygardus: Goethe. Die Umschau 1899,35, 679-683
9. Carus, Carl Gustav: Goethe. Zu dessen näherem Verständnis. Dresden: Jeß, 1927 (zuerst 1843)
10. Clemm, Walther Claus: Der Arzt in Goethe. Ärztliche Rundschau 1926,36,61-63
11. Cohn, Hermann: Goethes Kurzsichtigkeit und seine Lorgnetten. Wochenschrift für Therapie und Hygiene der Augen 1900,4,67-68
12. Conrady, Karl Otto: Goethe – Leben und Werk. Königstein: Athenäum, 1981 (Bd. 1) u. 1985 (Bd. 2)
13. Damm, Sigrid: Christiane und Goethe. Eine Recherche. Frankfurt u. Leipzig: Insel, 1998
14. Dietz, Max Anton: Goethes Zahnleiden und Zahnärzte. Dissertation Würzburg 1930
15. Dietze, Anita & Dietze, Walter (Hrsg.): Treffliche Wirkungen. Anekdoten von und über Goethe. 2 Bände. Berlin u. Weimar: Aufbau, 1987
16. Ebstein, Erich: An welcher Krankheit starb Goethe? In: Jahrbuch der Sammlung Kippenberg, Bd. 1. Leipzig: Insel, 1921,313-320
17. Eckermann, Johann Peter: Gespräche mit Goethe in den letzten Jahren seines Lebens. Berlin u. Weimar: Aufbau, 1982 (zuerst 1836 u. 1848)
18. Eissler, Kurt Robert: Goethe. A psychoanalytical study. 1775-1786. 2 vols. Detroit: Wayne State University Press, 1963
19. Eissler, Kurt Robert: Goethe. Eine psychoanalytische Studie. 1775-1786. Basel u. Frankfurt: Stroemfeld/Roter Stern, 1983 (Bd. 1) u. 1985 (Bd. 2). Auch erschienen: München: Deutscher Taschenbuchverlag, 1987
20. Epbinder, Anni: Die lebensschwachen Kinder Goethes und Christianes. Kosmobiologie 1961,28,29-34
21. Feis, Albert: Über die Geburt Goethes und die Entwicklung der Geburtshilfe in Frankfurt am Main in der zweiten Hälfte des 18. Jahrhunderts. Westdeutsche Ärzte-Zeitung 1926,17,96-102
22. Fischer, Wolfgang: Goethes Zähne. Eine Zusammenstellung und kritische Untersuchung der Zahn-, Mund- und Kieferleiden Goethes unter Berücksichtigung des Standes der Zahnheilkunde im 18. Jahrhundert sowie Untersuchung der vorhandenen Schriften

Goethes und seiner Zeitgenossen auf die Fragen: War Goethe nach dem Jahre 1818 gänzlich zahnlos und trug Goethe zu irgendeinem Zeitpunkt Zahnersatz? Dissertation Bonn 1950
23. Fleckseder, Rudolf: Von Goethes Kranksein und Sterben. Ein Gedenkblatt. Wiener Klinische Wochenschrift, 1932,12,368-371
24. Fränkel, Bernhard: Des jungen Goethe schwere Krankheit: Tuberkulose, keine Syphilis. Zeitschrift für Tuberkulose 1910,15, 321-336
25. Freud, Sigmund: Eine Kindheitserinnerung des Leonardo da Vinci. In: Studienausgabe. Bd. 10. Frankfurt: Fischer, 1969 (zuerst 1910)
26. Freud, Sigmund: Eine Kindheitserinnerung aus »Dichtung und Wahrheit«. In: Studienausgabe. Bd. 10. Frankfurt: Fischer, 1969 (zuerst 1917)
27. Freud, Sigmund: Ansprache im Frankfurter Goethe-Haus. In: Studienausgabe. Bd. 10. Frankfurt: Fischer, 1969 (zuerst 1930)
28. Freund, Wilhelm Alexander: Zu »Don Sassafras« (Erich Schmidt) und »Über das Pathologische bei Goethe« (P. J. Möbius). Münchener Medicinische Wochenschrift 1898,45,1532-1537
29. Freund, Wilhelm Alexander: (Bemerkung zu Möbius (74)). Münchener Medicinische Wochenschrift 1898,45,1645
30. Friedenthal, Richard: Goethe – Sein Leben und seine Zeit. München: Piper, 1963
31. Geiger, Ludwig: Goethes Kurzsichtigkeit. Goethe-Jahrbuch 1902, 23,214-216
32. Gerber, Paul Henry: Goethes Beziehungen zur Medizin. Berlin: Karger, 1900
33. Gerber, Paul Henry: Nochmals Goethes Leipziger Krankheit. Berliner Klinische Wochenschrift 1910,47,1482
34. Glatzel, Johann: Literatur und Schriftsteller in psychiatrischer Betrachtung. In: Langner, Ralph (Hrsg.): Psychologie der Literatur. Theorien, Methoden, Ergebnisse. Weinheim u. München: Psychologie Verlagsunion, 1986,18-45
35. Goethe, Johann Caspar: Reise durch Italien im Jahre 1740 (Viaggio per l'Italia). München: Deutscher Taschenbuchverlag, 1986
36. Gräf, Hans Gerhard (Hrsg.): Goethes Briefwechsel mit seiner Frau. 2 Bände. Frankfurt: Insel, 1916
37. Grillparzer, Franz: Selbstbiographie. In: Grillparzers Werke in 3 Bänden. 1. Band. Berlin u. Weimar: Aufbau, 1980
38. Grünthal, Ernst: Über Goethes Krankheiten und die Periodizität seines Schaffens. Monatsschrift für Psychiatrie und Neurologie 1953,125,431-454
39. Haberling, Wilhelm: Johann Wolfgang Goethes Beziehungen zur Heilkunde. Deutsches Ärzteblatt 1932,61,125-129

40. Hansen, Adolph: Goethes Leipziger Krankheit und Don Sassafras. Leipzig: Wörner, 1911
41. Hansen, Adolph: Erläuterung zu H. Schelenz' Aufsatz »Nochmals Goethes Krankheit«. Berliner Klinische Wochenschrift 1919,56, 1068
42. Häußler, Adrienne: Die Totgeburt und die lebensunfähigen Kinder der Christiane Vulpius. Medizinische Monatsschrift 1948,2, 21-22
43. Hecht, Hugo: Die Fabel von Goethes Syphilis. Der Hautarzt 1963, 14,177-186
44. Hecker, Max: Goethe und Schiller in ärztlicher Behandlung. In: Vincent, Ernst & Wesle, Karl (Hrsg.): Festschrift für Albert Leitzmann. Jena: Frommann, 1937,53-65
45. Hellpach, Willy: Das Wellengesetz unseres Lebens. Hamburg: Wegner, 1941
46. Hellpach, Willy: Universelle Psychologie eines Genius – Goethe. Meisenheim: Hamann, 1952
47. Heuser, Manfred: Litt Goethe an einer internukleären Ophthalmoplegie durch Geburtsasphyxie? Psycho, Zeitschrift für Neurologie und Psychiatrie für die Praxis 1977,3,396-398
48. Hirth, Georg: Er – pathologisch? Ein Beitrag zur Feier von Goethes 150. Geburtstag. München: Hirth, 1899
49. Hitschmann, Eduard: Goethe als Vatersymbol. Internationale Zeitschrift für ärztliche Psychoanalyse 1913,1,569-570
50. Hitschmann, Eduard: Die Bedeutung der Psychoanalyse für die Biographik. Psychoanalytische Bewegung 1930,2,305-313
51. Hitschmann, Eduard: Psychoanalytisches zur Persönlichkeit Goethes. Imago 1932,18,42-66. Auch in: Cremerius, Johannes (Hrsg.): Neurose und Genialität. Psychoanalytische Biographien. Frankfurt: Fischer, 1971,151-181
52. Hitschmann, Eduard: Great men. Psychoanalytic studies. New York: Academic, 1956
53. Hoffmann, Erich: Aus mehr als fünfzigjähriger Syphilisforschung. Schweizerische Medizinische Wochenschrift 1956,11, 281-284
54. Huber, Richard: Hätschelhans. Goethe als Liebhaber. Sexualmedizin 1982,11,407-411 u. 448-453
55. Jacobi, Walter: Das Zwangsmäßige im dichterischen Schaffen Goethes. Dissertation Jena 1913
56. Jacobi, Walter.: Über die Beziehung des dichterischen Schaffens zu hysterischen Dämmerzuständen, erläutert an der Art Goethescher Produktivität. Archiv für Psychiatrie und Nervenkrankheiten 1921,64,48-80

57. Jaensch, Erich Rudolf: Zur Eidetik und Integrationstypologie. Leipzig: Barth, 1941
58. Jellinek, Oskar: Die Geistes- und Lebenstragödie der Enkel Goethes. Zürich: Oprecht, 1938
59. Kemp, Friedhelm: Goethe – Leben und Welt in Briefen. München: Hanser, 1978
60. Kirchmair, Heinrich: Goethes Augen. Eine medizinisch-literarische Studie. Medizinische Monatsschrift 1958,12,697-703
61. Kirstein, Alfred: War Goethe syphilitisch? Allgemeine Medicinische Central-Zeitung 1928,99,1209-1210
62. Kleine, Hugo Otto: Der Untergang der Goethe-Sippe im Lichte der modernen Blutmerkmalforschung. Zugleich ein Beitrag zur Neuordnung der Pathogenese extrapyramidaler Störungen. Stuttgart: Enke, 1954
63. Kretschmer, Ernst: Geniale Menschen. Berlin: Springer, 1958 (5. Auflage)
64. Kuhn, Hans: Goethes Erkrankung am 3. Januar 1801 im Lichte der Brownischen Reiztherapie. Dissertation Jena 1947
65. Kühn, Richard: Goethe. Eine medizinische Biographie. Stuttgart: Enke, 1949
66. Lange-Eichbaum, Wilhelm: Genie, Irrsinn und Ruhm. München: Reinhardt, 1942 (3. Auflage)
67. Lange-Eichbaum, Wilhelm & Kurth, Wolfram: Genie, Irrsinn und Ruhm. Genie-Mythus und Pathographie des Genies. München: Reinhardt, 1969 (6. Auflage)
68. Lange-Eichbaum, Wilhelm & Kurth, Wolfram: Genie, Irrsinn und Ruhm. 7. völlig neubearbeitete Auflage, hrsg. von W. Ritter. Bd. 1: Die Lehre vom Genie. München: Reinhardt, 1986 (68a). Bd. 4: Die Dichter und Schriftsteller, 1. München: Reinhardt, 1987 (68b)
69. Lombroso, Cesare: Genie und Irrsinn. Leipzig: Reclam, 1887 (italienische Erstausgabe 1864)
70. Lorenz, Friedrich: Goethes Leben. Eine Krankengeschichte. Dissertation Jena 1937
71. Mann, Thomas: Phantasie über Goethe. In: Mann, Thomas: Gesammelte Werke. Band 9. Frankfurt: Fischer, 1990,713-754 (zuerst 1948)
72. Menninger-Lerchenthal, Erich: Eine Halluzination Goethes. Zeitschrift für die gesamte Neurologie und Psychiatrie 1932,140, 486-495
73. Möbius, Paul Julius: Über das Pathologische bei Goethe. Leipzig: Barth, 1898. Nachdruck München: Matthes & Seitz, o. J. (ca. 1985)
74. Möbius, Paul Julius: Goethe und W. A. Freund. Münchener Medicinische Wochenschrift 1898,45,1644-1645

75. Möbius, Paul Julius: Goethe. 2 Teile. Leipzig: Barth, 1903
76. Morawe, Bodo: Methodische Nachbemerkung. In: Hamburger Ausgabe von Goethes Briefen (HABr) 3,697-698
77. Müller, Friedrich Theodor Adam Heinrich v. (Kanzler von Müller): Unterhaltungen mit Goethe. München: Beck, 1982
78. Müller, Kurt: Goethes Augenkrankheiten. Klinische Monatsblätter für Augenheilkunde 1961,138,718-720
79. Müller, Kurt: Goethes Augengläser. Klinische Monatsblätter für Augenheilkunde 1961,138,882-885
80. Nager, Frank: Der heilkundige Dichter. Goethe und die Medizin. Zürich: Artemis, 1990
81. Oberhoffer, Magdalene: Goethes Krankengeschichte. Goethes Krankheiten nach seinen eigenen Aufzeichnungen und nach Äußerungen seiner Zeitgenossen. Hannover: Schmorl & von Seefeld Nachfolger, 1949
82. Pfeiffer-Belli, Wilhelm (Hrsg.): J. C. Goethe, C. Goethe, C. E. Goethe. Briefe aus dem Elternhaus. Zürich u. Stuttgart: Artemis, 1960
83. Pörzgen, Hermann: Die Tuberkulose Johann Wolfgang Goethes. Deutsches Ärzteblatt 1932,61,129-130
84. Posner, Oskar: Vom kranken Goethe. Beiträge zur ärztlichen Fortbildung 1932,10,277-285
85. Rank, Otto: Das Inzestmotiv in Sage und Dichtung. Leipzig u. Wien: Deuticke, 1912
86. Rauschenberger, Walther: Das griechische und deutsche Talent und Genie. Mannheim: Jacob, 1923
87. Rauschenberger, Walther: Goethes Abstammung und Rassenmerkmale. Leipzig: Noske, 1934. Auch in: Rauschenberger, Walther: Erb- und Rassenpsychologie schöpferischer Persönlichkeiten. Jena: Fischer, 1942,1-92
88. Reichenbach, Erwin: Goethe und die Stomatologie. Deutsche Stomatologie 1961,11,556-568
89. Reik, Theodor: Warum verließ Goethe Friederike? Imago 1929, 15,400-537
90. Riemer, Friedrich Wilhelm: Mitteilungen über Goethe. Leipzig: Insel, 1921 (zuerst 1841)
91. Sadger, Isidor: War Goethe eine pathologische Erscheinung? Deutsche Revue 1899,24,72-96
92. Sadger, Isidor: War Goethe homosexuell? Neue Medicinische Presse 1900,17
93. Sadger, Isidor: Von der Pathographie zur Psychographie. Imago 1912,1,158-175
94. Saitschick, Robert: Goethes Charakter. Eine Seelenschilderung. Stuttgart: Frommann, 1898. Überarbeitet auch in: Sadger, Jsidor:

Genie und Charakter. Darmstadt: Frommann, 1926,71-183
95. Schaeffer, Emil: Goethes äußere Erscheinung. Literarische und künstlerische Dokumente. Leipzig: Insel, 1914
96. Schaeffer, Emil: Goethe – Seine äußere Erscheinung. 2. Auflage, überprüft und ergänzt von Jörn Görres. Frankfurt: Insel, 1980
97. Schelenz, Hermann: Nochmals Goethe's Krankheit. Berliner Klinische Wochenschrift 1919,56,259-262
98. Schlee, Theo: Über Goethes Erkrankung im Jahre 1768. Dissertation Heidelberg 1944
99. Schlee, Theo: Goethes Jugenderkrankung. Ein medizingeschichtlich-anthropologischer Versuch. Jahrbuch für Psychologie, Psychotherapie und medizinische Anthropologie 1967,15,147-169
100. Schmidt, Erich: Don Sassafras. Goethe-Jahrbuch 1880,1,377-378
101. Schmidt, Erich: Vorrede (zur Volksausgabe von Goethes Werken). Leipzig: Bibliographisches Institut, o. J. (ca. 1905)
102. Schmidt, Gerhard: Die Krankheit zum Tode. Goethes Todesneurose. Stuttgart: Enke, 1968
103. Schüddekopf, Carl: Goethes Tod. Dokumente und Berichte der Zeitgenossen. Leipzig: Insel, 1907
104. Schulenburg, Werner von der: Johann Caspar Goethe. Vater eines Genies. Berlin: Metten, 1937
105. Schultze, Friedrich: Über Goethes Leipziger Krankheit. Jahrbuch der Goethe-Gesellschaft 1915,2,152-166
106. Soret, Frédéric-Jean: Zehn Jahre bei Goethe. Hrsg. von Heinrich Hubert Houben. Leipzig: Brockhaus, 1929
107. Steiger, Robert: Goethes Leben von Tag zu Tag. 8 Bände. Zürich u. München: Artemis u. Winkler, 1980-1996
108. Stekel, Wilhelm: Dichtung und Neurose. Bausteine zur Psychologie des Künstlers und des Kunstwerks. Wiesbaden: Bergmann, 1909
109. Stern, William: Über Aufgabe und Anlage der Psychographie. Zeitschrift für angewandte Psychologie 1910,3,166-190
110. Stern, William: Die differentielle Psychologie in ihren methodischen Grundlagen. Leipzig: Barth, 1911
111. Theilhaber, Felix A.: Goethe. Sexus und Eros. Berlin: Horen, 1929
112. Türck, Hermann: Der geniale Mensch. Berlin: Dümmler, 1927
113. Veil, Wolfgang Heinrich: Goethe als Patient. Jena: Fischer, 1939
114. Veil, Wolfgang Heinrich: Goethe als Patient. Stuttgart: Fischer, 1963 (Nachdruck der erweiterten 2. Auflage von 1946)
115. Vogel, Carl: Die letzte Krankheit Goethe's, beschrieben und nebst einigen andern Bemerkungen über denselben mitgetheilt. Nebst einer Nachschrift von Christoph Wilhelm Hufeland. Darmstadt: Merck, 1961 (Faksimile der zuerst 1833 erschienenen Ausgabe)

116. Wellek, Albert: Goethe und die Psychologie. Schweizerische Zeitschrift für Psychologie 1950,9,1-24
117. Wenzel, Manfred: Goethe und die Medizin. Selbstzeugnisse und Dokumente. Frankfurt: Insel, 1992
118. Willemer, Johann Jakob: (Brief an Goethe vom 2.11.1828). In: J. W. Goethe: Briefwechsel mit Marianne und Johann Jakob Willemer. Frankfurt: Insel, 1986
119. Würtz, Hans: Goethes Wesen und Umwelt im Spiegel der Krüppelpsychologie. Leipzig: Voß, 1932
120. Zastrau, Alfred (Hrsg.): Goethe-Handbuch. 2. vollkommen neu gestaltete Auflage. l. Band. Stuttgart: Metzler, 1961
121. Zeitler, Julius, (Hrsg.): Goethe-Handbuch. 3 Bände. Stuttgart: Metzler, 1916-1919

Fotonachweis:
S. 73: Ursula Edelmann, Frankfurt am Main
S. 94 und 243: Walter Klein, Düsseldorf
S. 121, 140, 163 und 195: Sigrid Geske, Weimar

THOMAS JUNKER · MARSHA RICHMOND
Charles Darwins Briefwechsel
mit deutschen Naturforschern.
Ein Kalendarium mit Inhaltsangaben,
biographischem Register und Bibliographie.
Mit einem Vorwort von Armin Geus.
Marburg 1996

Acta Biohistorica 1
XXXII und 276 S. 27 X 17 cm. Ebr.
ISBN 9-325347-39-9
Preis: 69.– DM

HEIDRUN LUDWIG
Nürnberger naturgeschichtliche Malerei
im 17. und 18. Jahrhundert.
Marburg 1998

Acta Biohistorica 2
456 S., 128 Abb. 46 Farbtaf. 28 x 20,5 cm. Ln.
ISBN 9-325347-46-1
Preis: 186.– DM

REINHARD MOCEK
Die werdende Form. Eine Geschichte
der Kausalen Morphologie.
Marburg 1998

Acta Biohistorica 3
580 S., 10 Abb. 25 x 17,5 cm. Ln.
ISBN 9-325347-47-X
Preis: 165.– DM

NEUERSCHEINUNGEN 1999

CHRISTOPH KOCKERBECK
Carl Vogt · Jacob Moleschott · Ludwig Büchner · Ernst Haeckel
Briefwechsel.
Herausgegeben, eingeleitet und kommentiert
von Christoph Kockerbeck.
Marburg 1999

Acta Biohistorica 4
220 S., 6 Abb. 25 x 17,5 cm. Ln.
ISBN 9-325347-50-X
Preis: 136.– DM

ANNELORE RIEKE-MÜLLER · LOTHAR DITTRICH
Unterwegs mit wilden Tieren.
Wandermenagerien zwischen Belehrung und Kommerz.
1750 – 1850
Marburg 1999

Acta Biohistorica 5
170 S., 42 Abb. 28 x 20,5 cm. Ln.
ISBN 9-325347-52-6
Preis: 69.– DM